OEUVRES

POSTHUMES

DE CABANIS.

DE L'IMPRIMERIE DE FIRMIN DIDOT,
IMPRIMEUR DU ROI, RUE JACOB, N° 24.

OEUVRES

POSTHUMES

DE CABANIS,

MEMBRE DU SÉNAT, DE L'INSTITUT, DE L'ÉCOLE ET
SOCIÉTÉ DE MÉDECINE DE PARIS, ETC.;

FORMANT

LE TOME CINQUIÈME DE SES OEUVRES COMPLÈTES.

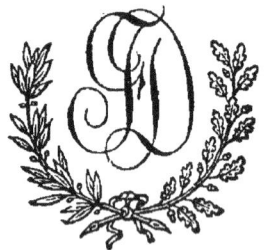

PARIS,

BOSSANGE FRÈRES, RUE DE SEINE, N° 12;
FIRMIN DIDOT, PÈRE ET FILS, RUE JACOB, N° 24.

M DCCC XXV.

LETTRE A M. F**

SUR

LES CAUSES PREMIÈRES.

MELANGES.

LETTRE A M. F**

SUR

LES CAUSES PREMIÈRES.

Non, sans doute, mon ami, l'histoire ne nous offre point de tableau aussi majestueux que celui de la courte époque des républiques grecques : nos regards y sont ramenés sans cesse comme malgré nous. Ce fut là, ce fut au milieu des tentatives encore incertaines de la civilisation naissante que le noble instinct de la liberté éleva, pour ainsi dire tout à coup, les esprits et les courages à une hauteur inconnue; qu'il fit éclore et porta, presque sans intervalle, les arts d'imitation au plus haut degré de splendeur: ce fut à cette époque et dans ce pays, appelé par la nature à toutes les prospérités, que parurent et fleurirent à la fois une foule d'esprits éminents dans tous les genres. Là surtout fut créé et cultivé par des génies dignes d'une si noble entreprise le premier de tous les arts, l'art de la vertu, qui, étant aussi celui du bonheur, devrait être pour nous moins un devoir qu'un besoin. Pourrait-on contempler sans une admiration mêlée d'attendrissement tant d'efforts dont le but était de soustraire l'homme à l'empire de la fortune, aux maux de la société, à ceux même de la nature, et qui tendaient tous également, quoique d'après divers motifs et par différents moyens, à lui donner tout le degré de perfection dont ses facultés le rendent susceptible? Comment ne pas être saisi d'un profond sentiment de reconnaissance pour ceux qui nous ont laissé de si beaux exemples et de si utiles leçons?

Ce spectacle m'a toujours paru le plus beau qui pût fixer l'attention des penseurs amis de l'humanité, le plus utile qu'on pût offrir à tous les hommes : aussi, quand vous m'avez fait part de votre projet d'écrire l'histoire du stoïcisme, de cette philosophie qui forma les plus grandes ames, les plus vertueux citoyens, les hommes d'état les plus respectables de l'antiquité, vous savez avec quelle avidité j'ai saisi l'espérance de voir enfin cette histoire écrite d'une manière digne du sujet; et je puis vous assurer que je n'avais pas besoin des sentiments de l'amitié, pour mettre à l'exécution d'une si belle entreprise l'intérêt le plus vif et le plus pressant.

L'utilité morale directe, attachée à l'étude réfléchie de tant de maximes, à la contemplation de tant de vertus, est incontestable et frappante, mais elle n'est pas la seule. Les observations que les philosophes ont faites à diverses époques sur les habitudes des individus et des nations sont peut-être ce qu'il y a de plus propre à perfectionner la connaissance de la nature humaine : la discussion des idées théoriques dont ils sont partis, ne nous apprend pas seulement à suivre la marche de l'intelligence dans les différentes routes qu'elle peut s'ouvrir, et à tirer de là des règles plus sûres pour la diriger dans tous ses travaux; elle nous fait voir encore, ce qui n'est pas moins important, de quelle utilité peuvent être ces diverses opinions appliquées à la pratique de la vie, à quel état des esprits elles peuvent convenir plus particulièrement, en quoi elles se rapportent, en quoi elles diffèrent entre elles, et comment il conviendrait de les modifier, ou de les amalgamer, pour qu'elles pussent influer d'une manière plus généralement et plus constamment avantageuse, sur la culture de l'esprit et sur la direction des penchants.

Peut-être aussi l'exposition raisonnée des idées de l'école stoïcienne sur les causes premières, et sur le principe et la destination de l'ame humaine, pourrait-elle avoir à l'époque présente un but particulier d'utilité, qui ne frappe point au premier coup d'œil, mais qui n'en est pas moins cependant très-digne d'attention : c'est de cela, mon ami, que je veux m'entretenir un moment avec vous.

Dans tous les pays et dans tous les siècles, ce sont les philosophes qui ont imaginé les religions : les poètes et les orateurs les ont rendues populaires; les législateurs les ont ensuite fait servir plus ou moins utilement à leurs projets. En Grèce, comme vraisemblablement cela est arrivé partout, des spéculations sur la nature de l'homme, sur son origine et sa fin, sur la formation de l'univers et sur les forces qui l'animent, avaient égaré long-temps les esprits, avant qu'on pût reconnaître le vice des méthodes mises alors en usage dans la recherche de la vérité. On ne pouvait pas sentir encore que ces théories générales de l'univers et de l'homme ne peuvent être solidement établies, les unes que sur une série de faits physiques bien vérifiés et bien circonscrits, les autres que sur la connaissance approfondie de l'organisation humaine et des lois qui la régissent dans ses différents états. Ce ne fut guère que du temps de Socrate, qui s'attribuait la gloire d'avoir ramené la philosophie du ciel sur la terre, que la morale pratique devint l'objet et le but principal de ceux qui cultivaient la science de la sagesse. Mais presque tous donnèrent à la morale une base religieuse, ou du moins tous en cherchèrent la source et les motifs dans l'idée qu'ils s'étaient faite des causes premières et de la nature des forces qui soutiennent la vie. On peut le dire de ceux qui faisaient gouverner le monde par des intelligences supérieures, et de ceux qui leur refusaient toute influence sur la marche des choses ; de ceux mêmes qui niaient que de telles intelligences pussent exister.

Ils avaient sans doute presque également tort les uns et les autres : la morale est trop nécessaire aux hommes, elle est trop pour eux un besoin journalier, et de tous les instants, pour la laisser ainsi livrée au hasard de ces opinions théoriques. Leur incertitude, leur diversité seule eût dû faire sentir aux hommes les plus fermes dans la croyance de celles qu'ils avaient adoptées, combien il était tout à la fois absurde et dangereux d'établir sur un fond si mobile des principes qui doivent être éternels. Ils cherchaient bien loin ce qu'ils pouvaient trouver autour d'eux, dans eux-mêmes. Les règles de la morale se tirent des rapports mutuels qu'établissent entre les hommes leurs besoins et leurs facultés : ces rapports sont constants et universels, parce que l'organisation humaine est fixe, ou que du moins les modifications dont elle est susceptible ne peuvent influer en rien sur eux : et quant aux motifs de pratiquer les règles de la morale, ils sont dans l'utilité générale, qui, à proprement parler, la détermine et la constitue ; dans les avantages particuliers attachés à l'habitude d'y suborner ses actions et même ses penchants. Voilà ce qu'eussent facilement reconnu des hommes doués d'un esprit observateur si fin et si sûr, d'une sagacité si perçante et si réfléchie, s'ils n'eussent été préoccupés d'idées antérieures dont ils ressentaient l'influence, même lorsqu'ils avaient pour but de les combattre et de les renverser.

Telle est, en effet, la base éternelle, telle est la sanction de la vertu, dont l'habitude est si conforme à la nature humaine, qu'elle procure un contentement intérieur indépendant de tout calcul, et que par le doux besoin des sympathies, dont elle développe et perfectionne tous les mouvements, elle remplit le cœur d'une satisfaction constante, et finit par rendre les sacrifices eux-mêmes une nouvelle source de bonheur. Mais la nécessité de la morale doit faire pardonner aux sages de l'antiquité d'avoir voulu lui donner toute sorte d'appuis, de l'avoir représentée aux hommes comme la volonté des puissances invisibles, et même d'avoir imaginé d'autres récompenses pour ceux qui lui restent fidèles, et d'autres punitions pour ceux qui l'outragent, que celles de la conscience, de l'ordre inévitable des choses, et des lois de la société. Il s'agissait d'assouplir et de façonner des ames incultes, livrées à des passions grossières et violentes; d'agir sur des esprits que leur ignorance même rendait bien plus propres à se laisser subjuguer par l'empire de l'imagination, qu'à céder à la voix de la raison pure, qui peut-être ne détermine jamais les actions que des hommes éclairés et réfléchis. Ils ne pouvaient prévoir dès lors tous les maux dont les idées religieuses, associées à la morale et à la politique, deviendraient la cause immédiate et directe, et combien leur influence retarderait les progrès de la civilisation, en imprimant une direction fausse; en faisant contracter des habitudes vicieuses à l'esprit humain, et surtout en fournissant au charlatanisme un puissant moyen de pousser les peuples dans les écarts les plus funestes à leur propre bonheur. Ils ne pouvaient même pas encore démêler dans les nations, dès lors plus civilisées que la Grèce, et chez lesquelles plusieurs d'entre eux avaient voyagé en disciples plutôt qu'en observateurs, combien de désordres, de vices, de calamités y dépendaient de cette même cause; car, quoiqu'ils eussent beaucoup réfléchi sur l'influence de certaines institutions particulières, ils paraissent avoir été plus occupés d'approprier l'organisation sociale à l'état des esprits et aux habitudes contractées, que de chercher dans les formes de gouvernement, dans les lois et dans les systèmes d'administration, la véritable source et de ces mêmes habitudes et de ce même état des esprits. Et de là, pour le dire en passant, cet axiome si faux et si peu philosophique, *que les lois ne sont rien sans les mœurs*: comme si les mœurs des nations étaient un effet sans cause, et qu'elles ne fussent pas le résultat constant et nécessaire des lois, c'est-à-dire, de l'ensemble des institutions; j'ajoute, et comme si les événements politiques, fortuits pour les esprits superficiels, n'étaient pas eux-mêmes, en très-grande partie, l'ouvrage de cette force toujours active, dont l'irréflexion seule peut oser circonscrire, ou limiter les effets.

En se contentant de donner aux hommes la volonté secrète des puissances invisibles comme un motif de plus de respecter les lois de la morale, d'y rester constamment soumis, et de leur rendre un hommage pur, jusque dans le secret de la conscience et des désirs, les philosophes dont nous parlons n'eussent fait assurément qu'une chose très-utile et très-louable. Rien n'est plus sublime, sans doute, que l'idée de mettre ainsi la nature humaine dans un commerce constant avec l'intelligence suprême; rien n'est plus imposant que de faire concourir l'homme à l'ordre général, et d'établir son bonheur sur cet accord de ses actions et de ses penchants avec les lois éternelles de l'univers. Il y a même un point de vue sous lequel il est incontestable que la pratique de la vertu nous est ordonnée par les causes premières : car, quelque opinion qu'on adopte sur leur nature, il est toujours certain que les lois particulières qui régissent l'homme déterminent ses besoins, développent ses facultés, font éclore ses passions, en un mot, que ces lois, desquelles doivent découler celles de la morale, sont l'ouvrage de ces causes, dont on peut dire par conséquent, *qu'elles expriment la volonté.*

Mais elles seules ont le droit de le faire : c'est dans leur étude seule qu'on peut découvrir cette volonté secrète. Il eût donc fallu empêcher que des hommes osassent jamais, en vertu de je ne sais quelle inspiration, parler au nom des puissances divines, les associer à leurs rêves et à leurs passions, les rendre complices de leurs coupables desseins; et, ce qui peut être plus funeste encore, jeter dans les esprits les semences de toutes les erreurs. Voilà ce que ne firent point les philosophes; et peut-être est-il impossible de le faire : voilà aussi pourquoi cet instrument si puissant, si respectable, si utile au premier aspect, est en même temps si dangereux dans son emploi.

Ce n'est pas que je veuille méconnaître les services réels qu'ont rendus les idées religieuses, et les institutions dont elles consacraient l'influence. A l'origine des sociétés, cette influence contribua presque partout à réunir les hommes, à resserrer le lien commun : les fêtes mirent en contact et en rapport les idées et les sentiments des divers individus; elles furent le théâtre des premiers échanges, des premiers essais de commerce; elles devinrent par là le premier aiguillon de l'industrie naissante, dont les développements, mieux dirigés un jour, doivent civiliser toutes les parties habitables de la terre, et par degrés en faire disparaître tous les maux qui sont l'ouvrage des erreurs, c'est-à-dire, presque tous ceux qui désolent le genre humain. Voilà quels ont été les véritables bienfaits des idées religieuses. Mais, du moment qu'elles eurent amené l'établissement d'un système sacerdotal quelconque, ce système se trouva nécessairement partout en opposition avec l'intérêt de la société : dès lors partout aussi furent noués les premiers fils de cette vaste et profonde conjuration contre le genre humain, dans laquelle les législateurs et les chefs des peuples ont toujours trouvé des résistances, trop souvent invincibles à leurs vues sages et paternelles, et qui ne les a secondés que dans leurs projets d'abrutissement et d'oppression.

Si donc l'on met dans une balance impartiale le bien et le mal que les religions positives ont faits aux hommes, le mal, sans doute, l'emporte de beaucoup. Je ne parle même pas ici de leur influence indirecte, mais puissante et funeste, sur les jugements et sur les actes qui leur sont le plus étrangers; influence qui est la suite inévitable des habitudes vicieuses qu'elles font contracter aux esprits. Je mets aussi de côté le trouble, les angoisses, les terreurs qu'elles répandent souvent dans les ames les plus vertueuses; les désordres, les divisions, les animosités cruelles qu'elles fomentent dans l'intérieur des familles; je néglige encore de tenir compte, en ce moment, du tort plus grave qu'elles ont chez les modernes, d'être presque partout l'unique base de la morale, et conséquemment de la mettre sans cesse à la merci de quelques raisonnements bons ou mauvais. Enfin, je ne parle même pas de l'immoralité profonde des expiations, par la vertu desquelles le plus noir scélérat, croyant pouvoir devenir en un moment digne de tout l'amour de la divinité, poursuit, en attendant, et avec une sécurité que tout entretient, le cours de sa vie criminelle. Tous ces inconvénients sont loin de pouvoir être compensés par le bien véritable que les idées religieuses font à certains individus.

D'après ces considérations, qui ne sont malheureusement que trop solides, on est suffisamment porté à conclure qu'un système d'idées d'où résultent tant de maux, est un des plus funestes présents qui pussent être faits au genre humain, et que, par conséquent, son entière destruction serait un des plus grands bienfaits du génie et de la raison. C'est ainsi qu'en ont jugé plusieurs hommes également illustrés par leurs vertus et par leurs lumières, et ils ont attaqué ce qu'ils regardaient comme la plus dangereuse maladie de la nature humaine, avec les forces réunies du raisonnement, de l'éloquence et de l'érudition.

Mais une question de cette importance doit être examinée sous tous les points de vue ; et celle-ci en présente qui n'ont peut-être pas fait assez d'impression sur des esprits que leur rectitude même empêchait de pénétrer assez avant dans les replis secrets du cœur de l'homme. Il faudrait voir d'abord si ce qu'on appelle idées religieuses ou superstitieuses, n'importe le nom qu'on voudra leur donner, ne lui est pas naturel, ne tient pas essentiellement à sa manière de sentir, et à celle de considérer les forces motrices de l'univers, qui en résulte inévitablement dans son esprit. Car si de cet examen, fait avec toute l'attention et toute l'impartialité nécessaires, résultait la conviction qu'il est impossible de détruire, dans la grande masse des hommes, l'idée fondamentale sur laquelle reposent toutes les religions positives, et nuisible de n'y réussir que pour quelques individus seulement, il faudrait bien chercher à diriger ce torrent, au lieu de continuer ces vains efforts pour l'enchaîner ou pour le tarir. Et si, d'un autre côté, il restait bien constant que toutes les calamités générales dont les religions ont été la cause, n'ont eu lieu que par la faute des législateurs et des chefs des nations, peut-être serait-on en droit de penser que le temps, les progrès de l'art social, et surtout ceux des lumières publiques, feront imiter partout l'exemple heureux donné à cet égard par quelques gouvernements sages et amis des hommes. Enfin, s'il n'est pas démontré impossible d'affaiblir de plus en plus l'influence funeste qu'ont les idées religieuses sur le bon sens, la morale et le bonheur des individus, d'augmenter, mais principalement de rendre plus pure l'influence heureuse qu'elles exercent quelquefois sur eux, peut-être serait-il permis d'espérer qu'un jour la religion simple et consolante qui resterait sur la terre n'y produirait plus que du bien.

Telle était celle des Franklin, des Turgot; telle fut jadis celle de ces grandes ames formées par la doctrine stoïque; de ces esprits élevés, qui, nourris de pensées toujours vastes et sublimes, associaient l'existence de chaque individu à celle du genre humain, et donnaient à la vertu les motifs et le but les plus nobles, les plus imposants, en la faisant concourir à l'ordre de l'univers.

Mais, avant d'en venir à ces résultats, je crois nécessaire de rechercher quelles sont les idées, sur les causes générales des phénomènes de la nature, auxquelles, d'après le caractère même de ces impressions, l'homme se trouve comme invinciblement conduit; et quelles sont, parmi ces idées, celles que l'examen le plus sévère de la raison ne peut jamais rejeter d'une manière positive et absolue, ou même qui se retrouvent encore implicitement, et déguisées seulement sous d'autres termes, dans les systèmes philosophiques les plus opposés en apparence à toute idée de ce même genre.

J'espère, mon ami, que ces longs préliminaires

Nous disons donc que l'impossibilité de reconnaître avec exactitude la nature des forces qui déterminent et coordonnent tous ces mouvements, n'empêche pas que nous puissions leur attribuer, avec un haut degré de vraisemblance, certaines propriétés, ou qualités particulières dont, nous avons observé les signes, les circonstances et les effets, dans certains objets plus rapprochés de nous. C'est même ainsi que les poètes et les théurgistes se sont fait une idée de la cause première, et qu'ils ont fini par la personnifier, sous l'image d'un être doué de tout ce que la nature humaine leur présentait de plus parfait ou de plus imposant. Mais, outre l'excessive impertinence de rapetisser de la sorte, et de rabaisser aux idées et aux passions dans lesquelles les bornes de notre intelligence et de nos forces nous tiennent ressérés, cette puissance, à laquelle ils rapportent cependant la production et l'admirable coordination de tous les phénomènes de la nature, ils ont presque toujours réuni dans le fantôme, ouvrage de leur imagination, des propriétés, ou des qualités contradictoires, et dont quelques-unes se trouvaient démenties par des faits observables et constants. D'autre part, les philosophes qui les ont combattus directement sur ce point, ont refusé, trop indistinctement peut-être, toutes ces qualités aux causes premières; et, pour se rendre compte des phénomènes de l'univers, ils ont eu recours à des explications qui, non-seulement sont loin de tout expliquer, mais paraissent également contraires aux faits, ou du moins à la manière dont l'esprit humain les conçoit.

Il n'entre point ici dans mes vues d'examiner cette foule d'arguments, allégués pour et contre, quoiqu'il ne fût pas difficile, je pense, de faire voir qu'ils sont, de part et d'autre, à peu près également erronés, et qu'ils ne peuvent jamais conduire à une solution satisfaisante; les mots dont on y fait usage étant plus vagues et plus indéterminés peut-être que dans aucun autre genre de raisonnement. Mais je veux, en écartant avec soin tous ces mêmes mots, essayer de voir à quelles conclusions, je ne dis pas démontrées (le sujet s'y refuse), mais probables au degré suffisant pour déterminer notre persuasion, nous y sommes conduits par l'enchaînement naturel de nos idées. Car, lorsqu'il s'agit de reconnaître la vérité ou la fausseté d'un jugement, nous n'avons qu'à remonter à sa source, en parcourant toute la série des déductions dont il est le résultat, jusqu'au premier terme, où presque toujours l'erreur, si le jugement est véritablement erroné, se trouve cachée dans le vice de l'expression. Et peut-être cet examen donnerait-il naissance à une opinion qui ne sera pas seulement probable, mais qui laissera peu de vraisemblance à l'opinion contraire.

J'écarte donc ces mots, à peu près vides de sens, *déisme, athéisme, spiritualisme, matérialisme*, et tous ceux qui en dérivent, ou qui ont avec eux quelque rapport d'objet et de signification : je n'emploirai même pas celui de *Dieu*, parce que le sens n'en a jamais été déterminé et circonscrit avec exactitude, et qu'il n'y a peut-être pas deux personnes pour qui il représente exactement la même idée : d'où il suit que les discussions qui roulent sur cette idée, ou sur l'objet qu'on désigne par ce mot, sont nécessairement interminables, et qu'elles dureront aussi long-temps que l'on continuera à l'employer sans l'avoir mieux défini.

Qu'on ne s'imagine pas cependant qu'il faille être un grand métaphysicien pour bien entendre, et même pour éclaircir les idées de ce genre : on le croit ordinairement, mais c'est à tort. Il suffit, dans ces questions comme dans toutes les autres, d'employer un langage exact et précis, et de reconnaître avec attention la source des idées qui s'y rapportent, et les circonstances qui président à leur formation. Peut-être même est-ce là toute la véritable métaphysique, ou toute l'idéologie, pour

3.

lui donner un nom plus analogue à ses fonctions, et rejeter, s'il est possible, avec un mot bizarre, la science absurde qu'il a désignée trop longtemps dans les écoles. Du moins, est-il bien démontré par l'expérience que le seul moyen de dissiper les erreurs, est de les soumettre à cette rigoureuse épreuve; que nulle opinion, nulle idée ne peut la soutenir, qu'autant qu'elle est fondée sur la vérité; mais que la vérité, loin d'en être ébranlée ou ternie, en sort toujours plus solide, et brillante d'un nouvel éclat.

Revenons au sujet qui nous occupe dans ce moment.

Les organes de l'homme sont susceptibles de recevoir différentes impressions de la part des objets qui agissent sur eux. La différence de ces impressions est relative à la nature même des objets, et à la structure ou à la sensibilité des organes qui les reçoivent.

Quand l'individu a la conscience des impressions reçues, on dit qu'il *sent*, qu'il a des *sensations*.

Outre le caractère distinctif d'être perçues par l'individu qui les éprouve, les sensations ont encore celui de laisser des traces dans les organes de la pensée, et de pouvoir être rappelées et senties, en quelque sorte, de nouveau par le *souvenir*.

Quand de la comparaison des sensations actuelles ou rappelées, nous nous formons des idées d'un ou de plusieurs *objets* en eux-mêmes, et de leurs rapports entre eux ou avec nous, nous faisons l'espèce d'opération à laquelle on donne le nom de *jugement.*

Sentir, se ressouvenir, et juger, composent l'*intelligence;* sous ce mot sont compris tous les actes relatifs à ces trois fonctions; et, pris abstractivement, il désigne la faculté de les produire.

Des jugements portés sur les objets naissent les déterminations qui s'y rapportent. Toute détermination suppose un jugement antérieur, plus ou moins distinctement perçu; et dans le cas même où nous n'avons la conscience ni du jugement, ni de la détermination elle-même, cette dernière a toujours lieu, par un mécanisme parfaitement analogue à celui qu'on peut reconnaître avec évidence dans tous les cas où nous percevons nettement la suite entière de ces opérations.

Les actes en vertu desquels les déterminations sont conçues et s'exécutent, s'appellent des *volontés.* La volonté n'est autre chose que l'ensemble des déterminations considérées d'une manière abstraite, ou, suivant le langage vulgaire, c'est la faculté de les former.

Les actes de l'intelligence et de la volonté composent tout le système moral de l'homme : notre esprit ne peut les concevoir que comme une suite nécessaire de la faculté de sentir; et, quelle que soit leur importance ou leur imperfection, ils se manifestent par des caractères distinctifs, qui ne nous permettent pas de les confondre avec les phénomènes résultant de l'action mécanique des corps.

Le point de vue sous lequel nous considérons les objets est très-différent, suivant que nous les supposons doués d'intelligence et de volonté, ou que nous les en croyons entièrement dépourvus; et notre manière de nous conduire à leur égard ne diffère pas moins dans l'une et l'autre de ces deux hypothèses : aussi mettons-nous en général de l'importance à fixer notre jugement sur ce point.

Dans l'état d'ignorance, nous sommes portés à regarder comme animés tous les corps en mouvement : l'immobilité constante est pour nous le caractère de l'insensibilité. Il est certain que nous raisonnons souvent mal dans le premier cas; dans le second, il est possible que nous ne raisonnions pas mieux. Pour apprendre à distinguer le mouvement volontaire de celui qui ne l'est pas, nous avons besoin de beaucoup d'observations et d'expériences, et nous commettons long-temps bien des erreurs à cet égard. Ainsi, par exemple, le sauvage ignorant et grossier fait dépendre le cours des fleuves, la marche des vents, de volontés particulières, dont, suivant lui, tous leurs mouvements ne sont que les effets; et il est bien vraisemblable, d'un autre côté, que, dans l'état actuel des lumières, nous regardons comme absolument dépourvus de sensibilité, des corps qui ne le sont pas.

L'habitude d'entendre au sein des bois les cris de l'homme, et ceux des animaux qui les habitent, porte naturellement le sauvage à faire dépendre de causes animées les bruits dont il ne connaît pas les causes physiques : ainsi, le fracas du tonnerre, le sifflement des vents, le mugissement des volcans en fureur, sont à ses yeux l'expression des volontés, ou les menaces de certains êtres invisibles, mais puissants et redoutables; et, dans ces bruits imposants, il croit ouïr des voix qui le plus souvent le glacent de terreur.

Mais les hommes, éclairés par les lumières graduelles de la civilisation, en sont revenus à reconnaître que beaucoup de mouvements sont produits par une action mécanique, et que beaucoup de bruits, où l'imagination croyait entendre des voix menaçantes, ne sont qu'un effet très-simple de la percussion, de la collision mutuelle des corps, produite à son tour par une action originelle toute semblable, et qui se trouve soumise absolument aux mêmes lois.

A mesure que l'homme fait de nouveaux progrès dans la connaissance de la nature, il voit une plus grande quantité de phénomènes résulter immédiatement des propriétés de la matière; et, s'il pouvait jamais être assez instruit pour embrasser le système de l'univers dans son ensemble et dans tous ses détails, il n'y a point de doute que tous les phénomènes sans exception ne fussent clairement à ses yeux une suite directe et nécessaire de ces mêmes propriétés.

Mais la question ne serait pas résolue pour cela, comme le pensent certaines personnes; le point n'en serait que reculé. Dans cette hypothèse, qui place l'homme au dernier terme imaginable de l'instruction, terme auquel d'ailleurs on voit trop évidemment qu'il ne peut jamais parvenir, il reste toujours à concevoir comment les propriétés de la matière sont conbinées et coordonnées de manière à produire des phénomènes si compliqués, si savants, dont les détails multipliés à l'infini semblent présenter tant de causes de perturbations, et dont pourtant toutes les circonstances, étroitement liées entre elles, amènent des résultats si constants et si précis.

Ici, l'esprit de l'homme se retrouverait encore à peu près dans la même situation où le met la simple contemplation des phénomènes, avant qu'il ait pu reconnaître les causes physiques qui déterminent leur production; et, en le supposant, comme nous venons de le faire trop gratuitement sans doute, en état de rapporter à des propriétés évidentes et générales de la matière tous les mouvements et toutes les transformations qui s'opèrent dans l'univers, son ignorance demeure toujours la même à l'égard de la cause universelle et première, dont les propriétés ne sont elles-mêmes que des effets ou des productions.

Nous avons déja dit que la cause universelle, par cela seul qu'elle est universelle, ne peut être comparée à rien; et qu'en sa qualité de cause première, elle ne peut être rapportée à rien. Elle est, parce qu'elle est : elle est en elle-même; son existence n'a rapport à aucune autre ; elle ne peut nous être connue que par ses effets. Mais l'esprit de l'homme n'en restera pas là : il est de sa nature de lier entre eux et de grouper tous les objets de ses recherches. Si, dans ces mêmes effets, il retrouve les traces de certaines propriétés ou qualités particulières que l'observation lui a déja montrées ailleurs, et dans des êtres dont il a pu étudier attentivement les actes et leur liaison avec les moyens par lesquels ils sont opérés, je dis non-seulement qu'il saisira ces analogies, quelque faibles qu'on les suppose, mais qu'il ne peut s'empêcher de le faire, soit pour les adopter définitivement, soit pour les rejeter après un plus mûr examen.

On nous arrêtera peut-être ici, et l'on dira :

Mais, dans votre hypothèse, si l'homme a reconnu que tous les phénomènes de l'univers sont le résultat des propriétés de la matière, pourquoi voulez-vous qu'il remonte à une autre cause, et qu'il ne regarde pas ces propriétés comme la vraie cause universelle et première ? Car dès lors elles ont le grand mérite d'expliquer tout à ses yeux, et le mérite plus grand encore, pour tout esprit sage, de pouvoir être étudiées et constatées par l'observation.

Je réponds que c'est bien peu connaître la nature de l'intelligence humaine, de croire qu'elle peut s'arrêter aux faits qu'elle a reconnus (car les propriétés de la matière sont dans ce moment de véritables faits pour elle), sans vouloir remonter aux causes, ou à la cause dont elle suppose toujours qu'ils dépendent. Et d'ailleurs, en admettant que les choses se passent comme on le dit, cela ne change rien à la question : seulement, au lieu d'attribuer certaines qualités, dont nous avons établi qu'on retrouve les empreintes dans les phénomènes, à une cause universelle antérieure aux propriétés de la matière, il faudra les imaginer répandues dans l'ensemble de ces propriétés ; et cette manière de considérer la nature, bien loin de rendre la production des phénomènes plus facile à concevoir, ne fait que répandre sur l'action de leurs causes des obscurités nouvelles, qu'il ne paraît guère possible de dissiper (*).

L'homme apprend bientôt sans doute que tous les mouvements et tous les bruits n'annoncent pas de l'intelligence et de la volonté dans leur cause, du moins dans leur cause immédiate. Mais ce qu'il ne peut concevoir sans l'une et l'autre de ces deux qualités ou propriétés, c'est la production régulière d'ouvrages savants, coordonnés dans toutes leurs parties, et surtout coordonnés avec d'autres ouvrages, du même ou de différents genres, qui, sans leur être unis par des rapports mécaniques, sont arrangés de manière à produire concurremment avec eux de nouveaux effets em-

---

(*) Il est vraisemblable que la personnification des propriétés a produit le polythéisme dans plusieurs religions savantes de l'antiquité : mais, pour faire concourir au même but toutes ces puissances, toutes ces divinités particulières, il faut toujours un Dieu suprême, un Vichnou, un Jéovah, un Jupiter.

preints des mêmes caractères de combinaison : il lui suffit de jeter le coup d'œil le plus superficiel sur l'organisation des végétaux et des animaux, sur la manière dont ils se reproduisent, se développent, et remplissent, suivant l'esprit de cette organisation même, le rôle qui leur est assigné dans la série des êtres. L'esprit de l'homme n'est pas fait pour comprendre que tout cela s'opère sans prévoyance et sans but, sans intelligence et sans volonté. Aucune analogie, aucune vraisemblance ne peut le conduire à un semblable résultat ; toutes au contraire le portent à regarder les ouvrages de la nature comme produits par des opérations comparables à celles de son propre esprit, dans la production des ouvrages les plus savamment combinés, lesquelles n'en diffèrent que par un degré de perfection mille fois plus grand : d'où résulte pour lui l'idée d'une sagesse qui les a conçus et d'une volonté qui les a mis à exécution, mais de la plus haute sagesse, et de la volonté la plus attentive à tous les détails, exerçant le pouvoir le plus étendu avec la plus minutieuse précision.

Voilà ce qui s'offre naturellement à l'esprit ; voilà ce que la réflexion confirme, sans le porter cependant au terme de la démonstration rigoureuse, car la nature de la question s'y oppose ;

et comme l'hypothèse contraire ne s'appuie sur aucune analogie véritable, qu'elle n'a pour elle presque aucune vraisemblance, et que tout ce qu'on peut en la soutenant, est de la défendre du reproche d'impossibilité absolue, toutes les règles de raisonnement en matière de probabilité ramènent l'homme à son impression première, et il juge en définitif comme il avait senti d'abord.

Ce n'est pas qu'il faille jamais, dans les recherches sur la nature, ou dans les discussions philosophiques qu'elles font naître, adopter les vaines et stériles explications des causes finales : rien sans doute n'est plus capable d'étouffer ou d'égarer le génie des découvertes ; rien ne nous conduit plus inévitablement à des résultats chimériques, et souvent aussi ridicules qu'erronés. Mais ce qui est vrai dans toutes les recherches et dans toutes les discussions de détail, ne l'est plus, lorsqu'on est au point où nous avons, par hypothèse, supposé l'homme parvenu ; et quand nous raisonnons sur la cause, ou, si l'on veut, sur les causes premières, toutes ces règles de probabilité dont nous venons de parler nous forcent à les reconnaître *finales*. Telle est du moins la manière de concevoir et de procéder de notre esprit ; et l'on ne peut en combattre les conclusions que par des arguments subtils, qui, pour cela même, ne semblent guère pouvoir être fondés en raison, ou par des systèmes savants, dans lesquels il reste toujours de grandes lacunes. Or, la certitude étant bien loin de se trouver dans ce dernier parti, plus on se donnera la peine d'examiner les motifs énoncés par ceux qui l'adoptent, plus, ce me semble, on se trouvera ramené comme invinciblement vers le premier, qui réunit en sa faveur les plus fortes probabilités.

Il est très-évident, en outre, que le principe de l'intelligence est répandu partout, puisque partout la matière tend sans cesse à s'organiser en êtres sensibles. Sans doute, la sensibilité ne devient observable pour nous qu'au moyen de l'organisation; mais on ne peut guère supposer qu'elle n'est que le produit de cette circonstance, qu'elle en dépend exclusivement, et n'existe pas sans elle. Il est bien plus naturel et plus raisonnable de penser que la sensibilité se trouve répandue, quoiqu'en différentes proportions, dans toutes les parties de la matière, puisque nous y remarquons distinctement l'action de forces motrices qui, non-seulement les tiennent dans une activité continuelle, mais, par l'effet direct de tous les mouvements qu'elles leur impriment, tendent à les faire passer par tous les modes d'arrangement régulier et systématique, depuis le plus grossier jusqu'à celui de l'organisation la plus savante et la plus parfaite, capable de produire à son tour tant de phénomènes nouveaux encore bien plus admirables et plus étonnants.

Mens agitat molem, et magno se corpore miscet.

C'est une vérité que le seul aspect de l'univers annonce et célèbre, en quelque sorte; elle est particulièrement confirmée par les phénomènes de la germination des plantes et de l'organisation des animaux, surtout des plantes et des animaux qu'on voit naître et se développer spontanément dans toutes les substances animales et végétales altérées. Peut-être même la connaissance des causes dont dépendent les affinités chimiques et l'attraction gravitante, qui, vraisemblablement n'en est que le premier terme ou le degré le plus simple, suffirait-elle pour donner la plus grande évidence et la plus entière certitude à cet important résultat. Car il paraît bien plus vraisemblable qu'on pourra parvenir à expliquer mieux les affinités et l'attraction, par l'étude approfondie de la sensibilité, à son degré le plus faible, qu'à expliquer la sensibilité elle-même, par l'étude de l'attraction et des affinités, au plus haut terme où elles puissent être suivies et constatées par l'observation.

Quoi qu'il en soit, au reste, on ne peut méconnaître que des forces actives animent toutes les parties de la matière; rien n'est plus frappant et plus certain. Non-seulement elles la tiennent dans un état de mouvement continuel, elles lui font subir toutes sortes de transformations, mais ces transformations s'exécutent suivant des plans très-habiles, très-compliqués, très-divers entre eux, et cependant constants et uniformes, chacun dans son genre et son espèce; c'est-à-dire, s'opérant par les mêmes moyens, manifestant les mêmes phénomènes, tendant au même but. Enfin, ces forces font éclore, développent et conduisent au terme de leur perfection, ou de leur maturité, des êtres sensibles, et, par suite, intelligents. Or, je l'avoue, il me semble, ainsi qu'à plusieurs philosophes, auxquels on ne pouvait pas d'ailleurs reprocher beaucoup de crédulité, que l'imagination se refuse à concevoir comment une cause ou des causes, dépourvues d'intelligence, peuvent en donner à leurs produits; et je pense en particulier, avec le grand Bacon, qu'il faut être aussi crédule pour la refuser d'une manière formelle et positive à la cause première, que pour croire à toutes les fables de la mythologie et du Talmud.

Cette suite de raisonnements, qu'il serait facile de fortifier encore en entrant dans l'exposition ne vous paraîtront pas entièrement oiseux, du moins si vous voulez bien entrer dans les vues qui m'animent en vous écrivant.

L'homme est exposé à l'action d'une foule de causes qui lui sont inconnues, et dont les effets lui deviennent d'autant plus frappants, qu'elles se dérobent plus obstinément à ses regards. Doué d'intelligence et de volonté, ou plutôt habitué à reconnaître que les mouvements qu'il exécute avec dessein sont le résultat de ses jugements et de ses désirs, il suppose naturellement dans les objets qui se meuvent autour de lui, ou dans la force invisible dont ils reçoivent l'impulsion, cette même faculté de juger et de vouloir. L'éclair qui fend la nue, le vent qui gémit dans les forêts, le fleuve qui court à travers les vallons, la pluie, la grêle, la neige, qui tombent sur la terre, sont pour lui des êtres animés, agissant à sa manière, ou poussés par une main secrète dont la volonté leur imprime le mouvement. En jugeant ainsi, l'homme peut se tromper; il est même sûr que la presque totalité des idées auxquelles il s'attache d'abord, avant d'avoir examiné l'ensemble et les rapports des phénomènes, sont absolument erronées et ridicules; mais il est pourtant guidé par l'analogie, à laquelle il devra dans la suite tant de brillantes découvertes, et qui n'est alors pour lui un guide si infidéle, que parce qu'elle ne se fonde pas encore sur un nombre suffisant de comparaisons, dont les objets lui sont même tout-à-fait inconnus. Il voit ces phénomènes coordonnés; il les voit concourir à produire des résultats qui seraient le chef-d'œuvre de la prévoyance, du savoir, des combinaisons de l'esprit : il en conclut qu'ils sont l'ouvrage d'un, ou de plusieurs êtres intelligents comme lui, mais doués de plus de sagesse pour concevoir, et de puissance pour exécuter ce qu'ils ont résolu. Lorsque ensuite il vient par degrés à découvrir la cause mécanique ou physique de ce qui l'avait le plus frappé d'admiration, il reste toujours tant de phénomènes inexpliqués, que la difficulté ne fait que reculer devant lui, sans jamais se résoudre; et lors même qu'il est parvenu à ne plus voir dans toutes les opérations de la nature que le produit nécessaire des propriétés inhérentes aux différents corps, ce qui est le dernier terme auquel puisse le conduire le bon emploi de sa raison, il peut et doit se demander encore quelle puissance a imprimé ces propriétés aux corps, et surtout en a combiné l'action réciproque de manière à leur faire produire ces résultats si savants et si bien coordonnés entre eux. Ainsi l'idée d'un système purement mécanique de l'univers ne peut entrer que dans peu de têtes : l'homme ne peut même jamais acquérir assez de connaissances pour qu'un tel système soit, je ne dis pas complet, mais suffisamment lié dans quelques-unes de ses parties les plus importantes; et d'après sa manière de sentir et de juger, qui tient essentiellement à celle dont il a été organisé par sa nature, il supposera toujours de l'intelligence et de la volonté dans la cause dont les effets présentent des signes si frappants de coordination, et qui marche toujours vers un but précis, avec tant de justesse et de sûreté.

On peut sans doute opposer à cette conclusion l'absolue impossibilité où nous sommes d'arriver à des notions exactes sur la nature de la cause première; et l'on n'aura pas de peine à prouver que nous ne pouvons connaître d'elle que ses effets observables. Mais quel faible argument que la déclaration d'une ignorance absolue contre des impressions directes, inévitables, journalières, contre le cri constant et universel de la nature humaine! D'ailleurs, cette ignorance dogmatique, victorieuse contre l'assertion positive que les causes sont purement mécaniques et aveugles, n'a pas, d'après la manière dont l'homme est organisé pour sentir, le même degré de force, quand elle en vient à combattre l'opinion contraire. Car, dans le premier cas, non-seulement elle s'appuie sur un ensemble de raisonnements abstraits qui paraissent invincibles, mais elle a pour elle encore toutes ces impressions et ces jugements directs, bien plus puissants sur la masse des hommes, à qui les opinions qui touchent à la pratique doivent toujours être appropriées; et, dans le second, elle n'a plus que les mêmes raisonnements, qui se trouvant en opposition avec ce qui leur donnait presque toute leur force sur l'esprit humain en général, ne leur laisse de solidité qu'aux yeux de quelques rêveurs, qui demandent dans ces questions un genre de démonstration dont elles ne sont point susceptibles, qui même emploient, dans les recherches et les examens qu'elles exigent, une méthode qui peut-être ne leur convient pas.

Jusqu'ici nous avons considéré l'homme comme un être jugeant et raisonnant; mais il est bien plus, sans doute, un être sensible et doué d'imagination. Quoique la raison soit en dernier résultat son unique sauvegarde, ce n'est guère par elle seule qu'il se laisse conduire. Quand on observe avec un œil attentif et pénétrant les secrets ressorts qui le meuvent, et quand on est capable d'apprécier le degré d'action de chacun d'eux, on ne tarde pas à reconnaître que les idées les plus justes n'agissent pas sur lui par leur seule évidence; que la vérité même, pour exercer toute son influence, a besoin de le toucher et de l'agiter autant que de le convaincre; et, quoiqu'on ne doive jamais, dans ce qu'on dit ou fait pour lui, s'écarter de la raison, sous prétexte d'exécuter plus facilement les desseins utiles à son propre bonheur, on ne doit également jamais perdre de vue les besoins de son imagination et de sa sensibilité. Et je ne parle point ici de ces besoins factices, fruit de l'erreur des lois ou des habitudes sociales vicieuses; ceux-là, créés artificiellement, peuvent et doivent être détruits par la suppression des causes accidentelles qui leur donnent naissance : mais j'entends ceux qui tiennent au fond même de sa nature, et qui ne peuvent être retranchés que par des moyens capables de changer son organisation, c'est-à-dire de faire de lui un être différent.

En jetant les yeux sur l'univers et sur lui-même, le premier sentiment qui le frappe est un sentiment de terreur. Cette terreur est d'autant plus profonde, que les sociétés sont plus près de leur origine, et que les forces qu'elles créent ont fait moins encore pour l'amélioration du sort des individus. Dans cet état primitif, en effet, l'homme, exposé à l'action de tant de causes destructives, à la fureur des éléments, à la faim redoutable des bêtes farouches, au cri plus redoutable encore et plus menaçant de ses propres besoins, peut-il, en comparant sa nudité, sa faiblesse, à la sévérité de cette nature qui l'environne, et à la puissance des chocs auxquels il doit résister pour conserver sa misérable existence, n'être pas glacé d'une sombre tristesse et d'un effroi profond? Cette disposition d'esprit se conserve long-temps après que les causes qui la produisent se sont affaiblies, par les travaux et les conquêtes de la société ; on en retrouve encore les traces chez plusieurs peuples anciens, dont les religions semblent avoir eu pour but de consacrer le souvenir des combats de l'homme contre la nature sauvage : et les prêtres ont presque partout habilement profité de cette impression de terreur vague, qui leur livre si facilement les imaginations.

Mais ce qui trouble le plus vivement et le plus profondément l'esprit de l'homme, c'est de se sentir à chaque instant soumis à l'action toute-puissante pour lui (car il ne peut la vaincre) de causes qu'il ne connaît pas. Ces causes sont d'autant plus nombreuses qu'il est plus près encore de son état primitif d'absolue imbécillité. Mais lors même que les découvertes successives du génie ont écarté une partie des voiles de la nature, il reste encore assez d'obscurité pour tenir le genre humain dans une incertitude mêlée d'effroi ; et, à quelque dégré de science qu'on le suppose parvenu, son ignorance par rapport aux causes véritables des phénomènes généraux est toujours la même ; et sa vaine curiosité, sur ce point, tient les esprits à peu près dans le même état d'agitation.

Cette considération paraîtra d'une grande importance, pour peu qu'on se donne la peine de suivre, avec réflexion, les circonstances et les effets de l'inévitable disposition dont nous parlons en ce moment.

Mais c'est encore peu.

L'homme est doué d'une sensibilité vive, que toutes les scènes de la vie développent, et qui même est susceptible d'un accroissement, en quelque sorte, indéfini, puisque cet accroissement est toujours proportionné à celui des connaissance ou des idées, et surtout à la multiplication des rapports qui unissent les individus entre eux. Mais la sensibilité de l'homme ne peut pas augmenter, sans que la prise qu'ont sur lui toutes les causes d'impressions quelconques augmente également : il devient donc par dégrés plus susceptible de plaisir et de peine ; et, à mesure qu'il agrandit ainsi son existence, le système entier de ses besoins, de ses affections, de ses désirs, s'étend dans une progression qui semble n'avoir point de bornes. Dans cet état, l'homme voudrait agir sur tout, voudrait tout embrasser : il s'élance dans l'infini. Mais ses forces, en les supposant accrues de tout ce que les créations sociales peuvent y ajouter, sont resserrées dans des limites fort étroites : l'action qu'il peut exercer sur la nature est très-faible, comparée à celle que demanderait l'accomplissement de ses désirs, l'exécution de ses desseins. Il connaît si peu, et il aurait besoin de tout connaître ; sa durée est si courte, et cet instinct de vie qui, répandu dans tout son être, veille sans relâche à sa conservation, repousse toute idée de la cessation du sentiment, le transporte, pour ainsi dire, machinalement et malgré lui, vers un temps où sans doute il ne sera plus ; et, franchissant le terme de son existence sensible, il finit par se placer, avec tous les objets de ses affections, dans un monde meilleur, où les vicissitudes et le terme fatal de le vie humaine ne seront plus à redouter pour lui.

Car ce désir et cet espoir d'une vie future ne tiennent pas seulement à l'impulsion directe d'une étroite personnalité ; ils ont aussi pour cause et pour motif les plus nobles sentiments du cœur humain : le besoin de se retrouver avec les êtres qu'on a le plus chéris sur la terre; celui d'accorder avec la puissance de l'être qui gouverne l'univers la justice, sans laquelle on ne peut le concevoir; d'assurer à la vertu un prix plus digne d'elle; et enfin de voir s'accomplir, pour le faible et l'infortuné, cette justice éternelle qu'ils réclament trop souvent en vain dans un séjour d'angoisses et de douleurs.

Mon objet n'est pas maintenant d'examiner si les raionnements sur lesquels on se fonde pour admettre la persistance de la faculté de sentir après la mort, sont plus ou moins solides; j'observe seulement que, quoique toutes nos idées, tous nos sentiments, toutes nos affections, en un mot tout ce qui compose notre système moral actuel, soit le produit des impressions que nous avons reçues pendant la vie, et ces impressions l'ouvrage du jeu des organes, produit lui-même par l'action immédiate ou médiate des différents corps, il nous est impossible d'affirmer que la dissolution des organes entraîne celle de ce système moral, et surtout de la cause qui nous rend susceptibles de sentir, puisque nous ne la connaissons en aucune manière, et que, vraisemblablement, il nous est interdit de la connaître jamais. Or, il suffit à celui qui veut établir la persistance de cette cause après la destruction du corps vivant, que l'opinion contraire ne puisse pas être démontrée par des arguments positifs. En effet, dans cette question, comme dans celle qui concerne l'intelligence et la volonté de la cause première, celui qui le combat ne lui oppose qu'une ignorance absolue, et les raisons, très-plausibles, sans doute, qui la motivent; tandis qu'en partant de cette même ignorance, dont l'aveu devient pour lui une importante concession, le défenseur du système d'une vie future, appuyé sur les qualités inséparables de celles d'intelligence et de volonté dans l'être suprême, en tire, ainsi que de l'état de l'homme et des besoins de son cœur, une suite d'arguments qui ont d'autant plus de force, que ceux auxquels ils répondent n'établissent rien de positif.

Il me semble au reste, mon ami, qu'on a généralement employé dans l'examen de ces questions, une méthode qui ne leur est point applicable, qu'on a eu la prétention d'y parvenir à un genre de résultats étrangers à leur nature même, et que, par conséquent, les efforts des plus puissants génies y chercheront toujours en vain. Quelles que fussent les opinions de ceux qui s'en sont occupés le plus sérieusemeut, soit qu'ils voulussent établir ce qu'on appelle *déisme* et *spiritualisme*, soit qu'ils se déclarassent pour le sentiment contraire, qu'on désigne par les mots d'*athéisme* et de *matérialisme*, ils ont voulu, ou du moins ils ont cru pouvoir employer la méthode de démonstration, et ils ont affiché la prétention formelle de tirer des conclusions précises et rigoureuses.

Mais pour faire voir combien il y a là de malentendu, il suffit d'observer que cette méthode de démonstration n'est applicable qu'aux idées abstraites et théoriques, dont les signes, déterminés avec le dernier degré d'exactitude, ne peuvent éprouver le plus léger changement dans leur signification; ou qu'à l'étude des objets sensibles et présents, qu'on peut considérer à loisir sous tous les points de vue qui forment l'objet de nos recherches. Ainsi, par exemple, dans les considérations purement théoriques de la géométrie et du calcul, on arrive toujours, et nécessairement, à des résultats certains; parce que, d'une part, les lignes, comme le point, par lequel on les fait engendrer, assez mal à propos peut-être, et les plans, qui sont des lignes promenées par l'esprit dans une certaine direction, n'ont aucune existence réelle, et sont de simples limitations imaginées à la surface ou dans l'intérieur des corps, ou, si l'on veut, dans l'espace; et de l'autre, que les nombres ne sont pas plus des êtres réels, mais un simple point de vue, sous lequel nous considérons d'abord les objets semblables, et par suite les objets différents rapprochés l'un de l'autre, sous cet unique point de vue et par le simple rapport de la quantité. Dans tout cela, il n'y a que des créations de l'esprit : il y peut retrouver toujours ce qu'il y a mis ; car il n'y a rien de plus ni de moins, et la nature de ces idées fait que le sens des mots qui les représentent ne peut subir aucune altération. Voilà ce qui constitue et produit la certitude de la géométrie ou du calcul ; et cette certitude est la même dans toute autre science, quand on y raisonne sur des idées *abstraites* et *théoriques,* en se servant d'expressions exactes et sévèrement déterminées. Car, malgré les cris assez ridiculement répétés contre les abstractions, la certitude leur est spécialement propre ; c'est précisément lorsqu'on les quitte, pour entrer dans le positif, que l'esprit humain, dirigé même sagement, devient sujet à tant d'erreurs.

Je prends pour second exemple un objet sensible, dont on veut rechercher et déterminer avec exactitude les propriétés, soit celles qui se rapportent à sa forme, à son apparence extérieure, soit celles qui sont relatives à s composision. Il n'y a pas de doute que, par l'application méthodique des sens aux divers points de vue que présente cet objet, et par des analyses complètes, appropriées aux qualités dont nous voulons y reconnaître la présense ou l'absence, nous ne puissions parvenir à des résultats certains ; et que ces résultats, lorsqu'ils ne sont que l'expression rigoureuse de ce que nous ont offert les analyses, ne soient véritablement ce qu'on appelle *démontrés*.

Mais quand il s'agit de constater ou de rejeter l'existence d'un être, ou d'un fait qui n'est pas immédiatement soumis à l'examen de nos sens, nous ne pouvons faire, par rapport à lui, que des calculs de probabilités, qui se rapprochent plus ou moins de la certitude, sans y atteindre jamais. Car, dans l'hypothèse que ce fait ou cet être ait été soumis à l'examen des sens d'autres hommes que nous, nous devrons examiner le degré de confiance que leurs récits méritent ; et dans l'hypothèse (qui est celle même du sujet dont nous sommes occupés ici) que l'objet n'ait été jamais et ne puisse jamais être soumis à l'examen des sens d'aucun homme, tous nos efforts, toutes les recherches du génie, fussent-elles même appuyées sur la connaissance des causes antécédentes et des effets subséquents, ne pourront arriver qu'à des conjectures plus ou moins plausibles sur son existence ou sa non-existence ; et les conclusions le plus sagement déduites ne seront que les résultats d'un simple calcul de probabilités.

Enfin, si dans un objet qui n'est soumis à l'observation des sens que par quelques faces, et qui nous est entièrement inconnu par toutes les autres, nous prétendons affirmer ou nier certaines qualités, soit exclusivement propres à cet objet unique, soit communes à d'autres qui nous sont plus familiers, il est évident que nos recherches deviennent encore plus difficiles, que notre marche est entièrement conjecturale, et que tout ce qui nous est permis alors, est de donner une grande vraisemblance au résultat de nos raisonnements.

Observons, d'ailleurs, qu'avoir constaté l'existence d'un objet, ou la réalité d'un fait, ce n'est pas connaître l'un ou l'autre. On ne connaît un fait que lorsqu'on a saisi toutes ses circonstances, et surtout sa liaison avec les faits antérieurs et postérieurs; on ne connaît un objet que lorsqu'on peut en rapporter les propriétés, ou les lois, aux propriétés ou aux lois d'autres objets étudiés dans le même esprit.

Il est donc encore évident que les faits premiers et généraux ne peuvent être connus; tout ce qu'on peut faire est de les constater, et d'observer leur influence sur les faits subséquents, susceptibles d'un examen sévère, et dont on peut établir la liaison avec eux. Il est également certain que l'univers, considéré sous le rapport des forces qui le meuvent et le maintiennent dans une éternelle activité, ne pouvant être comparé à rien, ces forces ne se rapportent qu'à elles-mêmes, et ne peuvent être véritablement étudiées que dans les effets observables qui résultent de leur action.

Cependant il n'est pas impossible de conjecturer, avec vraisemblance, d'après l'analogie, d'après certains effets, ou d'après certaines lois reconnues, la réalité d'existences que nos sens ne saisissent pas d'une manière immédiate, ou de qualités sur lesquelles nous n'avons aucune expérience directe et démonstrative; et des connaissances plus étendues, ou des recherches aidées de moyens plus puissants, peuvent confirmer dans la suite, ou rendre de plus en plus probables, ces conjectures du génie, que la raison, bien loin de les écarter avec une affectation puérile, seconde et dirige elle-même, mais en ne leur attribuant que leur juste valeur. C'est ainsi qu'avant d'avoir fait le tour de la terre, on avait deviné l'existence des antipodes, qu'on avait soupçonné d'avance celle de quelque satellites des planètes, et que même des astronomes plus hardis avaient annoncé de nouvelles planètes, avant qu'elles se fussent offertes à l'observation. C'est encore ainsi, qu'en étudiant les effets de la pesanteur sur la terre, Newton fut conduit à penser que la lune suivait sa route autour d'elle, en vertu des mêmes lois; qu'après s'en être assuré par le calcul, il essaya d'y soumettre tout le système solaire; que, depuis ce grand homme, plus on a observé et calculé, plus aussi ce qui n'avait dû paraître d'abord qu'une hypothèse hardie et heureuse, s'est trouvé conforme aux faits, et a rendu compte sans effort des apparences même qui lui semblaient si contraires au premier coup d'œil; et qu'enfin, nous sommes portés, en quelque sorte invinciblement, à regarder comme une loi générale de l'univers cette tendance de toutes les parties de la matière les unes vers les autres, sans savoir pourtant avec une entière certitude, et autrement que par analogie, si en effet elle a lieu de la même manière dans les systèmes célestes différents du nôtre, et si même ses effets ne dépendent pas d'une cause plus générale encore, dont la connaissance expliquerait tous les mouvements des éléments les plus déliés, aussi bien que ceux des grandes masses de l'univers.

détaillée des phénomènes, et en insistant sur l'admirable coordination qui les lie entre eux, et fait concourir toutes les parties de chacun au but qui lui est prescrit, me paraît donc nous conduire à ce résultat, que l'esprit de l'homme, d'après sa manière de sentir et de concevoir (et nous ne pouvons nous servir d'un autre instrument dans nos examens), ne peut éviter de reconnaître, dans les forces actives de l'univers, *intelligence* et *volonté*. Nous ne séparerons point ces deux facultés l'une de l'autre; car c'est par les actes de la dernière que la première se dévoile à nos yeux.

Mais presque tous les hommes qui regardent l'intelligence et la volonté comme essentielles à la cause première, la revêtent en même temps d'autres attributs, sur la nature desquels ils ne s'expliquent pas d'une manière assez précise. Je ne dirai point qu'ils ont tort de reconnaître en elle la puissance, la justice, la bonté, etc. Sans doute l'idée elle-même de ces vertus naît de l'observation des lois que la cause première a établies entre les êtres sensibles; et, par conséquent, on peut dire qu'elle en est la source et le modèle. Mais il est absurde de raisonner par rapport à elle comme par rapport à eux, et de la mettre avec nous dans des relations semblables, ou même simplement analogues à celles d'un chef avec ses subordonnés, dont le bien-être l'occupe exclusivement, et qui les gouverne, comme on le fait malheureusement beaucoup trop parmi les hommes, par une suite d'expédients et de mesures accidentelles, appropriées aux circonstances et aux individus. Voilà bien assurément l'idée tout à la fois la plus ridicule en elle-même, et la plus indigne de l'Être-Suprême, qu'on a cependant la prétention de rendre par là plus majestueux et plus imposant aux yeux de ses adorateurs.

Dans le langage consacré, l'épithète d'*infini* est jointe à chacune de ces vertus, dont l'ensemble et la perfection caractérisent la force ordonnatrice de l'univers; mais le mot d'*infini* et tous ses dérivés devraient, dans l'état actuel des lumières, être absolument bannis de la langue philosophique. Ce mot est vide de sens, puisque nous ne pouvons concevoir ce qu'on veut qu'il représente. Sans doute, la puissance de la cause première est immense : elle opère tous les mouvements de la nature; elle comprend toutes les forces existantes. Si par *puissance infinie* on entend cela, c'est en effet celle dont la cause première dispose; mais le mot demande explication, et l'explication nous ramène à ces autres expressions tout-à-fait insignifiantes, que le principe des mouvements de l'univers a toute la force nécessaire pour les produire ; que ce qui se fait, peut se faire ; que ce qui est, est. Mais si l'on veut dire autre chose, il n'y a plus moyen de s'entendre ; car l'esprit ne peut même imaginer une puissance qui ne serait point limitée par sa propre nature, par celle des circonstances où elle s'exerce, des effets qu'elle doit produire, et du but où elle doit parvenir.

Il en est de même de tous les autres attributs que l'on comprend ordinairement dans la notion de la cause première. La justice et la bonté de cette cause sont dans les lois de l'univers : sa justice, dans l'accomplissement rigoureux de ces mêmes lois ; sa bonté, dans l'ordre qui en résulte, dans les biens qu'elles répandent sur tous les êtres, dans les dons qu'elles leur prodiguent ; et, par rapport à la race humaine, dans la faculté plus délicate de sentir, et dans les jouissances indéfinies attachées à l'exercice de ses plus nobles fonctions. Mais c'est une imagination tout-à-fait absurde, de supposer, dans la source de tous ces phénomènes, si réguliers et si constants, une bonté et une justice disposées à sortir sans cesse de l'universalité qui les caractérise, et de fléchir dans tous les sens, pour s'adapter à tous les cas particuliers, avec la partialité et la précipitation qu'inspirent les courtes vues et les passions de l'homme. Si l'on veut y réfléchir attentivement, on verra que rien ne pourrait fournir des armes plus puissantes à ceux qui ne veulent voir dans l'univers qu'un mécanisme aveugle, sans dessein connu et voulu.

Mais lorsqu'on personnifie tous ces différents attributs, réunis pour en former un être placé hors de l'univers, quoiqu'il soit présent dans toutes les parties de la matière ; agissant sur elles, pour leur imprimer le mouvement, quoiqu'il soit privé de tous les moyens de contact, et par conquent d'action concevable; lorsqu'on le représente sous l'image d'un homme colossal, doué de tous les caractères de la prudence et de la force, et auquel on prête cependant presque toutes les sottises humaines et les passions les plus basses, produit de la faiblesse; qui se repent, comme s'il n'avait pas prévu; qui se met en colère, comme si quelque chose pouvait lui nuire, ou l'offenser; qui se venge particulièrement, comme si la violation de ses lois n'entraînait pas après elle une punition, résultat inévitable de ces lois elles-mêmes ; enfin, qui a moins de générosité que l'homme le plus médiocrement vertueux et bon, et qu'on n'apaise que par des présents, comme un despote avide, ou par des louanges, comme un prince sot et orgueilleux; lorsqu'on se peint ainsi la cause première, et que tel est l'*Être-Suprême* qu'on offre à l'adoration du genre humain, il faut avoir fait soi-même bien peu d'usage de sa raison, ou compter étrangement sur la folie et la crédulité des hommes; et il serait difficile de dire si dans une idée pareille il y a plus de démence que d'impiété, en donnant à ce dernier mot la seule acception raisonnable qu'il puisse recevoir en matière d'opinion.

L'intelligence des êtres sensibles, dont nous pouvons observer les penchants et les actes, ne se manifeste à nous que par le moyen de leurs organes; et toujours elle est relative à leur organisation particulière. Il y a plus, la décomposition rigoureuse des sentiments et des idées nous en fait retrouver la source dans les impressions reçues par les différentes parties de l'être organisé. Les hommes qui personnifièrent les premiers l'intelligence suprême, et qui se la représentèrent sous l'image d'un ou de plusieurs êtres pensants et doués de volonté, furent donc conduits par l'analogie à leur donner des corps: car comment imaginer des idées, sans une tête qui les combine, et des volontés agissantes, sans une force physique et des bras qui les exécutent. Mais il ne fallut pas beaucoup de temps et de réflexion pour voir combien cette analogie était grossière; combien elle était peu confirmée par les faits observables; combien surtout elle était indigne de la puissance qui gouverne l'univers. Alors, des philosophes subtils, qui ne pouvaient renoncer à l'idée de l'établir hors de l'univers, apparemment pour la faire agir plus commodément sur lui, réunirent toutes les perfections humaines, ou du moins ce qu'ils regardaient comme digne de porter ce nom, pour en former une combinaison abstraite, dont, par conséquent, l'objet ne pouvait avoir d'existence que dans leur esprit : et afin que rien ne manquât à l'absurdité de cette conception, ils en écartèrent avec soin toute qualité sensible et percevable; ce qui, sans doute, était bien personnifier le néant.

Sans avoir la prétention de se faire une idée exacte de la cause première, et de la manière dont sa pensée et sa volonté agissent sur l'univers, on peut, ce me semble, concevoir l'intelligence voulante qui la caractérise, comme répandue partout, et partout dans une activité continuelle; et, en s'attachant uniquement aux faits qui ne la manifestent que par cette activitée même, ou par tous les phénomènes que produit le mouvement éternel de la matière, il n'est pas contraire à la raison de supposer l'univers, dans son ensemble, organisé de manière que toutes ses parties sympathisent entre elles; qu'il y ait, comme dans les autres corps organisés, des centres partiels, où le principe de l'intelligence se rassemble, et produise des effets plus sensibles, et, vraisemblablement encore de même, un centre commun, où tous les mouvements aillent aboutir et soient perçus.

Ce n'est pas l'univers dont on met en doute l'existence (1): on ne met pas plus en doute qu'il ne soit mû par des forces invisibles et puissantes, dont l'action, comme celle de toutes les forces dirigées par des êtres intelligents, est calculée avec beaucoup de sagesse, et tend avec beaucoup d'art au but qui paraît lui être assigné. Ces deux points sont convenus des deux parts; nous n'irons pas plus loin nous-mêmes. Comme nous ne voyons et ne pouvons observer que l'univers, nous ne supposerons rien hors de lui : mais nous l'animerons d'intelligence, parce que nous ne pouvons autrement concevoir les phénomènes; et de volonté, parce que la volonté n'est autre chose que

---

(*) Les sectateurs de Mallebranche et de Berkeley ne sont pas assez nombreux pour qu'on doive en tenir compte, et leur principal sophisme a été réfuté trop victorieusement par M. de Tracy, pour qu'il soit nécessaire d'y revenir encore.

l'acte qui met celui de l'intelligence en exécution, et que ces mêmes phénomènes ne peuvent annoncer l'une, sans manifester l'autre en même temps. C'est donc l'univers animé ; c'est l'univers doué, dans son ensemble et dans ses parties, de toutes les propriétés sans lesquelles l'ordre des éternelles transformations de la matière ne peut être conçu par l'esprit humain.

Jupiter est quodcumque vides, quocumque moveris.

Cette opinion fut celle des stoïciens : il paraît que Pythagore l'avait avant eux enseignée ; on pourrait même penser qu'elle n'était pas étrangère aux disciples d'Épicure, puisque Virgile ne fait pas difficulté de la prendre pour base du système général qu'il esquisse d'une manière si brillante, si riche et si majestueuse dans le sixième livre de l'Énéide : à moins qu'on ne regarde ce système plutôt comme la doctrine secrète enseignée dans les initiations, que comme celle de l'auteur ou de son école : mais alors on devrait supposer qu'elle n'était pas particulière à quelques philosophes. Dans cette hypothèse, qui est peut-être la vraie, elle aurait été commune à tous les hommes instruits de ce temps-là.

Vous savez mieux que moi, mon ami, combien de lumières jette sur l'histoire des nations et de l'esprit humain l'étude philosophique des cosmogonies et des théogonies. Il ne serait même pas déraisonnable d'affirmer que l'histoire proprement dite des différentes époques, est moins instructive que leurs fables. L'une n'est, le plus souvent, que la collection des mensonges convenus sur les événements; les autres nous font du moins connaître l'esprit général des peuples, de leurs législateurs, ou de leurs savants. Où les hommes superficiels ne voient qu'un amas d'absurdités ridicules, le sage, dirigé par une érudition saine, et par une critique tout à la fois hardie et sévère, découvre une foule de vérités ensevelies, de documents, sur l'état des connaissances humaines dans les âges différents, et même des leçons utiles encore, dans l'état de perfectionnement auquel plusieurs circonstances heureuses ont conduit le monde civilisé.

Gardons-nous de croire avec les esprits chagrins que l'homme aime et embrasse l'erreur, pour l'erreur elle-même : il n'y a pas, et peut-être même il ne peut pas y avoir de folie qui n'ait son coin de vérité, qui ne tienne à des idées justes sous quelques rapports, mais mal circonscrites et mal liées à leurs conséquences, ou qui n'ait sa source dans des opinions anciennes, établies sur les plus solides fondements, mais souvent dénaturées par leur expression métaphorique ou emblématique, détournées de leur sens véritable par tous les hommes qui ont cru pouvoir y trouver quelque avantage, ou simplement altérées en passant de bouche en bouche, et par les effets inévitables des révolutions du langage, ou de l'état social, qu'amène la suite des temps.

Soit qu'on regarde toutes les parties de la matière comme animées par elles-mêmes d'un principe actif et vivant, soit qu'on se borne à faire circuler entre leurs molécules les forces émanées de ce principe, les conséquences seront les mêmes, quant à la manière de considérer les mouvements et les phénomènes résultants de son action. Il s'ensuit toujours que tous les changements opérés dans la nature, en sont le produit; et qu'il se retrouve lui-même, en quantité plus ou moins grande, dans toutes les formes nouvelles revêtues par les corps. Beaucoup de philosophes, parmi lesquels il faut mettre les stoïciens en première ligne, ont regardé tous les êtres en général, et en particulier tous les êtres vivants, comme des parties du grand tout, ce qui n'est pas contestable; et leur intelligence, comme une émanation de l'intelligence générale, ce qui doit paraître également évident; à moins qu'on ne refuse d'admettre l'existence de celle-ci, ou qu'en l'admet-

tant on ne suppose, avec Épicure, un ou plusieurs
autres principes des mouvements de l'univers :
deux choses qui, je crois, sont presque absolument dépourvues de probabilité. Depuis l'animalcule le plus imparfait, jusqu'à l'homme qui jouit
sur la terre du plus haut degré d'intelligence,
ces philosophes voyaient la nature sensible et
vivante se développer sous différentes formes,
en conservant toujours, dans les phénomènes
qu'elle présente, ou dans les actes qu'elle combine et met en exécution, des gradations analogues à celles qui peuvent être observées dans
l'organisation des différentes espèces. Ils voyaient
que, dans l'organisation la plus simple, la sensibilité et le mouvement volontaire étaient à peine
remarquables ; que des organes plus savamment
combinés, et les besoins qu'ils déterminent, faisaient éclore et développaient une sensibilité plus
vive, une intelligence qui considérait plus d'objets, et tous sous plus de rapports, et des volontés dont les actes manifestaient tout cet ensemble
de vie morale plus délicate et plus étendue. L'analogie les conduisait naturellement à supposer
que dans ces mondes innombrables, dont l'espace
est comme peuplé, d'autres organisations, bien
plus parfaites que celle de l'homme, pouvaient
présenter autant et peut-être bien plus de grada-

tions au-dessus de lui, que notre globe n'en présente au-dessous; et ils concevaient que les existences intelligentes dont ces organisations étaient, si l'on peut s'exprimer de la sorte, la cause occasionelle, ou le point d'appui, se rapprochassent par degrés de l'intelligence suprême du pouvoir qui gouverne l'univers, mais sans pouvoir jamais y atteindre.

D'après l'idée qu'ils se faisaient du système général, chaque partie de la matière y jouait son rôle : à plus forte raison en assignaient-ils un particulier à chaque être sensible et vivant; et quand l'intelligence était en état de réfléchir sur elle-même, il en résultait à leurs yeux le devoir de connaître ce rôle et de le remplir fidèlement; devoir d'autant plus obligatoire, d'autant plus sacré, que l'être est doué d'une intelligence plus parfaite, et de moyens plus étendus d'accomplir les volontés qu'elle lui fait concevoir.

Telle est, je pense, non chez les peuples grossiers qui ne peuvent voir s'opérer un seul mouvement dont la cause leur soit inconnue, sans l'attribuer à quelque divinité particulière, mais chez les nations dont les dogmes sont nés à côté des sciences, et surtout chez les hommes éclairés qui se fondent toujours dans leurs opinions sur des analogies au moins vraisemblables; telle est la veritable origine des anges, des démons et de toutes les puissances intermédiaires entre l'homme et l'intelligence suprême.

Les philosophes de l'époque actuelle ne s'exprimeraient pas sur ce point comme ceux de l'antiquité; ils ne supposeraient pas des êtres qui peuvent changer de forme à volonté, surtout des êtres sans organisation; ils n'accorderaient point une durée immortelle à des existences qu'ils ne peuvent concevoir que par analogie avec celle de l'homme et des autres animaux; ils ne feraient point agir sur la nature en général, et sur les autres êtres vivants en particulier, des puissances privées de moyens de contact; ils ne les feraient point surtout rôder invisiblement sur la terre, pour veiller au bien-être des hommes, ou pour les tourmenter et les pousser au mal. Mais, familiarisés par une observation continuelle de la nature, et par un système d'expériences, dont les anciens ne se doutaient même pas, avec les innombrables et continuelles transformations de toutes les parties de la matière en organisations sensibles et vivantes, et déja bien plus en état de concevoir une chaîne non interrompue, depuis les existences les plus grossières et les plus infimes, jusqu'à l'homme, placé véritablement à la tête de toutes celles qui peuplent le globe terrestre:

comment supposeraient-ils qu'il n'y a de vie que pour elles ; que tous les autres mondes habitables ne sont pas habités ? et surtout comment pourraient-ils avoir la vanité puérile de croire que l'organisation de l'homme est le dernier terme de la perfection, que son intelligence ne reconnaît au-dessus d'elle que celle dont la sagesse puissante régit l'univers ? Rien, sans doute, ne serait plus ridicule. Il est très-raisonnable, au contraire, de penser qu'il y a vie et organisation partout où l'organisation peut se former et se maintenir ; qu'on ne saurait assigner de terme à la perfection que les lois éternelles peuvent lui donner ; et qu'il y a peut-être cent fois plus de distance entre l'intelligence de certains êtres placés dans les autres mondes, et celle de l'homme relégué sur la terre, qu'entre l'intelligence de l'homme et celle du polype ou du zoophyte, animé par le sentiment le plus obscur. Si nulle observation directe ne peut nous apprendre au juste ce qui en est, toutes les analogies nous portent à conclure que les choses sont ainsi. En effet, toutes les parties de la matière ne tendent pas plus constamment et plus régulièrement l'une vers l'autre, qu'elles ne tendent à former des organisations sensibles, et par conséquent intelligentes. L'intelligence se trouve rassemblée en quantité différente, ou développée à différents degrés dans ces organisations particulières, qui paraissent n'être que des espèces de centres partiels, faiblement et momentanément isolés de la vie générale. Mais ces centres, ou ces anneaux, plus ou moins remarquables dans la chaîne des êtres; ces existences, émanées et sorties pour un temps plus ou moins long, du réservoir commun de toute sensibilité, y rentrent sans cesse pour en ressortir encore : et, pendant toute la durée de la combinaison, elles jouissent de la *personnalité*, du *moi*, c'est-à-dire du sentiment de leur propre pensée et de leur volonté, qui, soit qu'il doive cesser à la mort, soit qu'il doive survivre à la dissolution des organes, croît, se fortifie, se développe avec eux, et se perfectionne ou se détériore, suivant que leur action est bien ou mal dirigée dans chaque individu.

Ceci nous conduit à une autre question qui n'a pas moins que celle de la cause première exercé le génie et les méditations des philosophes de tous les âges, qui même a paru seule donner un haut degré d'importance à celle-ci, et dont on a cru que la solution pouvait intéresser essentiellement l'ordre et le bonheur de la société. Le système moral de l'homme, formé par l'exercice de ses facultés, ou par le développement et par l'action de ses organes, ce système dont le *moi*, devenu de plus en plus distinct, par les actes réitérés de la volonté, peut être regardé comme le lien, le point d'appui, partage-t-il à la mort la destinée de la combinaison organique, ou survit-il à la dissolution des parties visibles dont elle est composée ?

Cette seconde question présente les mêmes obscurités dans ses éléments que la première, et plus de difficultés encore, pour y parvenir à des résultats tant soit peu satisfaisants. Ici, nous ne sommes plus guidés que par des analogies équivoques, incertaines, et le rapport n'est plus le même entre les probabilités sur lesquelles s'appuient l'une et l'autre des deux opinions contraires. Il paraît même, au premier coup d'œil, que les personnes qui nient la persistance du *moi* après la mort, sont guidées par des analogies plus sensibles que celles qui l'affirment; car nous le voyons se former et naître avec les organes, se reconnaître lui-même à mesure que leurs facultés s'exercent; croître et se perfectionner à mesure qu'elles croissent et se perfectionnent; se conformer exactement à tous leurs états de maladie ou de santé, s'affaiblir, vieillir, et s'éteindre enfin lui-même (du moins telles sont les apparences), au moment où cesse dans les organes toute manifestation du sentiment et de ses résultats réguliers et coordonnés.

Mais il est aisé de voir que cette question tient à une autre, qui lui est antérieure dans un bon ordre de déduction. Le *moi*, ainsi que tout le système moral auquel il sert de point d'appui, de lien, ou plutôt la force vitale elle-même, est-elle le simple produit de l'action successive des organes et des impressions qu'ils ont transmises au centre commun? ou la combinaison systématique des organes, leur développement progressif, et leurs facultés ou fonctions, sont-ils déterminés par un principe actif dont la nature nous est inconnue, mais dont l'existence est nécessaire à l'explication raisonnable des faits?

Pour ceux qui regardent le principe vivant comme n'existant point par lui-même, et comme le résultat de l'organisation ou du jeu des organes mis en mouvement, il ne peut pas être douteux que le *moi*, ou, pour parler dans leur sens un langage plus exact, que le sentiment du *moi*, et par conséquent tout le système moral qui s'y trouve joint, ne soient détruits au moment de la mort, c'est-à-dire au moment où les organes ont véritablement cessé d'agir; et l'on ne doit pas faire difficulté d'avouer que cette opinion peut être soutenue par des raisons plausibles, et acquérir un assez haut degré de vraisemblance. Je suis loin cependant de la regarder comme aussi clairement démontrée que certains philosophes le prétendent : il m'est bien démontré, au contraire, qu'elle ne peut pas l'être, la nature du sujet s'y refusant d'une manière invincible. Je crois même qu'un examen plus attentif peut nous faire trouver dans l'opinion qu'ils rejettent un degré de probabilité supérieure; et, je le répète encore, il faut bien s'en contenter, si l'on veut prendre un parti dans ce genre de questions; car la raison humaine ne peut y parvenir à rien de plus.

J'observe d'abord que leur manière de s'exprimer n'offre pas un sens bien correct; du moins celui qu'elle offre paraît-il peu conforme aux lois de l'économie animale. Il semblerait, en effet, en adoptant leur langage, que la vie se rassemble des diverses parties du corps organisé, pour aller se concentrer dans le point de réunion de tous les nerfs, et y produire la vie totale, ou ce que d'autres appellent le principe vivant, et le sentiment du *moi,* que l'exercice de toutes les fonctions développe : tandis qu'au contraire, en observant l'action du système nerveux, et recueillant les faits relatifs à la circulation, tout porte à penser, et même, on peut le dire, tout nous montre clairement la sensibilité, la vie ou l'impulsion première, soit dans les mouvements par lesquels elle produit toutes les fonctions des organes, s'y maintient, s'y régénère, y revient de nouveau, quand son action s'y trouve interrompue; soit dans ceux qui pénètrent et rendent vivantes les cicatrices, certaines productions accidentelles, que l'état de maladie occasione, ou même des parties d'un autre corps, implantées, ou, pour ainsi dire, greffées sur celui qu'elle anime. Tout, dis-je, nous montre clairement que cette action vitale s'exerce d'abord, sous quelque point de vue qu'on la considère, du centre à la circonférence, et que son retour de la circonférence au centre est une véritable et simple réaction.

Il serait plus convenable, je crois, en suivant l'idée fondamentale de ces philosophes, de dire que la vie est une propriété particulière, spécialement et exclusivement attachée à la combinaison animale, et qui cesse de s'y manifester, aussitôt que les organes deviennent, par une cause quelconque, inhabiles à remplir leurs fonctions, ou que la combinaison, dont la durée est limitée par sa nature même, va se résoudre en ses éléments constitutifs.

Mais, quoique cette dernière énonciation, bien plus exacte, ou du moins plus spécieuse, présente une idée qui paraît appuyée sur l'observa-

5.

tion, elle est encore loin d'être véritablement conforme à tous les faits de l'économie vivante, et de faire disparaître les principales difficultés de la question.

Et d'abord, quelque hypothèse qu'on adopte sur la génération des corps vivants, dont au reste les mystères ne sont éclaircis par aucune de celles qu'ont imaginées jusqu'à ce jour les hommes les plus distingués par leur génie, il est assez difficile de concevoir que les organes de l'individu soient déja tout formés dans les matériaux sensibles, nécessaires à leur production, ou dans le premier berceau que la nature leur a préparé, pour le développement et l'essai de leur vie encore incertaine. Dans l'hypothèse de Buffon, qui fut autrefois hasardée par Hippocrate, les matériaux de l'embryon n'ont pas seulement deux sources principales, dans les deux systèmes organiques du père et de la mère; ils en ont encore une grande quantité de particulières, dans les divers organes dont le corps de chacun d'eux est composé : de sorte que l'embryon se trouve formé, si l'on peut s'exprimer ainsi, de *pièces* et de *morceaux*, réunis autour d'un centre dont l'action les dispose, et les maintient dans l'arrangement convenable à la formation et à la durée de la combinaison vivante. Et même je dois observer qu'Hippocrate animait ce centre; il y plaçait une étincelle de ce feu élémentaire, qu'il regardait comme l'ame de l'univers, comme le principe moteur, et qu'il douait d'intelligence, pour le faire présider à la direction de tous les phénomènes que doit produire le mouvement éternel.

Dans l'autre hypothèse, transportée par analogie des ovipares aux quadrupèdes mammifères et à l'homme, on ne peut guère mieux comprendre que l'embryon, dans quelque état de rapetissement qu'on le suppose, existe avec tous les organes qu'il doit avoir un jour, et qu'il nage invisible dans le fluide sans consistance et transparent, dont les prétendus œufs paraissent gonflés, jusqu'au moment où l'impression vivifiante d'un autre fluide vienne éveiller ces mêmes organes, et leur communiquer le mouvement avec la sensibilité. S'il en était ainsi, les enfants devraient toujours ressembler à leur mère, et jamais à leur père, du moins par les formes corporelles : tandis qu'en effet, dans les circonstances les plus favorables à la conception, c'est-à-dire, dans un certain état de faiblesse de la mère, c'est presque toujours du père que l'enfant porte la ressemblance; et non-seulement celle de la physionomie, des traits, de la taille, etc., mais quelquefois aussi celle de certaines parties additionnelles, ou supprimées, que les caprices de la nature nous font observer chez certains individus. Il me paraît, je l'avoue, impossible de penser que la fonction de celui qui laisse de si profondes traces de son influence sur la formation du fœtus, ait été simplement de donner l'impulsion vitale à des organes privés encore de mouvement, mais déjà tout formés. Et comment pourrait-on se figurer, contre toutes les analogies tirées des lois de l'économie animale, que ce corps, produit par l'influence de la vie maternelle, a pris un arrangement organique si bien systématisé, et se conserve, sans aucune tendance à la décomposition, quoique privé, suivant l'hypothèse, d'une véritable vitalité?

Je n'entrerai point ici dans tous les détails, pour prouver que cette idée d'un embryon formé primitivement et d'un seul jet, et nageant invisible dans les liqueurs qu'on regarde comme ayant fourni ses matériaux, présente des difficultés sans nombre : il suffit de dire que des observations directes ne laissent presque aucun doute sur la formation successive des organes; que l'un des plus importants, le cœur, se compose de deux parties, qui, d'abord isolées l'une de l'autre, se réunissent au bout de quelque temps, par l'effet d'une vive attraction; que dans le *point bondissant, in puncto saliente*, paraissaient auparavant confondus, au contraire, les deux centres des systèmes nerveux et de la circulation, qui bientôt se séparent et se distinguent l'un de l'autre; qu'enfin, c'est autour de ce point, autour des premiers linéaments du système nerveux, que les diverses parties naissent, s'arrangent et se développent pour former le nouveau corps vivant. Voilà ce qu'a fait voir l'examen le plus attentif des phénomènes de l'incubation, répété tant de fois par les plus exacts observateurs.

Quoique, dans l'homme, dans les quadrumanes qui se rapprochent le plus de lui, et dans les quadrupèdes mammifères, on ne voie point, à proprement parler, de véritable régénération de parties, comme dans plusieurs espèces inférieures de reptiles, de crustacées, etc., on peut cependant considérer comme un phénomène parfaitement analogue la formation des cicatrices, celle du cal des os dans les fractures, celle de certaines concrétions et d'excroissances accidentelles, où la nature engendre des nerfs et des vaisseaux, et qu'elle anime par l'impulsion de la force centrale vivante. Il y a même des classes entières d'animaux, chez lesquelles des parties assez importantes, telles que les cornes, se montrent assez long-temps après la naissance; dans quelques espèces on peut prévenir cette apparition d'organes tardifs, en altérant les forces vitales par la mutilation ; et dans l'homme on prévient également celle des poils du menton, des aisselles, etc., en le soumettant à ce même sacrifice d'une partie importante de sa vitalité.

Tout se réunit donc pour nous convaincre que la vie générale des animaux est concentrée dans un foyer, d'où elle rayonne, par sa force expansive, sur tous les organes, sur toutes les parties; et que la vie particulière de ces derniers, bien loin d'être la source de celle qui anime tout le système, n'en est elle-même qu'une émanation.

Si l'opinion contraire était fondée en réalité, l'affaiblissement et surtout la destruction d'un organe devrait toujours entraîner une diminution proportionnelle à la gravité de la lésion, dans la force totale de la vie, et par conséquent dans toutes les autres parties du système. Bien loin que les choses se passent ainsi, il arrive très-souvent que l'affaiblissement de certains organes produit un surcroît d'action dans tous les autres; que la destruction même de quelques-uns, qui paraissent très-importants, ne fait que déterminer dans l'influence nerveuse générale une énergie nouvelle, ou dans quelques parties, liées sympathiquement avec celles qui n'existent plus, un effort régulier et symétrique, bien qu'inaccoutumé, pour les suppléer dans leurs fonctions. Chez les personnes frappées d'hémiplégie, on observe le plus souvent, dans la moitié saine, une augmentation sensible d'action vitale, plus d'énergie de circulation, une élévation remarquable de chaleur, un redoublement d'activité des organes de la digestion et de la nutrition. Après des lésions notables, dans lesquelles les nerfs principaux se trouvent séparés du centre commun, les plus petits filets nerveux, presque inaperçus jusqu'alors, peuvent devenir capables de ranimer, par degrés, une partie demeurée insensible; et, après les opérations des anévrismes, les artérioles voisines de l'artère, où s'est fait la double ligature, acquièrent assez de calibre, et sur tout d'activité, pour rendre la vie et la chaleur à la partie située au-dessous du lieu de l'opération. Enfin, sans vouloir entrer ici dans le détail des différents effets que produisent les concentrations partielles ou générales de sensibilité, ou de mouvement, et des causes ou des circonstances qui les déterminent, observons encore que, dans les affections gangréneuses des extrémités, et dans plusieurs autres maladies mortelles, quand la vie a déja abandonné plusieurs parties importantes, elle se rassemble dans celles qui survivent, et leur imprime une énergie extraordinaire : de sorte, par exemple, que souvent, à l'approche de la mort, les idées de l'individu prennent un caractère d'élévation qu'elles n'ont jamais eu dans l'état de sa plus parfaite santé (ce qui lui donne un air d'inspiration et de prophétie); ou qu'il éprouve tout à coup le sentiment de l'appétit le plus vif, au moment même où son dernier souffle est près de s'exhaler.

La sensibilité se comporte donc à la manière d'un fluide qui part d'un réservoir commun, peut se rassembler en quantité moindre dans différents réservoirs inférieurs, et, distribué dans une foule de canaux, qui font communiquer entre eux tous ces réservoirs, afflue vers les parties les plus libres de tout cet appareil, en quelque sorte hydraulique, et s'y porte en d'autant plus grande abondance, que celles qu'il trouve inaccessibles sont plus importantes, et doivent en contenir davantage dans leur état naturel.

Toutes les considérations ci-dessus réunies nous conduisent naturellement à regarder le principe vital, ou l'ensemble systématique de toute la sensibilité dont est animé le corps vivant, non comme le résultat de l'action des parties, ou comme une propriété particulière attachée à la combinaison animale, mais comme une substance, un être réel, qui, par sa présence, imprime aux organes tous les mouvements dont se composent leurs fonctions ; qui retient liés entre eux les divers éléments employés par la nature dans leur composition régulière, et les laisse livrés à la décomposition, du moment qu'il s'en est séparé définitivement et sans retour.

Or, si le principe vital est un être particulier, et qu'il soit indécomposable, comme les autres principes élémentaires de l'organisation, il est sans doute indestructible comme eux; et, dans la supposition que ses parties élémentaires puissent se séparer l'une de l'autre, elles n'en resteront pas moins elles-mêmes inaccessibles à la destruction. Enfin, s'il est, comme on ne peut s'empêcher de le croire, une émanation du principe général, sensible, et par conséquent intelligent, qui anime l'univers, il doit, dans tous les cas, aller se réunir à cette source commune de toute vie et de tout mouvement, en se séparant du corps organisé dont sa force active entretenait les fonctions.

Puisqu'il est impossible de connaître la nature de la cause première, on ne doit pas, du moins dans la manière de voir qui me paraît offrir sur ce sujet le plus de vraisemblance, demander quelle est celle du principe vital; nous ne le connaissons également que par ses effets : et la sensibilité, cause exclusive et nécessaire de l'intelligence, est le véritable et peut-être l'unique caractère sans lequel on ne peut le concevoir.

Mais la sensibilité ne peut à son tour être conçue, sans un ou plusieurs centres où les impressions vont se réunir; et, dans l'hypothèse de plusieurs centres, sans leur coordination en groupes autour de celui qui prédomine et qui leur est commun, c'est-à-dire, en un mot, sans un *moi*, dont la conscience est plus ou moins distincte, mais qui reçoit les impressions, et d'où partent les déterminations ou les volontés, lesquelles sont plus ou moins clairement aperçues elles-mêmes, mais que la nature particulière et les combinaisons des impressions font éclore, suivant les plus invariables lois.

Ainsi, puisque le principe vital est sensible, la conscience du *moi* lui est essentielle : or ce *moi* ne peut être que celui du système organisé qu'il anime par sa présence. La persistance du principe vital, après que le système a cessé de vivre, entraîne donc celle du *moi*, qui, dans ce dernier, servait de lien à tous les résultats intellectuels et moraux ; je dis à tous ceux que la suite des impressions, des perceptions, des combinaisons et des réactions centrales, peut avoir produits pendant toute la durée de la vie, et conservés dans le souvenir et dans les habitudes de l'individu.

Tels sont les motifs qui peuvent faire pencher la croyance d'un homme raisonnable en faveur de la persistance du principe vital et du *moi*, après la cessation des mouvements vitaux dans les organes. Mais n'oublions point que nous sommes toujours ici dans le domaine des simples probabilités ; nous ne pouvons même nous empêcher de reconnaître que celles qui donnent à cette opinion plus de vraisemblance qu'à l'opinion contraire sont loin pourtant d'avoir le même degré de force que celles qui nous affirment l'intelligence de la cause première.

Quant à cet ensemble d'idées, de sentiments, d'habitudes morales que nous regardons comme identifiés avec le *moi*, et sans lesquels même peut-être nous le concevons difficilement, avons-nous des motifs plausibles de croire qu'il peut subsister encore, quand les fonctions organiques, dont il est tout entier le produit, ne s'exécutent déjà plus? A ce moment, le fil de l'analogie nous abandonne entièrement ; et les probabilités favorables à l'affirmative deviennent plus faibles encore. Aussi, parmi les hommes qui l'adoptent avec une croyance ferme, les plus sensés insistent-ils sur ces deux points : que la négative ne peut être démontrée (ce qui est incontestable), et qu'elle serait incompatible avec la justice parfaite, dont l'idée est inséparable de celle de la cause première. Car, disent-ils, les récompenses ou les punitions dues au *moi individuel*, suivant la conduite que la personne a tenue pendant la vie, ne peuvent être complètes qu'autant qu'elles s'appliquent a ce *moi*, pour ainsi dire, escorté de toutes les idées et de tous les sentiments, qui sont une partie si considérable de cette même conduite, pour laquelle il est récompensé ou puni. Cette dernière raison morale a sans doute du poids; et, dans un état d'absolue incertitude de l'esprit, elle peut faire incliner la balance. C'est tout ce qu'il est possible de dire sur cette question.

Mais, dans toutes les hypothèses possibles, la qualité de rémunérateur et vengeur qu'on attribue justement à l'ordonnateur suprême des choses, ne peut s'exercer que par des lois générales; il est absurde de le supposer, dans chaque circonstance individuelle, occupé du soin de peser chaque détail : sa sagesse l'a fait d'avance; tout est prévu, tout est calculé, tout est approprié, avec le dernier degré d'exactitude et de précision, dans les lois éternelles et générales, dont l'exécution est également rigoureuse sur chaque point. Quand il n'y aurait pas de vie à venir, leur sanction, dès celle-ci, n'en serait pas moins réelle et moins puissante : la vertu n'en aurait pas moins ses motifs solides et sa récompense assurée ; sa destinée et celle du méchant n'en seraient pas moins conformes aux lois de la justice ; l'un n'en jouirait pas moins de tous les vrais biens, l'autre n'en serait pas moins privé de tout ce qui peut donner une valeur véritable à notre existence passagère. Enfin, dans quelque situation que vous les supposiez, leur sort n'en sera pas moins tel qu'il doit être : car, au sein de l'adversité, l'homme vertueux n'a que des souvenirs consolants et des espérances heureuses ; le méchant, au faîte de la prospérité, ne peut avoir que de sinistres souvenirs et des terreurs.

Oui, sans doute, les gens de bien, suivant la belle expression que Platon met dans la bouche de Socrate, doivent *prendre confiance dans la mort* ; car elle ne peut leur apporter rien que d'heureux : mais on peut leur dire, avec non moins de raison, de *prendre confiance dans la vie* ; car, malgré les désordres toujours partiels et momentanés qui règnent dans le monde, la vie n'a de véritables douceurs que pour l'homme vertueux ; elle n'a d'amertumes insupportables que pour le méchant. Le désespoir dans le malheur est son unique partage ; et c'est à l'entrée de la route du crime que l'expérience et la réflexion nous font lire les effrayantes paroles que *Dante* a gravées sur la porte des enfers.

Quelles que soient les opinions religieuses adoptées par les hommes, et quand même ils les repousseraient toutes, ils n'en trouveront pas moins que la morale a des bases solides dans leur propre nature, c'est-à-dire dans leurs besoins, dans leurs facultés, et dans les rapports que les uns et les autres établissent nécessairement entre eux dans l'état social. Aussi faut-il bien se garder de vouloir lui en trouver d'autres, dans des croyances si diverses, si peu fixes, si problématiques, et même, il faut le dire, si contraires presque toujours aux plus simples lumières du bon sens.

Mais déduire les règles de notre conduite des lois de la nature, ou de l'ordre; appeler *vertu* ce qui est conforme à cet ordre, *vice* tout ce qui le contrarie et s'en écarte; regarder chaque être, surtout parmi ceux qui sont doués d'une intelligence plus étendue et plus parfaite, comme un agent, un serviteur de la cause première, à qui son rôle est assigné dans le monde, qui concourt avec elle à l'accomplissement du but total, vers lequel elle tend sans cesse avec une puissance invincible; enfin, comme exerçant une partie de cette puissance, et ne pouvant trouver de bonheur réel ni pendant la durée de la vie, ni même après la mort, s'il est encore alors en état de sentir, de juger, de vouloir : ce n'est pas, quelque nom qu'on puisse donner à certaines branches d'une telle philosophie, établir la morale sur une croyance religieuse; c'est la faire sortir de son unique et véritable source, de la nature des choses en général, et de la nature humaine en particulier; c'est l'agrandir et l'ennoblir par les considérations les plus capables d'élever et d'épurer le cœur de l'homme, en lui donnant une idée sublime de la dignité de son être et des belles destinées auxquelles il est appelé par l'ordonnateur suprême, dont les volontés, écrites dans les lois de l'univers, ne cessent pas un instant de se faire entendre à ses oreilles, à ses yeux, à son cœur.

Au reste, cette religion, car peut-être convient-il en effet de la nommer ainsi, fut et sera toujours la seule vraie, la seule qui donne à la fois une idée grande et juste de la cause suprême; qui élève l'esprit et satisfasse le cœur, sans égarer la raison; qui fonde sur des bases éternelles, inébranlables, les vertus particulières et publiques, le bonheur des individus et celui des nations; qui, en associant l'homme à l'ordre de l'univers, ne pose aucune borne à son existence, et lui donne, en quelque sorte, bien plus que l'immortalité, en lui montrant cette même existence, si frêle et si passagère, liée à tous les faits des temps antérieurs, et prolongeant son influence dans tout le cours des âges à venir. Elle seule offre à la vertu d'éternelles espérances, que la raison peut embrasser : les récompenses qu'elle lui réserve naissent de l'ordre même et de la marche nécessaire des choses : les châtiments du vice, sur lequel elle daigne à peine abaisser un regard de pitié, n'ont pas une autre source et ne sont pas moins inévitables; ils sont aussi terribles que les jouissances des êtres bons et vertueux sont vives et pures. Elle se contente, et avec raison, de dire des méchants : *Virtutem videant, intabescantque relictâ.*

Le sacerdoce de cette religion est exercé par tous les hommes qui recherchent les lois de la nature, et particulièrement celles de la nature morale. Son culte consiste dans le désir constant et dans l'habitude de se conformer de plus en plus à ces lois; dans le perfectionnement graduel de tous les moyens d'intelligence et d'action que chacun peut avoir reçus avec la vie; dans la culture assidue de notre propre raison, de nos propres penchants, et, quand nous le pouvons sans inconvenance et avec un fruit réel, de ceux d'autrui; dans la pratique de toutes les actions utiles aux individus, à notre patrie, au genre humain.

Ce n'est pas qu'un gouvernement puissant et

ami de l'humanité ne pût facilement, sur ce fond si simple et si riche, établir un culte propre à satisfaire au besoin des fréquentes réunions qui se fait sentir à tous les hommes, et donner à des solennités grandes dans leur objet, et raisonnables dans leurs motifs, un éclat et une pompe dont nos mesquines fêtes modernes n'ont jamais approché. Et même, dans un moment où presque toutes les religions positives ont été si profondément ébranlées dans la croyance des peuples, les unes par leur absurdité choquante, les autres par leur immoralité reconnue; à une époque où cependant tant d'hommes éclairés, même de ceux dont les intentions ne peuvent offrir rien de suspect, proclament avec une affectation remarquable l'utilité morale, ou du moins politique, des religions en général, il y a des raisons de penser qu'elle pourrait être accueillie avec faveur, celle qui, sans choquer les lumières naturelles de la raison, présenterait la plus noble et la plus sûre garantie des vertus individuelles, et de la tranquillité de l'état social.

Il est certain que les hommes qui seraient pénétrés de la sublimité d'une telle religion, et qui resteraient fidèlement attachés à sa morale, seraient en même temps les êtres les plus heureux et les plus vertueux. Semblables au sage des stoïciens, dont ils feraient revivre en effet quelques opinions théoriques, ils seraient comme eux encore, dans la pratique journalière de la vie, les meilleurs parents, les amis les plus sûrs, les plus utiles et les plus grands citoyens. Dans un état obscur, dans les fonctions les plus éminentes, sur le trône ou dans les fers, ils seraient toujours eux-mêmes : leur seule sollicitude véritable serait d'étudier et de bien connaître les devoirs de chaque situation. Les situations différentes ne seraient distinguées à leurs yeux que par la différence des devoirs qu'elles imposent ; car la dignité de la nature humaine, cultivée par la sagesse et la vertu, le caractère de ce divin génie qui vit également dans tous les hommes, et le rôle sublime qui leur est assigné dans l'univers par le suprême ordonnateur, ne leur permettraient pas d'apercevoir les autres distinctions puériles que l'orgueil et la sottise mettent tant d'empressement à faire remarquer et admirer. Mais ils ne se contenteraient pas de vivre avec une égale convenance, comme on le disait d'Aristippe, *dans la pourpre et sous les haillons;* toujours et partout ils se considéreraient particulièrement dans leurs rapports avec le genre humain ; et ils chercheraient le bonheur, non-seulement dans la soumission personnelle aux lois de la destinée, mais surtout dans l'habitude de faire aux hommes tout le bien qui serait en leur pouvoir.

En un mot, mon ami, vous reconnaîtriez véritablement en eux vos respectables stoïciens.

Ils en différeraient pourtant sur quelques points. Par exemple, ils ne regarderaient pas toutes les fautes comme également graves, tous les vices comme également odieux; ils croiraient seulement que les vices sont très-souvent bien voisins l'un de l'autre, et que l'habitude des fautes dans un genre nous conduit presque inévitablement à d'autres fautes, qui ne paraissent pas au premier coup d'œil avoir de liaison avec elles. Car, de même que les idées, les sentiments et les actes de toutes les vertus sont liés et coordonnés entre eux, de même aussi les idées, les sentiments et les actes de tous les vices s'appellent et s'entraînent mutuellement.

Il n'est pas possible encore de dire avec les stoïciens *que la douleur n'est point un mal.* La douleur n'est pas sans doute toujours nuisible dans ses effets : elle donne souvent des avertissements utiles; elle fortifie même quelquefois les organes physiques, comme elle imprime plus d'énergie et de force d'action au système moral : mais elle est si bien un mal réel par elle-même, qu'elle est contraire à l'ordre de la nature, qu'elle annonce une altération de cet ordre, et souvent son entière destruction dans les êtres organisés. Si la douleur n'était point un mal, elle ne le serait pas plus pour les autres que pour nous-mêmes : nous devrions la compter pour rien dans eux, comme dans nous. Pourquoi donc cette tendre humanité qui caractérise les plus grands des stoïciens, bien mieux peut-être que la fermeté et la constance de leurs vertus? O Caton, pourquoi te vois-je quitter ta monture, y placer ton familier malade, et poursuivre à pied, sous le soleil ardent de la Sicile, une route longue et montueuse? O Brutus, pourquoi dans les rigueurs d'une nuit glaciale, sous la toile d'une tente mal fermée, dépouilles-tu ce manteau, qui te garantit à peine du froid, pour couvrir ton esclave frissonnant de la fièvre à tes côtés? Ames sublimes et adorables! vos vertus elles-mêmes démentent ces opinions exagérées, contraires à la nature, à cet ordre éternel que vous avez toujours regardé comme la source de toutes les idées saines, comme l'oracle de l'homme sage et vertueux, comme le seul guide sûr de toutes vos actions.

Mais ce qui est incontestablement vrai, ce qui l'est sous tous les rapports et pour tous les temps, c'est la nécessité de s'armer de résignation et de constance contre la douleur; de la supporter avec patience, quelquefois de la braver avec courage ; d'apprendre à la préférer toujours non-seulement au crime, mais même à la faiblesse, son méprisable complice; de savoir, avec Socrate, ignorer si la mort est un mal ou un bien, mais d'être bien sûr, comme lui, que le plus grand des maux est d'abandonner la route de la vertu, et de laisser affaiblir en nous les divines inspirations de la conscience, dirigée par les lumières de la raison.

Telles étaient les pensées, tels étaient les préceptes usuels de ces généreux stoïciens, qui seuls ont, par un grand exemple, fait voir à quel degré de perfection peut s'élever la nature humaine. Mais je n'entrerai point dans l'exposition détaillée des effets moraux qu'a produits autrefois, et que produirait encore dans nos temps modernes, cette imposante religion de la nature et de la vertu : j'ai voulu seulement en examiner avec vous quelques idées fondamentales, et voir s'il ne résulterait pas de cet examen des conclusions aussi favorables à leur justesse qu'à leur sublimité. C'est à vous, mon ami, qu'il appartient de nous offrir les images des grandes ames formées par ces maximes, de retracer dignement des souvenirs si touchants et si majestueux. Sans doute il est toujours utile de proposer aux hommes de semblables modèles; mais aux époques des révolutions politiques, le bon sens et la vertu n'ont de garantie que dans la constance des principes, dans l'inébranlable fermeté des habitudes. Le débordement de toutes les folies, de toutes les fureurs, les excès de tous genres, inséparables de ces grands bouleversements, troublent les têtes faibles, leur rendent problématique ce qu'elles ont regardé comme le plus certain : les exemples corrupteurs, les succès momentanés du crime, les malheurs, les persécutions qui s'attachent si souvent aux gens de bien, ébranlent la morale des ames flottantes; le ressort des plus énergiques s'affaiblit lui-même quelquefois; et toutes celles qui ne sont affermies dans la pratique des actions honnêtes que par le respect de l'opinion publique, voyant cette opinion, toujours équitable à la longue dans les temps calmes, alors incertaine, égarée et souvent criminelle dans ses jugements, s'habituent à mépriser une voix qui leur tenait lieu de conscience; et si elles ne finissent bientôt par traiter de vaines illusions les devoirs les plus sacrés, il ne leur reste plus du moins assez de courage pour les faire triompher, dans le secret de leurs pensées, des impressions de terreur dont elles sont environnées de toutes parts.

Poursuivez donc, mon ami, cet utile et noble travail; si la plus grande partie des temps historiques vers lesquels il vous ramène doivent remettre sous vos yeux les plus horribles et les plus hideux tableaux, vous y trouverez aussi celui des plus admirables et des plus touchantes vertus : leur aspect reposera votre cœur, révolté et fatigué de tant de scènes d'horreur et de bassesse. Jouissez, en le retraçant avec complaisance, des encouragements qu'il peut donner à tous les hommes en qui vit quelque étincelle du feu sacré, surtout à cette bonne jeunesse, qui entre toujours dans la carrière de la vie avec tous les sentiments élevés et généreux ; et ne craignez pas d'embrasser une ombre vaine, en jouissant d'avance encore de la reconnaissance des vrais amis de l'humanité.

DISCOURS

D'OUVERTURE

DU

COURS SUR HIPPOCRATE.

DISCOURS

D'OUVERTURE

DU

COURS SUR HIPPOCRATE.

Citoyens,

C'est avec une extrême défiance que je prends la parole dans cette enceinte. Si je ne consultais que mes forces, si je n'écoutais que les intérêts de mon amour-propre, certainement j'éviterais de paraître à côté des célèbres professeurs dont vous entendez chaque jour les leçons. Mais, désigné deux fois par eux-mêmes pour concourir à leurs travaux, j'ai cru que leur choix réitéré m'imposait le devoir de faire taire mes répugnances; j'ai pensé que je devais répondre à leurs vues, ou du moins essayer si je n'étais pas tout-à-fait incapable de les remplir.

Dans l'état où se trouve actuellement la médecine, tout annonce qu'elle touche à une grande révolution. Les améliorations rapides que viennent d'éprouver les doctrines générales, dans plusieurs branches des sciences physiques, par le perfectionnement de l'art expérimental, et par l'application plus rigoureuse des méthodes de raisonnement, nous indiquent ce qui doit et ce qui va se faire dans l'art de guérir. Une aussi grande réforme exige le concours de tous les efforts, et les mains les plus faibles peuvent y contribuer. Tel est sans doute le motif secret de l'indulgence qui m'appelle au milieu de vous; tel est du moins celui qui me détermine à ne pas m'y refuser.

Je ne vous dissimulerai pas d'ailleurs, citoyens, que l'espoir, ou plutôt le désir de vous aider dans vos travaux, d'aplanir peut-être pour vous les difficultés de quelques-unes de vos études, touche vivement mon cœur. Les progrès ultérieurs de notre art reposent principalement sur la génération qui s'élève. Destinée à vivre sous une constitution qui respecte et consacre tous les droits des hommes, elle va se trouver entourée des circonstances les plus propres à développer tous les genres de talents; et le bonheur d'être né à l'époque où l'esprit humain vient non-seulement de briser toutes ses chaînes, mais de se tracer des routes sûres dans la recherche de la vérité, promet à cette génération, vraiment favorisée par le sort, un avenir dont on n'avait point encore osé concevoir l'espérance. Cette destination, sans doute, n'est pas moins douce et touchante que grande et belle. Si les succès de l'art consolateur qui guérit ou soulage les maux sont les triomphes de la sagacité, du jugement et du savoir, ils sont également, ils sont encore plus peut-être ceux de la sensibilité, de la bienfaisance, de la vertu; cette destination, citoyens, c'est la vôtre : vous la remplirez dignement. L'expérience de la vie vous apprendra que les jouissances les plus étendues, les plus durables, sont attachées à la combinaison des idées importantes, à la découverte des vérités utiles : vous saurez surtout, vous sentirez tous les jours davantage que le bonheur tient à l'accomplissement des devoirs qu'on s'est imposés; que la meilleure manière de travailler pour soi-même est de travailler pour ses semblables; qu'en un mot, l'art de prospérer n'est que celui d'être vertueux et bon.

Citoyens, la science et la patrie ont également les yeux sur vous; encore une fois, vous remplirez leur attente. Déja l'on distingue parmi vous des sujets d'une haute espérance, des talents dont l'opinion publique observe les premières lueurs avec un grand intérêt. Heureux les maîtres qui, contribuant à développer et à perfectionner en vous les riches dons de la nature, s'associent ainsi d'avance à votre gloire! Plus heureux encore ceux qui, par leurs leçons et leurs exemples, cultivent dans vos ames le sentiment et l'amour de nos sévères devoirs, et qui se préparent pour leur vieillesse le consolant spectacle des succès qui vous attendent dans votre dévouement au service de l'humanité !

Le cours de perfectionnement de la clinique a pour objet d'exposer à vos yeux les tableaux des cas les plus rares; de familiariser votre esprit avec les circonstances extraordinaires qui se présentent dans le cours de la pratique; de tracer des règles propres à vous guider sur les observations analogues, quand les observations identiques viendront à vous manquer; de vous faire sentir ces rapports généraux qui lient ou rapprochent les maladies les plus diverses en apparence, ces motifs communs qui font rentrer dans le même esprit et découler des mêmes vues les traitements qu'au premier coup d'œil on peut croire les plus opposés; enfin, de simplifier les dogmes fondamentaux qui se rapportent également à tous les cas, et qui peuvent servir de lien à toutes les observations de détail. Mais ce cours a pour objet encore de ramener à des méthodes sûres l'étude et la pratique de l'art de guérir; de montrer par quelle route on y peut acquérir des connaissances également étendues et sûres, et quels sont les moyens que le perfectionnement de la philosophie rationnelle nous fournit, pour donner à ces connaissances une empreinte plus ferme dans la mémoire, pour indiquer l'ordre dans lequel les objets doivent être observés, la manière dont les expériences doivent être faites, et les résultats des observations réduites en principes. En un mot, ce cours doit tracer l'art d'étudier, d'observer, d'expérimenter, de raisonner, dans la science dont les objets sont le plus variés et le plus mobiles; où il est si difficile de savoir tout ce qui est nécessaire, et si facile de mal voir et de juger de travers; où les faux jugements ne sont pas seulement des erreurs, mais deviennent souvent de grandes calamités.

Il suffit d'indiquer ces deux points de vue, pour faire sentir qu'ils entrent essentiellement dans l'esprit, et qu'ils forment en effet le double but du cours de perfectionnement de la clinique. Je crois superflu de m'arrêter au détail des preuves sur ce point; et les savantes leçons du citoyen

Dubois vous l'ont prouvé par les exemples, bien mieux que je ne pourrais le faire par le raisonnement.

Mais, citoyens, cet habile professeur n'a pu, ni dû jusqu'à présent porter ses vues que sur la partie opératoire de l'art de guérir; partie infiniment étendue, sans doute, infiniment importante, et dont le perfectionnement n'exige pas moins que celui de la pratique interne l'application la plus judicieuse des méthodes de raisonnement, et des vues les plus générales touchant l'économie vivante; mais qui laisse de côté une grande classe de maladies, dont il est d'autant plus essentiel d'étudier avec soin le génie, que leurs causes sont plus incertaines, leurs phénomènes plus fugitifs et plus obscurs, et dont chaque genre, chaque espèce, chaque variété, peut fournir ou des matériaux essentiels, ou d'utiles commentaires aux dogmes universels et fondamentaux de l'art. C'est ce vide que l'école a voulu remplir, en appelant un médecin à cette chaire; et j'ai dû tâcher d'entrer dans ses intentions.

Mais le plan d'un cours où toutes les parties de la pratique seraient exposées systématiquement, où les vérités fondamentales seraient enchaînées dans leur ordre le plus naturel, et naîtraient les unes des autres, ne peut être le fruit que de beaucoup de travaux et de méditations. Peut-être même n'est-il pas temps encore de le tracer. Il s'en faut de beaucoup que la collection des faits soit complète; il s'en faut qu'on puisse adopter avec confiance tous ceux qui se trouvent dans les auteurs même les plus accrédités. Plusieurs opinions assez généralement reçues sont encore susceptibles de discussion, et les différents degrés de vraisemblance de celles qu'on est obligé de conserver, faute de mieux, n'ont pas été déterminés avec assez d'exactitude. Le triage des faits certains, des faits douteux, des faits faux, celui des vérités évidentes, des conjectures, des erreurs, n'a pas été fait encore; et ce serait une haute témérité dans un homme que de vouloir l'entreprendre seul. L'idée de présenter véritablement et dans toute la force du terme les *éléments* de l'art de guérir serait, à ce que je crois, aussi prématurée que gigantesque. Nous avons un nombre infini d'observations à revoir, un nombre encore plus considérable d'expériences à tenter; et si nous pouvons, dès ce moment, lier en systèmes partiels celles qui se rapportent à certains fragments de l'art, il est évidemment impossible encore de bâtir un système général qui les distribue, les organise et les embrasse toutes.

Ainsi, je n'ai point eu besoin de me consulter

beaucoup pour écarter un dessein si fort au-dessus de mes forces, et qui même, je l'avoue, ne me paraît pouvoir tenter que des esprits peu réfléchis. J'ai pensé que l'utilité de ce cours serait d'autant plus réelle que le cadre en serait moins ambitieux. En conséquence, je me suis proposé tout simplement de revoir avec vous quelques-uns des ouvrages d'Hippocrate. Vous savez que sa doctrine renferme ce qu'il y a de plus précieux, de plus général et de plus sûr touchant la pratique. Il n'a pas tout vu dans le détail; mais il y a peu de grands tableaux qui lui aient échappé : il n'a pas indiqué tous les moyens de curation, relativement auxquels les modernes sont beaucoup plus riches que les anciens; mais il en a saisi les motifs généraux, mais il a connu les indications essentielles, et il savait l'art de produire presque tous les grands effets, ceux du moins qui n'exigent pas l'application des spécifiques découverts dans les temps postérieurs. Vous sentez qu'il est également facile de rapporter à ces dogmes ce qui, dans l'état actuel de la science, les confirme, ce qui les développe, ce qui les combat ou les modifie. C'est un texte dont toutes les découvertes des modernes peuvent être rapprochées, sans lui rien enlever de son caractère primitif de grandeur; sans paraître faites le plus souvent, si j'ose le dire, que pour lui servir de corollaires et de commentaires. Et, quant à moi, je le sens trop, en me bornant à être l'interprète de ce génie créateur, je m'impose encore une tâche qu'il ne me sera pas facile de remplir convenablement.

Mais il est des motifs d'une tout autre importance qui doivent nous ramener à l'étude des anciens, qui seraient même capables, s'ils étaient pesés avec attention, de déterminer toutes les écoles de l'art de guérir à faire enseigner dans leur sein la médecine hippocratique. Pour me faire bien entendre, je suis obligé d'entrer dans quelques détails.

Les plus grands succès de l'esprit humain tiennent moins à l'emploi direct de ses forces naturelles, qu'à l'heureuse application des instruments qu'il sait se créer. Les forces de l'intelligence, livrées à elles-mêmes, sont bornées comme celles des bras : mais si les bras, à l'aide des leviers, et en se soumettant les forces mécaniques et même certaines forces vivantes de la nature, parviennent à mouvoir les plus grandes masses, l'esprit, de son côté, peut, au moyen des méthodes qu'il invente, exécuter des travaux dont les résultats le frappent lui-même d'étonnement et d'admiration. C'est de l'excellence et du bon emploi de ces instruments artificiels que dépendent les progrès des sciences et des arts.

Mais les arts et les sciences n'ont pas mis d'abord en usage les mêmes méthodes. Quoique l'esprit humain ait une manière générale de procéder, qui peut s'appliquer également à tous les objets de ses recherches, il suit, selon les circonstances, des pratiques qui paraissent et qui sont en effet assez diverses à plusieurs égards. D'ailleurs, les règles de cette méthode universelle, qui répand une lumière égale sur tous les genres et sur tous les sujets, n'ont été trouvées que dans ces derniers temps. On n'a pas fait voir, par un nombre suffisant d'exemples, comment il est possible, comment il convient de la transporter d'un genre à l'autre; l'on n'a pas surtout déterminé la nature et les limites des modifications qu'elle peut exiger dans certains cas; et peut-être est-elle encore elle-même susceptible de plusieurs importantes améliorations.

C'est à raison du caractère des objets dont elles s'occupent, que les sciences ont pris naturellement différentes routes; et ces routes se sont trouvées plus ou moins voisines de celle de l'entière certitude, de la pleine conviction. Les objets fixes, bien déterminés, et qu'on représente par des signes qui ne peuvent avoir rien d'incertain, de variable, de vague, ont dû se trouver, pour ainsi dire, d'eux-mêmes ordonnés en système régulier. La connaissance de leurs rapports a dû faire des progrès rapides; du moins les sciences qui les considèrent ne font-elles que des pas sûrs : il est de leur nature d'aller toujours en avant, et de ne jamais rétrograder. Telles sont celles qui traitent des quantités et des grandeurs. Comme tout y est convenu, et comme les termes ou les signes dont on se sert ont exactement la même signification pour tout le monde, les démonstrations y sont rigoureuses, et les vérités s'y lient dans un ordre qui ne peut avoir rien d'arbitraire. Ainsi donc ces sciences s'enrichissent et se perfectionnent de plus en plus avec le temps : les derniers bons livres élémentaires qu'elles produisent les contiennent en quelque sorte tout entières, et l'on peut se dispenser, en les étudiant, de remonter aux écrivains des anciennes époques, à moins qu'on ne soit curieux de connaître les premières méthodes employées, et l'ordre dans lequel les découvertes se sont présentées aux inventeurs.

Toutes les parties des sciences physiques qu'on a pu fonder sur celles des grandeurs ou des quantités ont eu nécessairement le même sort; et, à mesure que les autres ont été soumises à des méthodes plus rigoureuses, à mesure qu'on les a véritablement élémentées, c'est-à-dire, qu'on a pu ranger les vérités qu'elles possèdent dans cet ordre naturel qui les fait naître les unes des autres, ces sciences ont partagé de plus en plus les avantages inappréciables des premières. C'est ainsi que l'esprit philosophique a commencé ce grand ouvrage, par lequel il doit ramener successivement toutes les branches des connaissances humaines à des méthodes également sûres, et conséquemment les rendre toutes un jour également exactes.

Mais cette tâche de l'esprit philosophique sera longue; car d'autres parties de ses travaux, et malheureusement c'est le plus grand nombre, portent sur des objets mobiles et changeants, sur des objets qui ne sont presque jamais bien circonscrits, que chaque homme considère sous des points de vue ou dans des rapports très-différents, tandis que les signes, ou les mots dont on se sert pour les soumettre au raisonnement, dépourvus de précision, ne présentent que des images incertaines, ou des sens indéterminés. Tant que les choses restent dans cet état, il est aisé de sentir que la vérité ne peut faire que peu de progrès; que ceux qu'elle fait dépendent du talent particulier de quelques individus favorisés de la nature, et non d'un esprit général imprimé à la science; que les découvertes utiles y restent éparses, et ne peuvent s'enchaîner en un corps complet de doctrine. On doit bien se garder alors de s'en rapporter aux écrivains systématiques, même les plus célèbres ; il faut remonter aux véritables sources, aux hommes de talent, aux esprits inventeurs. Le talent n'est qu'une manière plus abrégée de voir juste, de saisir rapidement, dans chaque genre, les rapports fins qui échappent au vulgaire, qui même ne sauraient être saisis par les méthodes mécaniques de raisonnement. Mais le talent a sans doute aussi ses procédés particuliers : quoiqu'il soit de sa nature de faire disparaître tout vestige de règle, sa marche n'en est pas moins régulière et constante; et cette considération, bien réfléchie, peut nous aider à découvrir les lois qu'il suit même à son insu, peut nous ramener sur sa route, et nous montrer les moyens de suivre ses pas et de marcher à ses côtés.

Mais si la science dont on s'occupe repose principalement sur l'observation, c'est alors surtout qu'il sera tout-à-fait indispensable de recourir aux écrivains qui ont vu par eux-mêmes, et qui ont vu d'une manière profonde et juste, aux grands observateurs. Rien sans doute ne dispense d'étudier de ses propres yeux les objets dont la connaissance tient à des impressions particulières, que leur présence et leurs phénomènes extérieurs peuvent seuls produire. Quand on veut avoir l'idée nette de l'odeur d'une fleur, il faut la sentir; du goût d'un fruit, il faut le goûter. Pour reconnaître la physionomie d'une maladie, l'état du pouls qui l'annonce, la disposition du sang qui l'accompagne, le caractère des évacuations qu'elle détermine, il faut considérer tous ces objets; il faut y revenir à plusieurs fois. L'expérience d'autrui ne nous sert qu'autant que nous en avons déja nous-mêmes, et les tableaux qui se trouvent dans les écrivains n'ont quelque sens pour nous, qu'autant que nous les avons vus dans la nature même. Tout cela est très-vrai; cependant le projet le plus déraisonnable serait de se placer sans guide au milieu de cette vaste mer de la science. Nous n'avons pas seulement besoin d'apprendre à réfléchir sur ce que nous avons senti, à bien saisir les rapports de ce que nous avons vu; nous avons aussi besoin d'apprendre à sentir et à voir. Il n'est pas indifférent que nous commencions l'étude d'une science par tel ou tel objet; que nous commencions celle d'un objet par telle ou telle face; que nous passions légèrement, ou que nous pesions avec lenteur sur telles ou telles particularités. Or, cet art, l'art d'observer, n'a pas encore de règles théoriques fixes : il existe uniquement dans les exemples pratiques que nous en offrent les ouvrages de quelques génies heureux qui l'ont deviné; il s'apprend dans le commerce assidu de ces grands modèles, et l'esprit y contracte ces habitudes de justesse, de bon sens, de sagacité, de naturel, qui caractérisent particulièrement les anciens, et quelques modernes formés par leur lecture.

Car, citoyens, nous ne devons pas refuser d'en convenir, les anciens sont nos maîtres dans ce genre. Les modernes ont trouvé plusieurs belles méthodes qui simplifient les travaux, et suppléent à la faiblesse de l'intelligence; ils ont créé l'art d'interroger la nature, en changeant les circonstances d'après lesquelles ses opérations s'exécutent dans l'état le plus régulier. Cet art avait été jadis indiqué par Démocrite; mais, soit que les anciens n'en eussent pas senti l'importance, soit que leurs préjugés le leur aient fait regarder le plus souvent comme une espèce de sacrilége ou de profanation, on n'en trouve chez eux presque aucun vestige. Ainsi donc, la gloire en appartient uniquement aux modernes; et dans l'état de perfection auquel l'ont porté les Lavoisier, les Priestley, les Fontana, les Spallanzani, les Ingenhouse, les Berthollet, etc., il promet à la science des progrès aussi rapides qu'indéfinis. Or, cette gloire est assurément bien grande et bien pure; mais pour le talent de l'observation, nous ne pouvons pas, je le répète, lutter avec les anciens : trop souvent les modernes voient avec nos hypothèses, ou se perdent dans des détails insignifiants; ils considèrent les choses sous des points de vue factices et frivoles, ou pèsent sur des minuties; du moins ne trouve-t-on que rarement dans leurs tableaux cette vérité qui vous saisit et vous met tout de suite en scène, ce tact si juste qui sait toujours choisir les traits principaux et caractéristiques, qui fixe sur eux votre attention, en écartant tout ce qui pourrait l'affaiblir ou la distraire : qualités précieuses que les anciens ont, au contraire, presque toujours, même dans leurs ouvrages les plus négligés. Peut-être cela tient-il beaucoup à ce que la multiplicité de nos lectures nous laisse trop peu de temps pour observer, à ce que nous acquérons nos connaissances dans les livres plutôt que dans la nature. Mais il faut encore l'attribuer à une autre cause dont je parlerai ci-après, à ces relations prématurées que nous avons essayé plus d'une fois d'établir entre les diverses parties des sciences, et qui n'ont pas seulement fourni de faux résultats sur les objets, mais dénaturé les impressions que ces objets eux-mêmes doivent produire.

Il est donc, j'ose le dire, nécessaire, pour s'habituer à sentir et peindre juste la nature, de revenir à l'étude des anciens. Rien surtout n'est plus indispensable en médecine; car s'il est une science

dont les dogmes doivent se fonder principalement
sur l'observation, c'est la médecine, sans doute.
Or, l'on peut assurer que les Pythagore, les Aristote, les Épicure, les Théophraste, n'ont pas eu
plus de ce génie dont les anciens nous paraissent
offrir les véritables modèles, qu'Hippocrate, Arétée et quelques autres en ont déployé dans les
ouvrages qui nous restent d'eux.

Quand je parle ici des anciens, vous devez vous
apercevoir que j'entends surtout les Grecs. En effet, quoique les Latins se soient distingués dans
plusieurs genres de littérature, quoique même ils
aient conservé beaucoup du caractère de leurs
maîtres et de leurs modèles, ils méritent à peine
d'être comptés dans les sciences et dans les arts.
L'Histoire naturelle de Pline, où l'on trouve de la
grandeur dans les vues et de la magnificence dans
le style, ne fait pas elle-même exception : c'est un
recueil sans choix et sans critique, qui semble
n'être, sous le rapport de la science, que l'ouvrage
de la patience et d'un labeur opiniâtre. Il ne reste
pas un seul grand monument de ces anciennes
époques exécuté par des artistes romains, pas une
statue, pas un édifice, pas le souvenir d'un seul
tableau distingué. Les peintres, les sculpteurs, les
architectes, venaient à Rome de la Grèce; et quand
Jules César voulut réformer le calendrier, il fut

obligé d'appeler des géomètres et des astronomes d'Alexandrie : il n'y avait dans la capitale du monde personne qui connût tant soit peu l'état du ciel, qui fût capable des plus simples calculs. Et, pour ce qui regarde notre art, vous savez que les médecins les plus célèbres de Rome étaient des Grecs : Asclépiade, Thémison, Thessalus, Moschion, vinrent successivement des diverses parties de la Grèce chercher fortune dans une ville qui réunissait alors, non-seulement tous les trésors de l'univers, mais aussi la plupart des grands moyens d'instruction, que les généraux de la république avaient enlevés aux vaincus, avec leurs lois et leur liberté. Le célèbre Galien, digne sans doute d'occuper une des premières places parmi les créateurs de la médecine, Galien, qui eut l'avantage de veiller à la conservation du vertueux Marc-Aurèle, était né dans l'Asie Mineure; il avait été élevé dans les écoles grecques. Et si l'on voulait citer Celse, comme une preuve que les Latins ont aussi cultivé l'art de guérir avec succès, qu'ils en ont perfectionné la pratique, et surtout exposé les dogmes avec beaucoup de savoir, d'ordre et d'élégance, nous répondrions que Celse mérite véritablement toute sa gloire, mais qu'il est le seul médecin romain dont le nom puisse être compté; que d'ailleurs il n'a fait le plus souvent que copier Hippocrate : et, dans les faits qu'il rapporte ou dans les traitements qu'il propose, il a si peu le caractère original et inventeur, que quelques modernes ont mis en question s'il avait jamais pratiqué lui-même, et s'il était autre chose qu'un rédacteur ingénieux, méthodique, et un excellent écrivain.

Ainsi donc, pour revenir à notre proposition, c'est surtout chez les Grecs qu'on retrouve au degré le plus éminent, et dans tous les genres, cette contemplation assidue et cette fidèle reproduction des procédés de la nature. Savants, philosophes, poètes, orateurs, artistes, tous présentent à cet égard un caractère commun, qu'il ne faut pas beaucoup d'attention pour reconnaître; et quand on veut étudier l'art de démêler et de saisir ce qui tient essentiellement aux formes générales ou à la marche constante des choses, de retracer chaque objet dans un dessin et avec des couleurs d'une égale vérité pour tous les pays et pour tous les siècles, de réveiller une grande quantité d'impressions accessoires, par la manière de choisir et d'associer les impressions principales, c'est les génies de cette heureuse et grande époque qu'il faut consulter, qu'il faut méditer, dont il faut commencer par imiter la manière, pour pouvoir se placer à côté d'eux, et parvenir à les surpasser quelquefois.

En lisant Hippocrate, on s'aperçoit bientôt que les écrits qui portent son nom ne sont pas tous sortis de la même main : la charlatanerie des disciples de son école et l'avidité des copistes lui ont fait attribuer beaucoup de choses tout-à-fait ridicules; il y a même des interpolations manifestes dans ses meilleures productions, et si on le jugeait sur cet ensemble incohérent, sans distinguer, au moyen d'une saine critique, ce qui est de lui de ce qui n'en est pas, on se ferait des idées fort contradictoires de son caractère d'esprit et du mérite de ses travaux. Mais les ouvrages qui portent véritablement son empreinte se font remarquer par tous les grands traits du génie : vous y reconnaissez à l'instant un homme qui voit de haut et de loin, et qui cependant voit avec finesse, qui considère toujours les objets en grand, et qui ne néglige jamais aucun détail essentiel : un écrivain plein de bon sens, de précision, de force, de simplicité, de couleur; qui conçoit avec une raison sévère, exécute avec une imagination forte, embellit avec les teintes douces et naïves d'une ame sensible autant que droite. C'est particulièrement dans les descriptions des maladies qu'il excelle : il n'a jamais troublé la nature par les tiraillements d'un traitement tumultueux; il n'a jamais été détourné par de vaines hypothèses de voir ce qui était, ou conduit à voir ce qui n'était pas. Son unique but est de contempler et de peindre : aussi ses tableaux vous transportent-ils véritablement au lit des malades; et c'est peut-être les seuls qu'on reconnaisse au premier coup d'œil, lorsque de la lecture on passe à l'observation.

Mais Hippocrate n'a pas été seulement un grand observateur, un grand peintre; il n'a pas seulement rassemblé les faits les plus instructifs, et caractérisé leurs circonstances les plus remarquables par des traits ineffaçables et frappants : il a su, de plus, en tirer de grands résultats, c'est-à-dire apercevoir et fixer les rapports généraux de tous ces faits épars, rapports qui doivent tout à la fois être évidents à la simple exposition, et féconds en applications utiles dans le détail de la pratique; rapports que chacun s'étonne de n'avoir pas trouvés soi-même, mais qui cependant paraissent cachés comme à dessein par la nature dans la multiplicité, dans la variété, dans la confusion des phénomènes. Cette opération, lorsqu'elle s'applique à un grand ensemble d'objets, constitue ce qu'il y a de plus éminent dans chaque partie de la science; et l'art de l'exécuter d'une manière également facile et sûre est l'apanage exclusif, ou forme le caractère des esprits supérieurs; c'est proprement le génie lui-même de l'invention. Or, citoyens, vous n'aurez pas de peine à reconnaître qu'il anime tous les écrits d'Hippocrate, qu'il s'y trouve peut-être dans le dernier degré de perfection dont il est susceptible. Il s'y trouve, dis-je, d'abord implicitement : car toutes ses règles peuvent se tirer du rapprochement des parties descriptives et des parties dogmatiques dont ils sont composés; ces règles peuvent résulter, par exemple, de la comparaison des épidémies avec les vues générales qui les accompagnent, et, mieux encore, avec les livres des aphorismes, des pronostics, etc., à l'égard desquels les observations particulières, répandues dans tous les autres, doivent être considérées comme des espèces de pièces justificatives. J'ose dire que cette considération suffirait seule pour faire voir qu'Hippocrate a connu tout l'artifice des procédés de l'esprit, que les méthodes les plus sûres de raisonnement lui étaient familières, qu'il savait en faire l'application aux objets les plus vastes et les plus compliqués : mais il nous a laissé lui-même la preuve que cette connaissance n'était pas chez lui simplement un heureux instinct, une inspiration secrète du génie. La manière dont nos idées se forment, les causes les plus ordinaires de nos erreurs, les moyens que nous avons de nous en garantir, la marche générale qu'il faut suivre pour découvrir les vérités et les rendre fécondes, tous ces points, dis-je, qui forment la base de la philosophie rationnelle, sont exposés dans divers endroits de ses écrits avec beaucoup d'évidence et de précision. Lorsqu'il combat les dogmes de l'école de Cnide, il montre pourquoi, tantôt en déduisant leurs règles d'un nombre insuffisant de faits, tantôt en laissant les faits épars et sans lien commun, les maîtres de cette école n'avaient dû jamais arriver à des résultats solides, étendus, utiles à la pratique, dignes en un mot de l'importance de l'art. Dans les παραγγελίαι, il attribue bien plus distinctement encore qu'Aristote la production de nos idées à la perception et à la combinaison des impressions reçues par les sens; et, tandis que le philosophe se contente d'énoncer un axiome dont sûrement il était loin de pouvoir donner l'explication systématique, le médecin entre dans les détails; il fait une histoire, il trace un tableau. La méthode générale des sciences se trouve donc explicitement chez ce dernier : ce n'est pas assez d'en avoir appliqué savamment les règles, il les expose, en les rapprochant des sources dont elles découlent, en les comparant, soit avec nos facultés, soit avec nos besoins.

Sans doute, citoyens, tous les motifs dont je viens de rendre compte sont plus que suffisants pour faire sentir l'utilité réelle qu'on peut retirer de l'étude des anciens en général, et de celle d'Hippocrate en particulier. Mais il en est un autre qui démontre plus évidemment encore, s'il est possible, la nécessité de revenir à cette étude.

Par le sentiment même de sa faiblesse, l'esprit humain est porté à lier entre elles toutes ses connaissances, à les rapporter les unes aux autres : sans cela, la mémoire n'aurait, pour ainsi dire, aucun point d'appui, et les idées ne se seconderaient point mutuellement. Il y a donc de grands avantages à cette disposition ; mais elle entraîne aussi plusieurs notables inconvénients. Lorsque les anciens commencèrent à mettre en ordre les matériaux des sciences naissantes, ils ne tardèrent pas à s'apercevoir qu'elles sont toutes unies par des relations dont chaque découverte fait sentir de mieux en mieux l'importance et l'étendue. Ce sont des écrivains d'une époque assez reculée qui les premiers ont établi que toutes les sciences et tous les arts ne forment qu'un ensemble, et, pris séparément, ne sont que des parties d'un même édifice. Cette vérité paraît les avoir frappés d'étonnement et d'admiration : cependant rien n'est plus simple ; car toutes les branches de l'industrie humaine étant relatives à l'homme, ont une analogie nécessaire avec ses facultés et ses besoins ; il les acquiert par les mêmes instruments, il les applique à des usages analogues, ou plutôt, en dernier résultat, à *un seul*, l'augmentation des jouissances ou la satisfaction du besoin général de sentir et d'être. Les anciens avaient donc remarqué ces relations de toutes les parties de nos travaux, et ils avaient cru pouvoir s'en servir utilement, pour transporter les idées de chaque art ou de chaque science dans la science ou dans l'art avec lequel ses correspondances paraissaient le plus intimes et le plus multipliées. Cependant ils commirent à cet égard quelques erreurs, qui depuis ont continué de pousser l'esprit humain dans de très-fausses routes ; car les modernes, dont le génie entreprenant a du reste, sous ce rapport, obtenu quelques heureux succès, ont porté bien plus loin encore l'abus d'une pratique si difficile à retenir dans de justes bornes ; et c'est surtout dans la médecine qu'elle a produit des effets bien pernicieux.

Hippocrate a relevé, avec autant de sagacité que de sagesse, l'emploi vicieux qu'on avait fait dans notre art des connaissances philosophiques, ou plutôt de la mauvaise physique de son temps ; car, en rejetant de la médecine des idées qui ne s'y rapportent pas, il prétendait avec raison y transporter la véritable philosophie. Parmi les modernes, Bacon est le premier qui ait senti bien distinctement cette nécessité de tirer les dogmes médicaux de la seule considération du corps vivant, et d'en écarter ce qui ne tient qu'à des sciences étrangères; il en fait une régle fondamentale, sans laquelle il regarde comme impossible que la pratique fasse de véritables progrès, et comme bien difficile qu'elle ne donne pas dans tous les écarts des systèmes dominants. Au commencement du siècle, Baglivi, justement célèbre par son savoir et par son éloquence, a rappelé fréquemment dans ses leçons et dans ses écrits cette grande maxime; et, quoiqu'il ne lui soit pas toujours lui-même resté fidèle, il paraît en avoir senti toute l'importance. Staahl, surtout, et Vanhelmont ont voulu, sous des noms peut-être mal choisis, rendre à la *nature vitale*, à l'*impetum faciens* d'Hippocrate, son empire usurpé. Enfin, de célèbres professeurs de Montpellier ont développé ces mêmes principes avec plus de soin encore, dans divers ouvrages originaux et profonds, destinés à combattre les hypothèses les plus accréditées. En effet, les désordres funestes où l'application des doctrines hydrauliques, mécaniques, chimiques, ont successivement entraîné l'art de guérir, méritaient bien qu'on s'élevât avec force contre cet abus; qu'on s'efforçât de resserrer plus particulièrement la pratique dans ses limites naturelles, de la ramener aux seules sources où elle puisse venir puiser avec confiance, à la comparaison de la maladie et de la santé, à l'observation des phénomènes qui caractérisent chaque maladie, à l'étude des effets produits par chaque traitement. Mais, malgré les efforts de plusieurs hommes de génie, le mal n'est pas entièrement réparé. La disposition qui peut le faire renaître subsiste toujours : de nouvelles fausses theories, dépendantes du même genre d'erreur, nous menacent encore; et, quoique les progrès de la chimie commencent à faire espérer qu'il sera possible d'introduire quelques-unes de ses vues dans la physiologie, peut-être même dans la pratique, nous devons être fort en garde contre les raisonnements les plus spécieux dont on peut les appuyer; enfin, cette introduction ne doit se faire que par le génie de l'observation.

Toutes sortes de motifs vous invitent donc, citoyens, à vous pénétrer, à vous nourrir de l'étude des anciens, ces profonds, ces fidèles observateurs, dont les écrits conservent partout l'empreinte forte et naïve de la nature; et, pour vous rendre, du moins autant qu'il est en moi, cette étude plus facile et plus profitable, je me propose de parcourir avec vous quelques morceaux choisis de celui d'entre eux que tous les siècles ont unanimement regardé comme le créateur, ou plutôt comme le génie de la médecine. Des généralités sur Hippocrate et sur ses ouvrages formeront, en quelque sorte, les prolégomènes de ces leçons. Nous expliquerons ensuite les *aphorismes* et les *pronostics*; et, si le temps nous le permet, nous entamerons les *épidémies*; toutes les vérités utiles, toutes les vues de pratique pouvant, comme nous l'avons dit, être facilement ramenées aux vues et aux vérités énoncées par Hippocrate. Si l'on voulait se laisser aller aux détails, un commentaire complet des aphorismes remplirait seul tout le temps du cours: mais mon intention est de n'arrêter vos regards que sur les points les plus importants, sur ceux autour desquels viennent se ranger les différentes particularités de l'art, et qui, si l'on peut parler ainsi, s'élevant de distance en distance, comme les cimes d'une même chaîne de montagnes, comme des sommités indicatrices, y tracent au voyageur sa véritable route. Tel est, en effet, l'objet précis des *leçons de perfectionnement*. Enfin, pour tâcher de le mieux atteindre, nous terminerons par des considérations générales sur les réformes qu'exigent l'étude et la pratique de la médecine; considérations dans lesquelles nous essaierons de faire voir comment on doit appliquer à cette science les méthodes analytiques. Car, à la vue des progrès rapides de la chimie, depuis qu'elle est soumise à l'exactitude de leurs procédés, il n'est plus permis aux vrais médecins de rester indifferents à cet égard. L'étendue, la multiplicité, la variété des objets que leur art embrasse, le caractère mobile et trop souvent ambigu de ceux qui en forment la base, les dégoûts et les difficultés sans nombre qui s'y rencontrent à chaque pas, exigent qu'on s'occupe bien sérieusement des moyens de le simplifier, d'assurer sa marche, de préparer d'avance ce moment heureux, où toutes ses parties pourront être réunies dans de véritables éléments, où tous ses dogmes se déduiront les uns des autres, dans un ensemble et suivant un ordre régulier.

Citoyens, vous me permettrez aussi de vous entretenir des devoirs sacrés de notre profession.

C'est bien assurément la vue la plus méprisable et la plus fausse d'un jugement corrompu, que de considérer l'immoralité comme pouvant jamais conduire à des succès véritables. L'immoralité n'est évidemment qu'une suite de paralogismes; et quand les sentiments d'un cœur pur et droit, qui s'associe par des sympathies vives aux sentiments et à l'utilité des autres hommes, ne nous attacheraient pas spontanément à la vertu, la seule considération de notre intérêt personnel, les calculs les plus froids et les plus égoïstes suffiraient pour nous y ramener. Cette vérité, bien loin d'être affaiblie par la vue des désordres qui règnent dans le monde, des triomphes passagers du crime, des malheurs qu'éprouvent souvent les gens de bien, acquiert une nouvelle force par l'observation bien refléchie du cours des choses humaines. Je ne parle pas seulement des consolations intérieures qui restent toujours à la vertu, et qui peuvent facilement lui tenir lieu de tout. Mais toutes les probabilités de succès, de bonheur réel, sont en sa faveur, lorsqu'elle est éclairée par les lumières de la sagesse. Car, sans doute, ces lumières lui sont indispensables; elles en font même partie. La morale est une science dont il faut étudier les principes; et c'est, quoiqu'en disent les apologistes de l'ignorance, un art qu'on pratique fort mal, sans l'avoir appris. Dans des rapports sociaux très-simples, il est simple comme eux; mais, à mesure que les rapports se compliquent, cet art se complique également dans toutes les situations. Il faut connaître ses devoirs pour les remplir, et le premier de tous est d'éclairer sa conscience.

Or, citoyens, peut-être n'est-il aucune profession dans la société dont les devoirs soient plus étendus, plus variés, plus délicats que ceux du médecin : peut-être n'en est-il aucune où l'homme vertueux ait plus besoin de se tracer d'avance un plan invariable de conduite, de raisonner tous les cas dans lesquels il peut se rencontrer, de diriger ses démarches d'après des règles sûres, auxquelles il puisse en rapporter tous les détails.

Sous quelques rapports, la profession du médecin est une espèce de sacerdoce; sous d'autres, c'est une vraie magistrature; et, comme dans les objets de ses travaux il ne s'agit de rien moins que la vie des hommes, son devoir de dire toutes les vérités utiles, de n'en altérer aucune, de donner à son esprit toute la perfection dont il est susceptible, prend un caractère si sévère et si imposant, que la plus légère violation, le plus léger oubli, la moindre négligence de sa part, a toujours quelque chose de criminel.

On peut considérer le médecin par rapport à ses malades, par rapport à la société tout entière, par rapport à la science. Il doit à ses malades tous les soins et toutes les consolations. C'est peu qu'il sache médicamenter; il faut qu'il sache guérir, et pour cela il n'a pas moins besoin de connaître les *effets des impressions morales extérieures que ceux des remèdes et des aliments.* Il faut qu'il soit initié dans tous les secrets du cœur humain, et qu'il entende ce grand art d'y remuer à propos les fibres de l'espérance, et de porter le calme dans une imagination troublée.

Le médecin doit à la société la communication franche et généreuse de toutes ses découvertes, l'emploi sage et patriotique de ses talents, et de tous les moyens d'influence que sa profession lui donne. Car, en pénétrant dans l'intérieur des ames, en s'associant, par l'empire d'une douce confiance, aux pensées et aux sentiments des familles entières, combien ne peut-il point combattre de préjugés nuisibles? combien ne peut-il point répandre d'utiles vérités? Dans certaines occasions, cette influence, qui tient à la nature de son ministère, peut avoir des effets généraux très-étendus, peut devenir une véritable puissance publique.

Enfin, comme nous venons de le dire, ses devoirs envers la science ont un caractère religieux et sacré. L'amour de la vérité ne doit pas être pour lui seulement un penchant, une habitude : il doit être une passion; il doit avoir d'une passion véritable l'activité, les sollicitudes, les scrupules; et sans doute aussi le médecin vertueux ne peut négliger l'étude des moyens par lesquels la vérité se découvre, pas plus que la déguiser ou la taire, lorsqu'il croit la posséder.

Sous ces trois points de vue, Hippocrate pourra nous servir encore de modèle. Nous le verrons passant les jours et les nuits au lit de ses malades, leur prodiguant les soins de la plus tendre humanité, étudiant avec attention ce qui, dans les discours du médecin, peut leur inspirer le plus de confiance et d'espoir; ne négligeant pas même d'agir utilement sur les imaginations, par les habitudes de sa physionomie, par sa démarche, par le caractère de ses vêtements.

Nous le verrons attaquant les préjugés sans emportement, mais avec une constance inaltérable, ouvrant libéralement à ses disciples tous les trésors de la science; consignant dans ses écrits non-seulement tout ce qu'il sait d'utile dans son art, mais toutes les vues que sa longue expérience et ses voyages lui ont suggérées touchant la morale et le gouvernement; déployant dans une peste cruelle qui ravagea la Grèce le dévouement d'un grand citoyen, aussi-bien que les resources d'un médecin consommé; refusant les richesses et les honneurs qui lui étaient offerts au nom du grand roi, pour ne point aller servir les ennemis de son pays et de la liberté.

Nous le verrons enfin si pénétré de l'importance de son ministère, si rempli de ce saint amour de la vérité qui peut seul en rendre les fonctions utiles et respectables, qu'il n'oublie point de relever ses propres erreurs, et qu'en rendant compte de ses succès, on voit qu'il le fait uniquement pour plus d'exactitude, sans s'arrêter jamais à ce qui ne servirait qu'à faire valoir l'habileté de ses traitements.

Aussi ce grand homme, comblé de tous les témoignages de reconnaissance que lui prodigua l'enthousiasme public, fut encore plus respecté qu'admiré, fut couvert des bénédictions de l'indigence et du malheur encore plus que des applaudissements du puissant et du riche, des villes et des nations. Il fut vertueux et sage, il fut heureux, dans la douce activité d'une vie bienfaisante; et, loin des passions funestes qui rongent les hommes, il conserva jusques à l'âge le plus avancé toute la fermeté d'une constitution robuste, toute la vigueur d'un esprit droit et sain; et sa vieillesse vénérable s'éteignit paisiblement, au milieu de ces heureux souvenirs d'un siècle presque entier employé sans relâche au service de sa patrie et de l'humanité.

Sans doute, citoyens, il n'appartient pas à tout le monde d'égaler le génie et la gloire d'Hippocrate : mais c'est en suivant ses traces qu'on peut espérer de se rapprocher de lui; et quant à ses vertus, il n'est personne qui ne puisse prétendre à les imiter. Prenons-le donc pour notre modèle; et si les grands succès qui flattent l'amour-propre nous échappent, soyons sûrs que du moins les succès plus modestes qui satisfont un esprit bien fait, qui touchent un cœur sensible et pur, ne sauraient nous manquer. La bienveillance des autres hommes, la satisfaction intérieure, une vie heureuse, en un mot, n'accompagnent pas toujours la gloire : mais une vie heureuse est inséparable de la sagesse et de la vertu.

DISCOURS

DE CLOTURE

POUR

LE COURS SUR HIPPOCRATE.

DISCOURS

DE CLOTURE

POUR

LE COURS SUR HIPPOCRATE.

Citoyens,

Nous avons rempli la tâche que nous nous étions prescrite : notre cours est terminé.

Son plan présentait deux objets principaux : d'abord, nous devions parcourir les livres d'Hippocrate qui contiennent le résumé succinct de sa doctrine; nous devions en étudier l'esprit, les examiner avec toute l'attention que l'importance du sujet exige, les commenter au besoin, et rapporter à ces bases fondamentales les principes généraux dont l'observation et l'expérience des siècles ont successivement enrichi l'art de guérir.

Nous devions, en second lieu, porter nos regards sur les réformes dont cet art est encore susceptible; chercher dans sa nature et dans son but les moyens de donner à ses progrès une marche plus constante, plus uniforme, plus régulière; tâcher, en un mot, de découvrir comment il convient d'y faire l'application des méthodes philosophiques perfectionnées; car ces méthodes, qui ne sont que les résultats des réflexions faites par les hommes les plus attentifs et les plus clairvoyants, sur les procédés de l'esprit dans l'étude ou dans la pratique des sciences, jettent à leur tour sur ces sciences elles-mêmes un jour tout nouveau, et nous mettent en état d'y rendre tous nos pas également rapides et sûrs.

Tels sont, citoyens, les sujets des lectures que nous avons faites ensemble, et des observations que ces lectures nous ont fournies. La séance d'aujourd'hui sera consacrée à nous entretenir des devoirs du médecin.

Je ne fais point difficulté de reconnaître que, durant ce cours, dont plusieurs circonstances ont dû nécessairement affaiblir l'intérêt, l'importance de la matière et la sagacité des auditeurs a plus fait que le talent de celui qui avait la parole au milieu d'eux. En vous ramenant sur les parties les plus essentielles de nos études, je n'ai guère pu que vous retracer des idées qui vous sont familières; en vous parlant des sentiments profonds et des habitudes éclairées de morale qui doivent diriger tous les détails de notre conduite, je ne ferai que vous rendre compte de ce que vous avez senti, de ce que vous avez pensé. Mais, citoyens, il est utile, il est peut-être même nécessaire de faire de temps en temps la revue de ses idées les plus saines, de ses affections les plus généreuses, afin de les épurer et de les perfectionner encore, si cela se peut; afin surtout de ne point les laisser oisives, d'apprendre à les porter de plus en plus dans tous les actes de la vie, et d'en rendre les fruits usuels et journaliers.

Vous êtes dans cet âge heureux où tous les sentiments sont élevés et purs, où le bon sens conserve toute sa rectitude, où la vue trop continuelle des vices de la société n'a pas encore altéré dans l'ame le goût délicat de l'honnête et du bon; et les leçons d'une fausse sagesse, les maximes corrompues d'une fausse expérience, n'ont pu fausser encore votre jugement. Mais bientôt vous allez être jetés au milieu des scènes tumultueuses de la vie sociale; vous allez vous trouver aux prises avec vos propres passions et avec celles d'autrui, avec les sophismes des hommes et des choses, avec ces apparences mensongères dont l'hypocrisie publique couvre le cours ordinaire des affaires et des événements : apparences qui tourmentent leurs dupes, et dépravent ceux qui ne les ont dévoilées qu'à demi. C'est le moment de vous préparer à cette lutte, d'autant plus périlleuse pour chaque individu, qu'il en connaît et qu'il en sent moins le danger; c'est le moment de fortifier les inspirations du naturel, ou les premières habitudes d'un âge étranger aux intérêts corrupteurs, par tout ce que les lumières d'une raison éclairée et d'une expérience véritable peuvent leur prêter de puissance et de solidité. Quand on s'y prend plus tard, l'on risque beaucoup de vieillir avec ses vices ou ses défauts, comme avec ses erreurs; souvent même le pli survit aux mauvais raisonnements qui l'ont fait prendre, et le jugement se redresse sans que la conduite s'épure: situation cruelle, qui ne promet qu'une vie d'angoisses, par la connaissance du bien et par le sentiment de l'inaptitude à le suivre, et où l'ame flotte sans cesse entre les fautes et les remords.

Les rapports moraux se fondant sur une certaine communauté d'idées et de sentiments, ils ne peuvent avoir lieu qu'entre des créatures sensibles et capables de partager les affections les unes des autres. Ils sont d'autant plus étendus que les natures sont plus rapprochées, ou que les besoins et les facultés se ressemblent davantage, et surtout que la faculté de sympathie se trouve plus vive et plus forte. Il y a donc des rapports moraux chez toutes les espèces sensibles ; il s'en établit entre les différentes espèces ; du moment qu'elles se rapprochent et peuvent influer sur le sort les unes des autres ; et s'il en est une qui soit douée au plus haut degré de cette aptitude à sentir et à vivre dans autrui, que la durée de son enfance et la nature de ses besoins condamnent à un état de faiblesse relative presque continuel, mais qui soit pourtant organisée de manière que la vie sociale puisse augmenter indéfiniment ses forces et ses moyens de jouissance, c'est pour elle que les rapports moraux créeront véritablement un nouveau monde bien plus illimité que le monde physique, un monde dont les notions exactes ou fausses influeront bien plus encore sur son bonheur. Tel est l'homme ; tel est cet être éminemment sensible par sa nature, éminemment susceptible de partager les affections ou les pensées de tout ce qui l'entoure, et d'imiter les actes dont il est le témoin : car en effet voilà les sources primitives de sa moralité, les principes de sa sociabilité, les causes naturelles de sa perfectibilité indéfinie. Faible et nu dans l'isolement, à peine capable de pourvoir à ses plus grossiers, à ses plus pressants besoins, du moment qu'il se réunit à ses semblables, qu'il met ses moyens en commun, qu'il s'identifie avec d'autres ames et d'autres volontés, son être se multiplie, ses forces augmentent dans une progression indéterminée et continue : il embrasse et conquiert la nature ; il vit par le sentiment et la pensée dans tous les espaces et dans tous les temps.

Mais il ne suffit pas que des rapports moraux existent entre des créatures semblables, pour qu'elles attachent elles-mêmes une idée de moralité à leurs actions réciproques : la moralité n'a lieu que par le sentiment de la volonté et du pouvoir de la mettre en exécution. Il faut sentir qu'on veut et qu'on peut, pour penser qu'on fait bien ou mal ; il faut supposer dans les autres la même volonté et le même pouvoir, pour leur assigner un caractère de dépravation ou de bonté. C'est donc dans la volonté sentie en nous, ou reconnue dans autrui par ses signes propres, que consiste pour nous la moralité des actions humaines. La volonté est ce qu'il y a de plus indépendant, de plus pur, de plus précieux dans l'homme : c'est l'homme lui-même ; c'est ce que nous donnons quand nous n'avons rien à refuser ; c'est ce que nous sommes le plus jaloux de conquérir ; et les personnes que l'expérience et la réflexion ont le plus dégoûtées de toute espèce de puissance sont toujours touchées de celle qui s'exerce sur les cœurs.

Retenus dans le sein de la famille par la longueur de leur enfance, et dans le sein d'une société plus étendue par le sentiment de la faiblesse et des besoins, les hommes ne peuvent trouver de sécurité, de repos, de jouissances étendues et durables que dans leur réunion et dans le concert de leurs efforts pour l'intérêt commun. Mais, d'ailleurs, attirés vers leurs semblables par le puissant ressort de la sympathie, leurs plaisirs les plus doux sont liés à cette existence réciproque; et le plus grand bonheur dont notre nature soit susceptible, est sans doute de le placer dans le bonheur d'autrui. Or, voilà ce qui fait qu'indépendamment du calcul grossier des besoins, la morale et la vertu s'appuient immédiatement sur l'intérêt personnel.

Du moment donc que des êtres qui doivent faire route commune dans la vie se rapprochent, du moment que leur existence se confond, il s'établit entre eux des rapports infiniment étendus. La connaissance exacte de ces rapports, et l'art de les régler dans l'intérêt de tous et de chacun, est ce qui constitue la morale ; en d'autres termes, la morale est la science du bonheur.

De la considération de ces liens qui unissent les hommes entre eux, les moralistes ont tiré cette formule générale, également applicable à tous les individus et à toutes les circonstances : *Fais à autrui ce que tu veux qu'il te soit fait.* Effectivement, il est évident, d'une part, que chacun ayant toujours besoin des autres, ne peut cependant compter sur leur secours, qu'autant qu'il leur aura prodigué le sien dans l'occasion, ou du moins qu'ils auront reconnu dans lui l'intention formelle et constante de le faire. Ainsi donc, être pour nos semblables ce que nous désirons qu'ils soient pour nous, voilà notre intérêt le plus direct et le plus matériel. Mais, d'autre part, comme, dans le silence des passions aveugles et dans l'oubli raisonné des mauvaises habitudes, nous sentons bien distinctement que notre faculté de sympathie, nous associant au bien ou au mal dont nous sommes les témoins, fait retomber sur nous celui dont nous sommes les auteurs, il est encore plus évident qu'en travaillant pour les autres, nous travaillons pour nous-mêmes; qu'en étant vertueux, nous ne sommes que sages et bien avisés. Je n'entrerai pas dans de plus grands détails sur cette vérité fondamentale, que le sentiment proclame, et que la raison et l'observation démontrent; mais il est temps enfin de la mettre à la place de ces vains échafaudages sur lesquels on a voulu fonder la morale. Après l'avoir fait passer dans tous les esprits par la conviction, il faut surtout la faire passer dans la pratique de la vie par les habitudes, et notamment par la plus nécessaire de toutes, celle de soumettre chaque détail de sa conduite à la direction d'un sens éclairé, toujours conforme aux inspirations d'un cœur généreux.

Ainsi donc, je le répète, en sa qualité d'être faible, l'homme a besoin de ses semblables; en sa qualité d'être *sympathique*, il a besoin d'exister dans eux; et de là tous les rapports moraux.

Vous voyez, citoyens, que ces rapports découlent directement de notre nature ou de notre organisation; et sûrement, pour peu qu'on y réfléchisse, l'on voit bien qu'ils ne sauraient découler d'ailleurs. On peut donner des motifs accessoires aux actions vertueuses; mais on ne peut établir solidement la vertu que sur cette base : elle seule est éternelle comme la nature; elle ne change pas avec les temps, les lieux, les opinions; et si la volonté de cette puissance inconnue qui gouverne l'univers daigne se manifester à nous, ce ne peut être que par les lois auxquelles il est soumis.

Les règles générales de la morale sont donc immuables comme la nature de l'homme auquel elles se rapportent; mais, pour s'appliquer à la pratique, elles ont besoin d'être subordonnées à la connaissance exacte de chaque circonstance particulière. Cette connaissance est elle-même une partie de la morale : elle en est la partie la plus étendue et la plus compliquée; et c'est elle surtout qui distingue l'homme vertueux, éclairé, de l'homme bon, mais ignorant, qui, dans les cas un peu difficiles, peut devenir fort immoral par l'effet même de sa bonté.

Prenons le principe dont nous avons reconnu l'évidence générale : *Fais à autrui ce que tu veux qui te soit fait.* Entre particuliers dont les rapports sont simples, son application ne présente point d'embarras ; un peu de réflexion et quelques retours sur soi-même suffisent. Mais supposons un magistrat chargé de fonctions publiques importantes : va-t-il se conduire d'après le texte direct et littéral du principe ? Il ne refusera donc aucune des demandes qui lui seront faites; car s'il était au nombre des demandeurs, il voudrait être écouté favorablement ; et s'il se met véritablement à la place de chacun d'eux, quel moyen de refuser ? Certaines personnes, encore imbues du machiavélisme des vieux gouvernements, répondront peut-être que la morale particulière et la morale publique ne sont pas les mêmes ; que ce sont deux sciences à part; que chacune a ses bases et ses règles : il est peu de mauvais raisonnements qui aient fait autant de mal à l'humanité, que cette maxime corrompue. Non, citoyens, la morale publique n'est pas différente de la morale particulière : elle n'a pas d'autres bases et d'autres règles ; mais elle embrasse des rapports plus vastes, et l'application de ses règles exige un autre genre et un bien plus grand nombre de considérations. Les actions d'un homme public appartiennent à la société : lorsqu'il agit, il doit se mettre à la place de la société tout entière ; il doit vouloir et faire ce que cet être collectif lui dicterait s'il avait une voix : en un mot, il doit être juste, car la justice et l'utilité publique ne sont qu'une seule et même chose. Si même nous voulions pousser plus loin nos exemples, nous verrions qu'il y a des cas où l'intérêt le plus évident en apparence, non-seulement de quelques individus, mais de tout un peuple, doit être sacrifié courageusement à l'intérêt plus sacré du genre humain.

Mais ce qui précède suffit pour montrer que les circonstances peuvent changer beaucoup, sinon l'essence, du moins le caractère accidentel ou les nuances des rapports, et que, par conséquent, l'application pratique des principes généraux exige qu'on se fasse des règles particulières pour chaque cas, ou pour chaque ensemble de circonstances véritablement différentes. Ajoutons que les places éminentes de la société, les grandes magistratures, en un mot, les fonctions publiques, ne sont pas les seules qui changent ainsi le caractère des rapports, et que la nature des travaux propres à certaines professions particulières impose à ceux qui les exercent des devoirs ou plus étendus ou plus sévères, et même quelquefois des devoirs entièrement nouveaux. Ceci nous fait rentrer directement dans notre sujet.

Parmi les magistratures, celles dont la fonction est de prononcer sur la vie des citoyens, sont incontestablement les plus augustes, mais en même temps les plus redoutables. Parmi les sciences, celles qui touchent à beaucoup d'autres sciences collatérales, et dont l'étude exige, pour ainsi dire, qu'on parcoure et qu'on embrasse le monde physique et moral, offrent sans doute le plus de difficultés : elles ne paraissent guère pouvoir être cultivées avec fruit que par des esprits éminents; elles ne peuvent faire de véritables progrès qu'entre les mains du génie. Parmi les arts, ceux dont la pratique s'appuie sur les nuances fugitives des objets qu'ils considèrent, qui se dirigent d'après des calculs de probabilités difficiles à réduire en formules rigoureuses et constantes, appartiennent tout entiers au talent, et rien ne peut l'y remplacer. Enfin, parmi les professions, celles qui ne sauraient être soumises à la censure du public, attendu que presque personne n'en est juge compétent, où, par conséquent, il faut que celui qui les exerce se surveille et se juge sans cesse lui-même ; celles surtout qui, provoquant tous les genres de confiance, le rendent souvent dépositaire des secrets des familles, l'introduisent dans l'intérieur des ames et des affaires, et dont la considération peut s'accroître beaucoup de la crédulité particulière ou publique ; ces professions, dis-je, demandent une conscience très-délicate, une grande habitude de compter avec son propre cœur.

Citoyens, la médecine réunit toutes ces qualités ; elle est environnée de toutes ces circonstances épineuses. Ses travaux et ses devoirs sont également difficiles et sacrés.

Dans notre première séance, nous avons dit que ces devoirs sont relatifs à la science elle-même, aux malades, à la société : nous allons les considérer sous ces trois points de vue.

Vous n'avez point oublié qu'Hippocrate ouvre son livre des Aphorismes par ces paroles remarquables : *La vie est courte; l'art est long.* Sans doute, la vie de l'homme est courte, mais elle l'est également par rapport à tous les objets de ses connaissances et de ses besoins. Capable de s'identifier, en quelque sorte, avec toute la nature, par l'extrême étendue de sa sensibilité, poussé surtout d'impressions en impressions par le premier de ses besoins, celui de sentir, les relations de l'homme avec les êtres extérieurs augmentent et se compliquent de moment en moment : la sphère de son existence n'est plus resserrée dans l'espace étroit qu'il occupe; elle comprend, en quelque sorte, le réel et le possible. Or, à mesure que les points par lesquels il peut sentir se multiplient, ceux par lesquels il peut souffrir se multiplient dans la même proportion; ses passions s'étendent et s'exaltent dans une proportion plus grande encore; et comme nos relations avec les divers objets ne peuvent être pour nous une source de véritables jouissances; qu'autant qu'elles sont fondées sur des notions exactes, comme elles deviennent même sans cela des causes inévitables de peines et de malheurs, le besoin de connaître augmente avec tous les autres. Enfin, les passions marchant toujours plus vite que l'intelligence et la raison, le temps pour apprendre est toujours nécessairement trop court : il l'est même pour les objets de nos recherches les plus simples en apparence; car un esprit vaste sait bientôt les agrandir et multiplier leurs points de vue.

Il est vrai que la brièveté du temps se fait sentir d'une manière particulière dans l'étude de l'art de guérir. A l'aspect de cette immensité de connaissances dont il a besoin pour ne pas rester au-dessous de son but; à l'aspect de cette vie entière de lecture, d'observation, de méditation, de travail, le jeune homme épouvanté recule : du moins reculerait-il presque toujours, si des mains fidèles présentaient à ses yeux ce tableau. Assurément il serait peu convenable de chercher à dégoûter tout débutant dès l'entrée de la carrière : on le tenterait en vain auprès du vrai talent, toujours entraîné par un goût vif que n'arrête aucun obstacle, que ne rebute aucune difficulté. D'ailleurs, au moyen d'une bonne méthode, les objets les plus distants se rapprochent, les plus vastes se resserrent, les plus complexes se simplifient. En mettant tout à sa place, l'esprit philosophique abrége beaucoup le travail de la mémoire : en présentant les objets dans la situation respective la plus propre à dévoiler leurs rapports, il facilite beaucoup les combinaisons du génie inventeur; et c'est par lui véritablement que, dans une espèce de création, l'ordre naît du chaos.

Mais, avant d'entreprendre de si grandes études, avant de s'imposer de si sévères devoirs, rien n'est plus indispensable que de bien consulter ses forces. Il est indispensable surtout de bien s'examiner sur ce penchant naturel qui nous porte vers certains objets de prédilection : penchant qu'on peut regarder comme le sûr garant des succès, parce qu'il est celui de la constance des efforts. Plusieurs des travaux de notre art ne sont pas seulement pénibles; ils sont encore désagréables et rebutants. On n'y réussit que poussé par une sorte de passion. Quel art est plus digne d'inspirer un enthousiasme véritable? Mais l'enthousiasme est l'attribut exclusif du génie; il en est du moins la première étincelle.

On pense communément que le tact ou la justesse du coup d'œil dans la pratique ne peut être que le fruit de l'âge; que, pour bien juger les maladies, il faut avoir visité beaucoup de malades, et que, pour savoir guérir, il faut avoir vu beaucoup mourir. Cette opinion est fondée sur le préjugé bien plus que sur la raison. L'homme qui n'a pas le génie observateur, qui peut-être consiste principalement dans la faculté de s'identifier en quelque sorte avec les objets, n'acquiert jamais ce génie: celui qui l'a, saisit promptement les points essentiels, et par eux il juge du reste; c'est pour lui seul que sont les *inspirations*. Ce coup d'œil rapide et sûr, qui fait l'homme d'état et le grand capitaine, fait aussi le grand médecin. Zimmermann l'a dit avant moi, dans le meilleur de ses écrits, en s'élevant contre les routiniers. Le coup d'œil supplée le savoir et devine l'expérience; du moins il la resserre et la concentre dans un court espace de temps, et les plus belles cures lui sont toujours exclusivement réservées.

Or, cet heureux don de la nature se manifeste par des caractères non équivoques. On le sent dans les autres de prime abord : chacun peut, avec un peu d'attention, le reconnaître facilement en soi. Une sensibilité vive et prompte, jointe au besoin habituel de réfléchir sur ce qu'on a senti; la faculté d'imitation, ou le talent de reproduire la nature, porté sur des objets essentiels; la faculté de se former rapidement des tableaux distincts de toutes ses sensations et d'en conserver l'empreinte ineffaçable; enfin, celle de mettre toujours spontanément, et comme malgré soi, ses souvenirs à côté de ses impressions, pour en chercher les rapports : tels sont les signes certains du génie observateur, ou plutôt, tel est ce génie lui-même.

On raconte que Boerhaave, avant d'indiquer à chacun de ses disciples la route particulière qui pouvait convenir le mieux à son genre d'esprit, les observait long-temps et les essayait à loisir sur toutes sortes de sujets. Il ne réservait pour la pratique que ceux dans lesquels il pouvait découvrir des traces de ces dispositions heureuses dont nous venons de parler. Tous les autres, il les engageait à se livrer aux différentes parties accessoires de la science, où les succès peuvent être le fruit du labeur, où la patience et l'assiduité peuvent tenir lieu de talent.

Cet examen de soi-même est donc le premier devoir relatif à la science.

Mais il ne suffit pas de porter dans les travaux auxquels on consacre sa vie une grande aptitude naturelle.

Le sol le plus fertile a besoin de culture. Sans l'art qui le développe et l'applique, le talent ne produit que des fruits imparfaits; il peut même quelquefois enfanter, en quelque sorte, des végétations sauvages, et leur donner un caractère pernicieux. Or, cette culture du talent, ou l'art de s'instruire, consiste : 1° dans l'acquisition de certaines connaissances préliminaires indispensables; 2° dans le choix de la méthode; 3° dans celui des objets accessoires.

Les connaissances préliminaires qu'exige l'art de guérir ne laissant pas d'être fort étendues, les vérités dont il se compose sont dispersées dans des ouvrages écrits en plusieurs langues anciennes ou modernes. Il est extrêmement avantageux de lire dans les textes originaux ceux même dont nous avons des traductions. L'art d'ailleurs est bien loin d'avoir atteint son dernier terme : il fait des progrès journaliers, ou plutôt il change de face à chaque instant; et, si la connaissance approfondie des écrivains qui l'ont fondé demande qu'on les considère sous leur forme primitive, on doit regarder comme bien plus indispensable encore de pouvoir suivre les contemporains dans les routes nouvelles qu'ils s'ouvrent, de pouvoir observer et juger tous leurs pas, et de connaître à chaque instant le veritable état de la science. Mais la partie la plus essentielle de cette culture préliminaire, c'est sans doute l'étude des moyens par lesquels l'esprit arrive à la connaissance de la vérité; c'est la considération des procédés qu'il emploie dans l'acquisition de ses idées les plus exactes et les plus simples, pour en déduire l'art d'appliquer ces mêmes procédés aux recherches les plus compliquées et les plus difficiles; c'est, en un mot, l'étude des méthodes philosophiques, qui n'ont été perfectionnées que vers ces derniers temps, et dont l'emploi dans les sciences a pourtant fait déja des progrès si rapides. Au reste, il ne faut pas croire que les notions nues et théoriques de ces méthodes puissent être seules d'une grande utilité. Leurs vérités fondamentales ne sont pas fort nombreuses : on y roule sans cesse sur le même cercle d'idées, et ce cercle est assez étroit. D'ailleurs, il faut le dire, les méthodes ne sont pas, à proprement parler, des sciences; elles sont uniquement des instruments ou des langues. Pour les employer avec fruit dans d'autres études, c'est leur esprit surtout qu'on doit y porter; on ne doit pas trop peser sur les divisions, classifications ou formules purement métaphysiques. Elles dégoûtent des connaissances positives de détail, en faisant croire trop facilement qu'on peut s'en passer; et c'est pourtant dans ces connaissances que la science réside. L'excellence des méthodes se prouve bien mieux, d'ailleurs, et leur utilité pratique devient bien plus réelle et bien plus étendue, quand on les étudie dans leur application à des objets particuliers, quand on observe leur artifice dans les genres où la nature des choses n'a pas permis qu'elles fussent altérées, et où, pour ainsi dire, il se montre à découvert. Tel est, à quelques égards l'art de la parole; tel est surtout celui du calcul; tel est encore, et sous des points de vue plus à la portée de tous les yeux, la mécanique usuelle. C'est pour cela que le respectable Fleury, l'un des esprits les plus excellents, quoique l'historien de beaucoup d'erreurs, voulait que dans l'instruction du premier âge l'étude des objets les plus communs tînt une place distinguée; et, pour perfectionner la raison naissante de son élève, il veut, dans son *Plan d'études*, qu'on le promène chez les ouvriers et les artistes; il le place au milieu des ateliers et des manufactures ; il expose devant lui le tableau méthodique de leurs procédés et de leurs instruments. C'est pour cela que Garat, dont les éloquentes leçons à l'École normale ont si bien developpé le génie de Bacon, de Locke, de Bonnet, de Condillac, avait formé, dans son ministère de l'instruction publique, un projet pour celle des artisans et des ouvriers, dans lequel il employait, comme moyen d'amener rapidement l'esprit du peuple à plus de justesse et d'exactitude, une collection de livres élémentaires pour les différentes professions. Ces livres auraient contenu l'histoire de tous les matériaux que chacune d'elles façonne, et la description de tous les outils, ou de toutes les méthodes qu'elle met en usage ; et chaque artisan, chaque ouvrier, avant de pouvoir exercer ses droits de citoyen, aurait dû répondre sur le contenu du livre élémentaire relatif à ses travaux.

En effet, presque tout ce qu'il y a d'utile et de vrai, au moins comme procédé de l'esprit, dans l'exposition des facultés intellectuelles, se retrouve également dans la bonne analyse d'une machine ; et cette manière simple et sensible de développer des vérités abstraites, n'est pas uniquement la seule appropriée à des intelligences faibles ou sans culture, c'est peut-être encore la meilleure pour tous les commençants; car, ne donnant que des impressions directes et précises, elle ne peut donner que des idées justes, et gravant le tableau par tous ses détails à la fois, elle laisse toujours des empreintes ineffaçables. Cette méthode, surtout si l'on y joint les notions élémentaires des sciences de calcul, est le plus sûr moyen de faire prendre à l'esprit les précieuses habitudes du bon sens. Bientôt, à mesure que les objets s'étendent, ou que l'horizon s'agrandit, le bon sens s'agrandit, il s'étend, il s'élève dans la même proportion, et se transforme enfin en raison sublime, quand il s'applique à la contemplation des objets les plus importants, ou de leurs points de vue les plus généraux.

Une culture sage et méthodique des facultés de l'esprit doit donc être regardée encore comme un des principaux devoirs à l'égard de la science. C'est le véritable garant des succès qu'on peut s'y promettre pour l'avenir.

Mais, sans doute, l'obligation de porter dans toutes ses observations, dans toutes ses expériences, non-seulement beaucoup d'attention et de soin, mais surtout un esprit dégagé de toute hypothèse, une ame étrangère à tout intérêt particulier, cette obligation, dis-je, est une des plus sacrées pour le médecin. Son exactitude dans l'exposition des faits qu'il raconte doit aller jusqu'au scrupule, sa candeur jusqu'à la naïveté. Son amour pour la vérité doit être une passion : c'est la seule digne de lui.

En général, ce qu'on appelle esprit est très-commun; et, pour peu qu'on y pense, on voit facilement qu'il doit l'être. Les passions, qu'on peut considérer comme sa source principale, ne sont que trop excitées dans le monde; et les vices mêmes de la société concourent à les développer et à les aiguiser encore. L'étendue de l'esprit est beaucoup moins commune : cependant on la rencontre assez souvent dans certaines professions qui embrassent plusieurs parties des sciences à la fois, notamment dans la médecine, où, comme nous l'avons déja dit et répété, l'on est obligé de porter son attention sur tant d'objets divers, et par conséquent où l'esprit fait nécessairement beaucoup de comparaisons. Mais une raison nette et ferme est chose rare parmi tous les hommes; et ce qui est plus rare encore, s'il faut le dire, parmi les médecins, *c'est la bonne foi sans restriction*. Sur vingt observateurs d'un génie véritable, à peine s'en rencontre-t-il un dont on puisse adopter les récits avec une entière confiance. Il est vrai que la sottise publique semble prendre à tâche d'encourager le charlatanisme.

Le ridicule des éloges, l'ineptie et l'injustice des censures, font dire plus d'une fois aux hommes de talent, comme à ce pape moins honnête qu'avisé: *Mundus vult decipi; decipiatur.* Quand on traite journellement avec les deux affections du cœur humain les plus susceptibles de tous les excès, la crainte et l'espérance; quand la profession qu'on exerce les met sans cesse aux prises avec leur intérêt le plus pressant, celui de la vie; quand, enfin, c'est un devoir d'apprendre à manier avec dextérité ces instruments dangereux, afin de les faire concourir avec les autres moyens de curation, il est bien difficile de ne pas en abuser. Il faut une main bien légère pour ne le faire jamais involontairement; il faut une vertu bien pure pour n'en être pas tenté quelquefois. On a beaucoup loué l'exactitude et la fidélité d'Hippocrate et de Sydenham; on a surtout élevé jusqu'aux cieux la candeur courageuse avec laquelle ils ont avoué leurs fautes : mais qui se met en peine de les imiter? Les exemples de ceux qui mentent sciemment dans leurs observations ne sont que trop nombreux; ils le sont bien plus encore, ceux des observateurs qui ont tordu les faits pour les faire cadrer avec leurs systèmes, qui les ont ornés pour rendre quelques traits de pratique plus brillants; ou qui, par la disposition générale de l'esprit à chercher toujours des rapports complets, ont voulu faire des ensembles de ce que la nature ne nous offre que par fragments et avec de grandes lacunes. Et à ce sujet, citoyens, je vous dirai qu'il faut se défier, pour l'ordinaire, de ces récits singuliers dont tous les détails, parfaitement d'accord, se correspondent avec exactitude, où tout est symétrique et systématisé. Ce n'est pas ainsi que se montre la nature, surtout dans les cas rares que les observateurs recueillent avec raison de préférence. Toutes ses opérations ont sans doute une ordonnance cachée; mais il n'est pas donné aux faibles yeux de l'homme de saisir ainsi d'emblée leurs vrais rapports. Les mêmes observations ont besoin d'être répétées mille fois, avant qu'on puisse reconnaître les points par lesquels elles se rattachent aux principes généraux de la science. Sydenham, le premier des observateurs après Hippocrate, n'a pas lui-même entièrement évité cet écueil dans l'histoire de la goutte. Plein de ses idées d'appareils préparatoires et d'efforts critiques, idées justes au fond, mais dont on peut beaucoup abuser, il a fait un tableau admirable pour la force du pinceau, mais dont la nature n'offre jamais que des traits épars, et qui, comme la Vénus du fameux peintre de l'antiquité, paraît, s'il est permis de parler ainsi, n'appartenir qu'à une espèce de beau idéal.

Il n'y a point de degrés dans la candeur : elle est entière, ou elle n'existe pas ; et même, quoiqu'on puisse errer à son propre insu, quoiqu'on ne mente point toutes les fois qu'on ne dit pas la vérité, cependant il s'en faut que les erreurs involontaires soient toujours innocentes. Ce n'est pas tout que d'avoir l'intention générale de peindre exactement ce qui est ; pour être absolument sans reproche, il faut avoir écarté scrupuleusement de son esprit et de son ame toute insinuation secrète, qui porterait à voir une chose plutôt que l'autre ; il faut s'être procuré tous les moyens de voir nettement et bien. C'est ainsi que l'observateur des plantes ou des insectes imperceptibles s'arme du microscope de Delbar, et que l'astronome, pour considérer les nouveaux mondes, dont l'industrie humaine vient d'enrichir la cosmographie, emprunte ces mêmes instruments qui les ont fait découvrir, et qui consacrent le nom d'Herschel.

Enfin, le médecin doit à la science, ou si l'on veut à l'humanité (car l'intérêt général des hommes est toujours son dernier but), le médecin, dis-je, lui doit de rechercher dans les sciences étrangères ce qui se rapporte aux principes les plus constants de son art, ce qu'on peut y transporter sans hypothèse; de rechercher dans son art lui-même ce qu'il peut fournir aux autres sciences. Car il est évident, par exemple, que l'étude des facultés intellectuelles et des passions de l'homme, peut tirer de grandes lumières de la médecine; que, par suite, la morale et l'art de l'éducation peuvent lui devoir un jour des vues nouvelles, et peut-être aussi quelques moyens directs. Cette carrière qui s'ouvre au génie est belle et grande; il ne s'y agit de rien moins que de perfectionner les principaux instruments du bonheur de l'homme, et l'homme lui-même.

Dans l'état actuel des choses, notre art peut rendre d'importants et nombreux services à la société; et, sans doute, tous ceux qui le cultivent sont tenus de payer, autant qu'il est en eux, ce genre de tribut. Mais chacun de ces services ne forme pas un ordre particulier de devoirs; on peut les rapporter à quelques chefs principaux, et il n'est pas nécessaire de les considérer séparément.

Le grand roi fait inviter Hippocrate à venir donner les secours de son art aux peuples de la Perse, ravagée par une peste cruelle. Il lui offre toutes les richesses qui peuvent tenter son ambition, et tous les honneurs qui peuvent flatter son amour-propre. Hippocrate lui répond : J'ai chez moi le vivre, le vêtement et le couvert, il ne me faut rien de plus : je n'irai point servir les ennemis de mon pays et de la liberté. Voilà le grand citoyen, voilà le sage ami des hommes, qui défend leurs droits les plus sacrés par de simples refus, comme Miltiade et Thémistocle, par ces éclatantes victoires, dont le souvenir a tant contribué depuis à l'affranchissement des nations.

Mon maître chéri, le respectable Dubreuil, enlevé si jeune à la science, qu'il agrandissait chaque jour; à l'humanité, dont l'amour remplissait son ame; à l'amitié, dont il semblait être le génie; Dubreuil était allé passer quelques mois à Pézénas, dans la retraite du célèbre Venel, qu'il appelait son père en médecine. Au milieu des conversations les plus attachantes, au milieu des douces impressions de la plus belle nature et du printemps le plus fleuri, tout à coup il apprend que dans son pays natal, la ci-devant province de Rouergue, il vient de se développer une maladie féroce, avec dépôts charbonneux et bubons, une vraie fièvre pestilentielle : rien ne l'arrête ; il part, il vole, et va se jeter au sein de la contagion, pour porter à ses compatriotes les secours de sa bienfaisance courageuse et de ses rares talents... Voilà le médecin vertueux, le citoyen dévoué.

Je pourrais citer ici beaucoup de noms très-connus dans l'histoire de ces grandes calamités publiques, les Didier, les Chiloineau, les Vanmye, les Diemerbroeck, les Samoërlowitz, et tant d'autres, il faut le dire à l'honneur de notre art, qui, durant ces crises redoutables, ont généreusement et sans ostentation exposé chaque jour leur vie pour conserver celle de leurs concitoyens.

Ces occasions signalées de servir son pays sont heureusement assez rares; elles le deviendront de plus en plus, à mesure que la police, l'hygiène, et en général l'art social et celui de la vie feront de véritables progrès. Mais il en est de plus usuelles, et, pour ainsi dire, de plus journalières, où le médecin, remplissant, en quelque sorte, le rôle d'un vrai fonctionnaire public, peut faire tourner au profit des lois, de la morale, de la raison, l'empire que lui donnent la confiance de ses malades, et l'intimité de ses rapports avec eux.

Les esprits éclairés n'ignorent pas que le plus grand bien qu'on puisse faire aux hommes, c'est de répandre des idées saines, d'inspirer des sentiments généreux. Cet apostolat du bon sens et de la vertu est un devoir pour tout être qui sent et qui pense; mais c'en est un particulièrement pour toutes les personnes dont l'influence peut avoir des effets directs fort étendus.

En général, les médecins sont assez libres de préjugés. L'habitude d'observer la nature leur montre à nu le fond des choses; elle leur donne un grand mépris pour les rêves des imaginations inquiètes et désœuvrées, et beaucoup de pitié pour toutes les sottises convenues. Il est assez naturel que la hardiesse de l'esprit communique de l'indépendance au caractère; et peut-être sont-ils de tous les hommes ceux qui sentent le mieux que, sans l'une, point de raison pure, et sans l'autre, point de morale. Aussi les médecins dont le nom mérite de vivre dans le souvenir, ont-ils été toujours de vrais sages et des amis de la liberté, appréciant d'une manière courageuse et calme tout ce qui frappe de terreur ou d'admiration les autres hommes. En un mot, ces erreurs funestes, qui n'abrutissent les esprits que pour avilir et corrompre les ames, ont trouvé dans leur énergie et dans leur sagacité des ennemis d'autant plus redoutables, que souvent les attaques étaient assez détournées, et que l'effet était produit avant que les charlatans et les oppresseurs eussent eu le temps de s'en apercevoir. Que les médecins poursuivent, qu'ils continuent à remplir cette tâche si respectable; qu'ils soient les officiers de la morale, aussi-bien que les surveillants de la santé publique, et que les gouvernements libres et amis des hommes trouvent en eux de vrais mandarins lettrés, dont la voix répandant chaque jour dans le sein des familles, les lumières avec les consolations, fasse germer de toutes parts les semences de la raison et de la vertu.

Pour entrer dans le détail des devoirs du médecin à l'égard de ses malades, il faudrait passer de beaucoup les bornes que la nature de ce dernier entretien nous impose : ces devoirs ne sont pas seulement les plus touchants et les plus délicats; ils sont aussi les plus variés et les plus difficiles à réduire en maximes également applicables à toutes les circonstances.

Dans la conduite du médecin, tout doit avoir sans doute pour but la plus grande utilité du malade. Mais un principe si général sert à peu de chose pour la pratique; il ne nous apprend point la manière dont on peut remplir ce but dans les cas particuliers. Rien n'est si mobile que la nature humaine : or, la connaissance des moyens d'agir efficacement et constamment sur elle, suppose celle de toutes les phases ou variations qu'elle peut éprouver. Ainsi d'abord, il faut avoir étudié l'homme physique, et c'est l'objet direct et précis des travaux du médecin; mais il faut ensuite (il le faut non moins indispensablement) avoir étudié l'homme moral, qui, susceptible d'être modifié par des causes infiniment plus variables, le devient encore davantage dans l'état de maladie.

Nous ne dirons pas non plus que le médecin doit à celui qui lui confie sa vie et sa santé tout le zèle d'un observateur attentif, toute l'humanité d'un homme sensible et bon. Cela n'est pas douteux, et n'a pas besoin d'être répété ; car cela ne nous apprend rien encore. Il peut y avoir souvent beaucoup plus de charlatanisme que d'utilité réelle dans l'attention donnée à des minuties, ou à des choses qui sautent aux yeux ; cependant quelquefois un médecin sage, pénétrant et véritablement humain, aura l'air de revenir beaucoup sur ces choses si claires, de s'appesantir longtemps sur ces minuties. Enfin, la bonté doit savoir changer au besoin d'air, de ton, de langage; et quelquefois l'indifférence apparente, ou même la brusquerie de l'homme de l'art, console et rassure beaucoup plus le malade que l'expression et l'accent d'une vive sensibilité.

Oui, sans doute, il est de devoir pour le médecin, de donner à ses traitements toute l'attention qu'impose la gravité de l'objet, et la difficulté de porter des jugements sûrs dans les questions de pratique, même les plus simples en apparence. Il est, dis-je, encore également de devoir pour lui, de leur prodiguer tous les soins de la plus touchante humanité. Mais l'accomplissement de la première condition, qui se rapporte directement à la science, dépend peut-être, pour l'ordinaire, plutôt des habitudes d'un bon esprit que des besoins d'un cœur sensible; et la seconde exige une connaissance des hommes et du monde, que toute la bonté de cœur ne remplace pas.

Pour employer avec fruit les différentes passions, dans le traitement des maladies, et pour le faire sans danger, il faut connaître exactement les rapports et l'influence réciproque de ces deux genres d'affections : il faut entendre le langage des uns, et l'art de les exciter ou de les modérer, aussi-bien que les signes des autres, et les moyens qui sont capables d'en modifier les symptômes et le cours. Pour faire concourir tout ce qui environne un malade aux vues du médecin, pour animer les personnes auxquelles il est cher, ou qui le soignent, des sentiments les plus propres à hâter sa guérison; en un mot, pour savoir toujours et ce qu'il convient de dire, et ce qu'il convient de taire, il faut beaucoup de sagacité, de discrétion, de tact.

Hippocrate indique les principaux devoirs du médecin dans son *Serment*, Ὅρκος, dans son petit traité intitulé *la Loi*, Νόμος, dans celui *du Médecin*, Περὶ ἰητροῦ, dans celui de *la Décence des manières*, Περὶ εὐσχημοσύνης, enfin dans celui *des Préceptes*, Παραγγελίαι.

11.

Dans le premier, il prend d'abord, ainsi que nous l'avons vu, l'engagement de regarder son maître comme un père, et les enfants de son maître comme des frères et des amis : il promet ensuite de ne rien faire qui n'ait pour but l'utilité de ses malades. Mais il insiste en particulier sur la sévérité des mœurs, qu'une libre admission dans le sein des familles prescrit religieusement, et sur l'inviolable secret touchant les choses que la confiance y dévoile aux yeux du médecin, ou que cette intime hospitalité lui fait découvrir. Ce sont, en effet, des articles essentiels de sa morale, et peut-être ceux dont il est le plus nécessaire qu'il ne perde pas un seul instant de vue toute l'importance. Le traité intitulé *la Loi* ne parle que des devoirs relatifs à la science et à la manière de l'étudier. L'auteur les résume et les entasse dans quelques phrases courtes, qui sont le résultat le plus général de l'expérience et de la réflexion.

Dans celui du *Médecin* et dans celui de *la Décence des manières*, Hippocrate ne s'arrête pas seulement à la pureté des mœurs, sans laquelle on est indigne du nom de médecin ; il ne se borne pas à faire sentir la nécessité de l'esprit philosophique qui, porté dans cette noble profession, rend en quelque sorte l'homme égal aux Dieux,

Ἰητρὸς φιλόσοφος ἰσόθεος,

il entre encore dans tous les détails qui peuvent donner plus d'ascendant au savoir et à la vertu : car l'homme de bien doit se faire honorer, et le talent, pour être utile, doit imprimer du respect. La réserve, dans le commerce ordinaire de la vie, la dignité jointe à la bonté, un air d'autorité joint à la douceur, un langage grave et précis, une urbanité simple, de la modération dans les goûts, du calme dans les discussions, peu d'empressement à montrer ce qu'on sait, et surtout point de verbiage avec le peuple et les ignorants : telles sont les principales règles de conduite qu'il juge propres à concilier l'estime et la confiance, sans lesquelles les plus grandes qualités sont perdues pour les autres et pour soi. Il prescrit la manière dont le médecin doit entrer, s'asseoir, observer, agir; celle dont il doit être vêtu, et jusqu'aux odeurs dont il lui convient de faire usage. Enfin, dans les Παραγγελίαι, il détermine le caractère de circonspection et d'égards que les médecins doivent conserver les uns envers les autres, seul moyen de faire concourir leurs lumières respectives au but commun, et de répandre sur la science cette considération dont elle a si grand besoin, dans l'intérêt même de la société.

En général, l'art de vivre avec les hommes, qui

dans le fond est la principale affaire de la vie, et dont l'étude devrait être la base de toute bonne éducation, est beaucoup plus rare qu'on ne pense; et véritablement, dans l'état présent de la société, cette étude n'est pas une chose toute simple : elle devient même d'autant plus difficile pour chaque individu, que tous s'en occupent moins. Or, quand il s'agit de traiter avec des malades, dont la sensibilité plus vive est susceptible de tous les écarts, ou avec des amours-propres rivaux, qui sont d'autres espèces de malades non moins ombrageux, la difficulté de l'art dont je parle devient quelquefois extrême. Cependant un médecin sage et vertueux ne doit rien négliger pour atteindre son but, il doit savoir employer les paroles et les manières, comme les calmants et les fébrifuges; et c'est principalement à lui qu'il appartient de considérer les passions sous ce point de vue indulgent.

Il y a des hommes mécontents et chagrins, qui croient se donner un air d'ascendant et de force, par le ton grondeur; qui placent ce qu'ils appellent le caractère dans l'habitude de heurter toutes les opinions, et de trancher sur tous les objets; qui, pour se donner la réputation d'une vertu rigide, passent une bonne partie de leur vie à dire des duretés, qu'ils appellent des vérités, et veulent faire prendre leur humeur pour de la candeur. Ce travers d'esprit, insupportable dans tout homme, quel qu'il soit, l'est encore plus dans un médecin. Loin de lui des manières revêches qui n'imposent qu'à la sottise, et qui seraient capables de le faire redouter presque à l'égal de la maladie. Le véritable caractère consiste à dire toujours ce qu'on croit utile, à faire toujours ce qu'on croit juste et bon : il consiste à maîtriser assez son ame, pour ne pas donner à la vérité l'air de l'emportement, à la vertu celui de la misanthropie et de l'âpreté ; il consiste, en un mot, non-seulement à dire et à faire ce qui est bien, mais à le faire et à le dire de la manière qui peut en rendre les effets plus avantageux et plus sûrs.

Oui, citoyens, l'humanité, la bonté, la douceur, qui du reste devraient passer pour des devoirs dans le commerce ordinaire de la vie, sont des devoirs très-étroits envers l'infortuné couché sur le lit de douleur, envers les parents ou les amis désolés qui l'environnent. Il ne vit que par des souvenirs de mépris et d'indignation, le nom de ce médecin de l'antiquité, qu'un malade interrogeait avec inquiétude sur l'issue de sa maladie, et qui lui répondit par ce vers d'Homère :

Κάτθανε καὶ Πάτροκλος, ὅπερ σέο πολλὸν ἀμείνων (*).

« Patrocle est bien mort, lui qui valait beaucoup mieux que toi. »

Que de consolations ne peut pas verser au contraire, dans ces moments funestes, un homme compatissant et tendre, qui, par son calme et sa douce fermeté, donne du poids à toutes ses paroles! Combien ne lui est-il pas facile, avec un peu d'art et de soin, de charmer en quelque sorte les anxiétés cruelles, d'endormir les tourments de ces ames agitées, d'épargner du moins à l'être souffrant et mourant tous les maux qui ne tiennent qu'au désordre de l'imagination! Or, presque toujours ce sont les plus redoutables; et, d'ailleurs, ne voit-on pas souvent, dans les cas qui semblent laisser le moins de ressources, la tranquillité de l'esprit et le baume vivifiant de l'espérance opérer seuls de miraculeuses guérisons? C'est principalement chez les hommes d'un moral très-développé, que les idées et les affections de l'ame ont une influence incalculable sur l'état et la direction des forces physiques : c'est pour eux que le médecin philosophe doit développer toutes les

---

(*) Achille repousse en ces mots les supplications de Lycaon, fils de Priam. Voy. l'*Iliade*, ch. XXI, v. 107.

ressources, qu'il a besoin de connaître tous les secrets, et de savoir toucher délicatement tous les points sensibles du cœur humain. Un d'entre vous, citoyens, a présenté des idées fort justes, touchant l'effet des consolations sur l'homme malade, et la manière dont elles sont exprimées annonce un esprit qui observe, et une ame qui sent. Ce sujet est un effet bien digne de fixer toute notre attention, même à ne l'envisager que sous le rapport de l'utilité médicale qu'on peut retirer du bon emploi des passions, dans le traitement de plusieurs maladies. Embrassé dans toute son étendue, et considéré sous toutes ses faces, il fournirait beaucoup de vues utiles à l'hygiène et à l'art de l'éducation.

Mais les différents devoirs dont nous avons parlé jusques ici sont simples et directs : il en est d'autres qui demandent plus de réflexion, et sans doute aussi plus de force d'ame. La longueur déja trop considérable de ce discours ne nous permet pas d'entrer dans de longs détails : nous nous bornerons à quelques indications rapides.

En général, les actions et les talents des hommes ont leur juge naturel dans le public. Pour peu qu'il se donne le temps de recueillir et de peser les voix, son opinion les apprécie avec assez d'exactitude, et bientôt chacun se trouve à sa véritable place. Il n'en est pas tout-à-fait de même pour les médecins : le public n'est juge compétent ni de ce qu'ils savent, ni de ce qu'ils font, ni surtout du degré d'aptitude dont ils peuvent être doués pour la pratique de leur art; et leurs confrères ne les évaluent pas toujours d'une manière bien équitable. Les bons et les mauvais succès de leurs traitements sont la seule base un peu fixe, dont le public puisse partir. Or, ce qui donne de l'éclat aux uns et aux autres tient souvent beaucoup du hasard, ou d'un certain tour d'esprit de l'individu, qui ne suppose d'ailleurs ni capacité réelle, ni défaut de talent. On réussit par l'assurance, par le don de la parole, par l'art de se faire valoir, quelquefois même par des intrigues assez méprisables, et tout cela peut se rencontrer dans un homme fort médiocre. On échoue par des gaucheries de manières, par l'hésitation de l'esprit, par la timidité, par le manque d'attention et d'égards pour les petites passions dont on est partout environné, quelquefois même par un excès de franchise et de candeur; et rien de tout cela n'exclut le savoir, la force de tête, le talent. Aussi les médecins sont-ils rarement appréciés avec justice, soit en bien, soit en mal.

Il faut donc que celui qui débute dans cette

carrière se tienne pour bien averti d'avance; car, malheur à lui s'il ne sait pas mépriser, autant qu'elle le mérite, la rumeur populaire ! Ne pouvant être surveillé par le public, il faut qu'il apprenne à se surveiller lui-même. Semblable au jury criminel, ses sentences seront des arrêts de vie ou de mort, dont il ne devra compte qu'à sa propre conscience. Il faut donc qu'il se crée, dans son intérieur, un tribunal cent fois plus sévère que celui des hommes, qui puisse suppléer avec avantage les jugements du public, ou l'en consoler, au besoin.

Cette habitude de vivre sans cesse en présence de soi-même, de soumettre tous les détails de sa vie à des examens scrupuleux, rend par degrés tout-à-fait insensible à la vaine fumée de l'opinion. Cette habitude environne la vertu d'un rempart également inattaquable aux séductions indirectes et continuelles des circonstances, et au découragement pusillanime de se sentir méconnu. Il est, en un mot, des occasions où le médecin, pour remplir son devoir, doit compromettre sa réputation; et il faut que son ame reste constamment préparée à ce genre de sacrifice, dont l'importance même, s'il en conserve à ses yeux, ne fait qu'exalter le sentiment intérieur de satisfaction qui le suit.

Ce n'est pas tout : d'autres sacrifices d'un genre

plus sombre et plus décourageant peuvent être imposés au médecin; il faut encore qu'il s'y prépare. Quand on est jeune et sans connaissance du monde, le plaisir de la bienfaisance tient beaucoup à la reconnaissance qu'on se flatte d'obtenir. Mais le temps et l'expérience détachent bientôt par degrés d'une espérance trop souvent déçue; et l'on finit par ne plus faire le bien que pour soi-même, pour cette satisfaction pure qui s'y trouve attachée; pour concourir à l'ordre général, dont il nous revient toujours, il est vrai, des avantages plus ou moins directs. Tel est du moins le sentiment que les épreuves de l'ingratitude produisent assez vite, sur les hommes qui joignent de la raison à beaucoup d'ame. Pour le médecin, le passage est peut-être plus difficile; les coups le touchent plus au vif. Le plaisir de soulager un être souffrant est si doux! les soins qu'on lui prodigue ont quelque chose de si sacré! En lui rendant la vie, la santé, le bonheur, en le rendant lui-même aux objets de son affection, on s'est associé de si près à son existence! En un mot, on se croirait, pour ainsi dire, si coupable de ne pas compter entièrement sur une éternelle reconnaissance, que lorsqu'il y manque, on est d'abord frappé d'étonnement, soulevé d'indignation; et à la blessure du cœur se joint la triste confusion et le mécontentement amer d'un premier détrompement.

Cependant, il faut bien le dire, car il faut que chacun le sache, rien de plus commun que cette ingratitude. Aussi ne tarde-t-on pas à regarder comme une espèce d'enfantillage de ne s'y être point attendu. Bien loin de laisser décourager par là son zèle pour l'humanité, l'homme vertueux, n'attendant plus sa récompense que de soi-même, se reconnaît plus indépendant et plus libre : il n'est plus arrêté dans ses efforts par aucun motif étranger. Il trouve une douceur secrète à sentir qu'en servant les hommes, il n'a nul besoin de les occuper de lui ; il leur donne sa vie, mais il foule aux pieds leur opinion : il ne compte pas même sur la plus stricte justice de leur part ; et son ame noble et fière aime à se dérober au salaire de ses bonnes actions, en quelque sorte, comme un coupable s'applaudirait d'échapper au châtiment de ses crimes.

Mais, en élevant la vertu du médecin au-dessus de ces divers intérêts, qui peuvent paraître les plus purs et les plus touchants, la laisserons-nous aux prises avec des intérêts sordides et bassement personnels ? Non, sans doute, citoyens ; à peine même est-il nécessaire d'en parler.

Si nous regardons l'amour de la gloire comme

peu digne d'une ame élevée, d'une raison forte et saine; s'il n'est tout au plus à nos yeux que le hochet de l'enfance d'un grand homme; enfin, si le besoin de trouver un juste retour dans le cœur de ceux à qui l'on consacre sa vie, nous semble lui-même appartenir à la jeunesse et à l'inexpérience; l'avidité de la fortune et les insatiables plans de l'ambition nous sembleront-ils faits pour occuper sérieusement celui qui sait apprécier au juste les choses, celui dont l'ame n'est pas incapable d'exister dans ses propres sentiments? Par l'observation attentive des hommes dont ces tristes passions se sont emparées, ne voit-on pas clairement qu'elles accompagnent toujours un esprit faux ou petit, autant qu'un cœur étroit et vide? Les besoins physiques sont très-bornés : plus on les resserre, et plus aussi l'on se rend indépendant; plus on peut étendre sa véritable existence. Il faut, sans doute, assez de fortune pour ne jamais appartenir à d'autres volontés que la sienne propre, pour écarter de sa famille les besoins avilissants: ce qu'on désire et ce qu'on obtient de plus, non-seulement est inutile, mais presque toujours corrupteur; non-seulement ne donne pas un bonheur pur, mais en dégoûte et l'éloigne. Cette existence intérieure, la seule entière et pleine, dont la jouissance détache si profondément de tous les faux biens, où peut-elle se trouver, que dans l'exercice d'un esprit actif, dont le but unique est d'enrichir la société des trésors de la science, de rechercher et de répandre les vérités utiles; que dans les affections intarissables d'une ame grande et généreuse, dont toutes les journées offrent une suite d'actes de dévoûment à ses semblables, qui vit dans le bien qu'elle fait, et qui s'associe par la pensée au bonheur du genre humain et des races futures? Oui, c'est là, là seulement qu'est une félicité réelle et durable autant que facile, une félicité qui se trouve toujours, pour ainsi dire, sous la main de celui qui sait en goûter le charme, une félicité que ni les passions malfaisantes, ni la fortune, ne sauraient jamais lui ravir.

Vous en êtes dignes, citoyens, et je sens que je vous parle un langage qui touche vos cœurs. En me séparant aujourd'hui de vous, j'emporte de précieux souvenirs des sentiments dont je vous ai vus animés. Heureux, si j'ai pu contribuer à nourrir en vous ce goût passionné de l'étude et du travail, sans lequel on ne peut parvenir à rien de grand! Plus heureux surtout, si j'ai pu vous bien convaincre de cette importante vérité, que le bonheur ne se fonde que sur la vertu, et que la vertu, dictée par la voix même de la nature, est commandée par les calculs les plus exacts de la raison.

ÉLOGE

DE

VICQ-D'AZYR.

ÉLOGE

DE

VICQ-D'AZYR.

> Tria sunt medico necessaria :
> Scientia, facundia, comitas.
> (Serrao.)

Félix Vicq-d'Azyr, membre de l'Académie Française, de celle des Sciences, et de plusieurs autres sociétés savantes ou littéraires, naquit en 1748, à Valogne, département de la Manche (basse Normandie), de Félix Vicq-d'Azyr, docteur en médecine, et de Catherine Lechevalier.

Son père, homme d'esprit et praticien distingué, reconnut de bonne heure ses dispositions naissantes; il les cultiva lui-même, autant que le permettaient ses occupations; mais, jusqu'à l'époque où il l'envoya à l'université de Caen pour y faire son cours de philosophie (*), à la suite de

---

(*) Il y eut pour maître M. Adam, fort bon homme, qui

celui d'humanités, les talents du jeune Vicq-d'Azyr n'avaient point encore pris un grand essor. Ce fut dans cette ville que se développa son goût pour la littérature. On a dit que, pour s'y livrer entièrement, il avait formé le dessein d'entrer dans l'état ecclésiastique. Le fait n'est pas *entièrement* exact. Sollicité par son père de prendre ce parti, nous savons qu'il s'y refusa formellement, et que dès lors, pour ôter tout prétexte à de nouvelles instances, il se dévoua tout entier à l'étude de la médecine, si convenable à l'indépendance de son caractère et de ses opinions.

Il paraît qu'à son arrivée à Paris, les grands tableaux au milieu desquels il se trouva placé firent sur lui l'impression la plus vive. Quel siècle, en effet, que celui dont il venait admirer les travaux, et recueillir, en quelque sorte, les leçons, dans le commerce d'un grand nombre de ceux qui contribuaient le plus à la splendeur de la France! Quelle ère de la littérature que celle où les auteurs du *Méchant* et de *la Métromanie*, ceux des *Recherches sur l'Histoire de France*, et

---

se glorifiait beaucoup de ses deux illustres disciples, Vicq-d'Azyr, et notre confrère M. de Laplace. Vicq-d'Azyr disait souvent : « M. Adam ne sait pas combien nous nous sommes « donné de peine pour oublier ce qu'il nous a appris. »

des *Considérations sur les Mœurs* n'étaient placés qu'au second rang ! où l'on vit fleurir, pour ainsi dire, à la fois, Fontenelle, Voltaire, Buffon, J. J. Rousseau, Montesquieu, Diderot, d'Alembert, Condillac, Helvétius, Thomas ! Combien l'imagination vive d'un jeune homme devait être frappée de ce spectacle de gloire ! et combien, à l'aspect de tant d'efforts inspirés par le noble espoir d'améliorer les destinées humaines, son ame sensible devait être émue et enflammée, au milieu d'une si brillante réunion de talents dévoués à la recherche et à la propagation de la vérité !

Dans le siècle de Louis XIV, ou plutôt dans celui des grands hommes qui ont illustré son règne, quelques parties de la littérature avaient été portées peut-être au dernier terme de la perfection. La langue, maniée dans plusieurs genres, par des maîtres habiles, semblait fixée pour toujours : la peinture, la sculpture, la gravure, la musique même peut-être, avaient produit plusieurs chefs-d'œuvre. En un mot, ce siècle avait été celui des beaux-arts. Mais les sciences, et surtout celles d'observation, étaient loin d'avoir pris ce vol aussi sûr que hardi, qui les conduit depuis cinquante ans de découverte en découverte. La philosophie de Galilée, et quelques tentatives faites dans son école, avaient éveillé l'attention des bons esprits : Descartes, Pascal, Mariotte, Claude Perrault et quelques autres, avaient fait des essais heureux de sa méthode. Mais, en général, on ne l'avait comprise qu'à demi; et l'art de suivre et de vérifier les observations, celui surtout de diriger les expériences délicates, de n'en tirer que des conséquences rigoureuses, étaient encore presque entièrement ignorés.

Peut-être même plusieurs des sciences dont la médecine se compose étaient-elles le moins avancées de toutes. Depuis Vésale jusqu'à Riolan, l'anatomie était, pour ainsi dire, restée stationnaire; et Riolan (*) lui-même, quoiqu'il lui eût donné une forme plus correcte et plus classique, et qu'on lui doive quelques bons travaux de détail, avait peut-être plutôt arrêté que hâté ses progrès. Les principaux membres de la Faculté de Paris, à la tête desquels il se trouva durant un espace de temps assez long, mettaient alors leur gloire à repousser les découvertes de Harvée, et à faire proscrire des remèdes très-utiles. Le jargon scolastique et de vaines théories défiguraient la pratique d'un art qui, plus que tout autre, a besoin d'employer un langage exact et simple, et dont toute la théorie ne devrait être que le résultat le

---

(*) Jean Riolan le fils.

plus immédiat des faits. La chimie n'était guère encore que l'art de chercher la pierre philosophale, ou le remède universel; et le peu de succès des vues de Perrault, qui paraissent avoir fourni la première ébauche de la doctrine de Staahl, prouve combien les connaissances philosophiques étaient peu avancées, et surtout combien les esprits étaient peu disposés à suivre les bonnes routes que le génie venait leur ouvrir. Au milieu de cette stagnation des connaissances médicales, la botanique seule avait fait quelques heureuses conquêtes; elles étaient particulièrement dues à Tournefort.

Mais, vers le milieu du siècle dix-huitième, l'esprit humain prit tout à coup un essor nouveau. Des méthodes plus sûres furent appliquées à tous les objets de nos recherches. On ne se contenta plus d'approximations incertaines dans les observations et dans les expériences. La physique ne fut plus une science d'hypothèses, mais une science de faits. La chimie, créée en quelque sorte par Becker et par Staahl, cessa d'être parmi nous un recueil informe de manipulations et de recettes. L'école de Rouelle, qui s'honorait d'être aussi celle de Locke, prépara ces grandes découvertes que nous avons vues se succéder si rapidement. L'anatomie continua à suivre, et avec plus de méthode, l'impulsion que lui avaient imprimée Harvée, Ruisch et quelques autres. Déja l'on peut entrevoir, dans un avenir assez prochain, le moment où la vraie philosophie, en dissipant toutes les fausses idées qu'on s'était successivement faites des forces vitales et de leur action dans l'état de santé et de maladie, achevera la réforme de la médecine, que sans un tel secours les plus grands génies eussent toujours tentée vainement. Enfin, la langue française, sans avoir acquis peut-être aucune nouvelle richesse oratoire et poétique, avait appris, dans les vers comme dans la prose, l'art d'embellir la vérité, de rendre plus attachantes les leçons de la philosophie. Les procédés de la raison, qui se perfectionnaient de jour en jour, et l'étude des sciences naturelles, jointe à celle des sciences philosophiques et morales, donnaient à cette langue peu souple et peu harmonieuse peut-être, mais élégante et toujours claire, une précision qu'elle n'avait pas eue encore; et par degrés l'habitude de traiter avec plus d'intérêt et de soin les sujets les plus sévères des sciences, faisait prendre à notre littérature la nouvelle direction qu'elle suit maintenant.

Un des panégyristes de Vicq-d'Azyr a peint d'une manière brillante et juste cette époque si remarquable; il l'a peint lui-même arrivant à Paris, et recevant des hommes illustres, qu'il eut le bonheur d'avoir pour amis ou pour maîtres, une impulsion qu'il a donnée dans la suite à plusieurs de ceux qui venaient après lui.

Vicq-d'Azyr suivit avec le plus grand succès les différents cours des sciences médicales. Il se distingua particulièrement dans sa licence, où cependant il avait pour condisciples et pour concurrents plusieurs jeunes médecins qui étaient eux-mêmes des hommes d'un mérite distingué. Dès lors on put reconnaître en lui le goût le plus vif pour l'anatomie : il porta ce même goût dans l'étude des plantes, à laquelle il se livra autant en anatomiste qu'en botaniste ; et dès lors aussi s'annonçait, dans ses thèses et dans leur discussion, ce talent brillant et facile d'écrire et de parler, fruit de ses premières études littéraires, qui lui mérita depuis de prendre place dans un corps illustré par les grands écrivains de la nation.

Les amis des hommes destinés à devenir célèbres sont quelquefois les premiers à les avertir de leur gloire naissante; mais certaines critiques ou certains obstacles, par lesquels on essaie de les arrêter ou de les rebuter dans leurs premiers travaux, les en avertissent bien mieux. Vicq-d'Azyr, en entrant dans la carrière, ne tarda pas à obtenir des succès de ce genre ; et il eut le bon esprit de les apprécier. Aux cris de l'envie impuissante viennent trop souvent se joindre les voix de quelques hommes, qui méritent pourtant eux-mêmes de l'estime, et qui en mériteraient bien plus sans doute, si des passions peu éclairées ne les poussaient dans la route malheureuse de la haine et des querelles. Vicq-d'Azyr eut encore assez de raison pour ne pas remarquer des coups dirigés par des mains secrètes, et portés par des mains méprisables; et dans la suite il eut la générosité d'en perdre le souvenir. Ses premiers cours d'anatomie physiologique, ouverts à l'École de Médecine, furent arrêtés par cette influence jalouse qui ne fait de mal durable qu'à ceux qui ont le malheur de l'exercer. Bientôt il les rouvrit, dans un amphithéâtre où ses ennemis ne pouvaient plus l'atteindre; et c'est de ce moment que date une célébrité à laquelle chaque année de sa vie n'a fait qu'ajouter encore.

Dans le plan qu'il s'était tracé, l'on voit déja les premiers linéaments des grands travaux d'anatomie comparée, auxquels il voulait se dévouer plus particulièrement, et qu'il regardait, avec raison, comme la base de sa gloire future. Ce plan sortait de la routine : dans les développements des leçons il offrait à l'auteur tous les moyens de faire briller ses vastes connaissances et son talent pour la parole ; il présentait aussi quelques vues philosophiques, utiles aux progrès de l'art.

Le règne de Louis XV, dont les dernières années furent si peu glorieuses, venait de finir. Les premiers moments de celui de son successeur faisaient concevoir les espérances les plus heureuses. Deux hommes d'un mérite éminent avaient été appelés auprès de lui : Malesherbes, magistrat citoyen, non moins distingué par ses lumières que par ses vertus ; Turgot, l'une de ces têtes extraordinaires que la nature produit de loin en loin dans le cours des siècles, et qui, doué de l'ame la plus pure, la plus élevée et la plus forte, a mérité qu'un appréciateur impartial ait dit de lui, *que son nom était celui de la vertu elle-même.*

Vicq-d'Azyr acquit l'estime de ces deux grands hommes, et l'amitié particulière du second. Ce fut sous le ministère, et d'après l'ordre de Turgot, qu'il parcourut les provinces méridionales de la France, ravagées par une épizootie redoutable. Les succès qu'il obtint ne furent pas proportionnés à ses efforts ; mais ses vues sur l'anatomie comparée s'agrandirent de toutes les observations qu'il fut à portée de faire ; et, s'il ne parvint point à réprimer et à détruire un mal si funeste, si même quelques-uns des moyens violents qu'il jugea nécessaires augmentèrent momentanément les pertes des cultivateurs, peut-être aussi contribuèrent-ils à augmenter la collection des nouveaux matériaux dont se sont enrichis les ouvrages qu'il a publiés depuis sur cette partie de la science.

Le ministère de Turgot fut, hélas! beaucoup trop court : cet homme vertueux ne put exécuter entièrement aucune des réformes dont il avait conçu le plan, et presque tout le bien qu'il avait fait ne tarda pas à être détruit par ses successeurs. La Société de Médecine, quoique en butte à des attaques violentes et passionnées, fut mieux défendue : c'est à Vic d'Azyr qu'elle en fut particulièrement redevable.

Elle était, en quelque sorte, son ouvrage; il sut la garantir des effets de cette haine que le nom de Turgot avait inspirée contre les établissements formés sous son ministère : aidé de quelques amis courageux, il rendit successivement vaines toutes les persécutions suscitées contre elle; et bientôt elle se défendit mieux encore elle-même, par l'importance et l'utilité de ses travaux.

Turgot, dont le génie embrassait tout, n'ignorait pas les grands services qu'une société de médecine, organisée sur un plan sage, pouvait rendre au gouvernement et à l'état. Une bonne topographie médicale manquait à la France : de fréquentes épidémies dévastaient plusieurs de ses provinces, et les causes n'en étaient qu'imparfaitement connues. Des épizooties, presque aussi redoutables pour les habitants des campagnes, et dont les suites faisaient périr de misère les familles que les maladies humaines avaient épargnées, semblaient couvertes d'un voile impénétrable, qui rendait le danger encore plus grand, et qui, plus d'une fois, avait doublé par la terreur les effets déplorables d'un fléau trop réel. Les desséchements des marais, les constructions des ports ou des canaux, les assainissements de terrains, entrepris sans les précautions nécessaires, avaient souvent donné la mort à des milliers d'hommes précieux, et répandu dans le sein des villes, ou dans les hameaux voisins, les causes des plus effrayantes mortalités. La France, riche en sources minérales de tout genre, ne jouissait qu'imparfaitement de ce bienfait de la nature, faute d'une bonne police, soit pour la tenue des fontaines et des bains, soit pour le transport et la distribution des eaux. Il s'était glissé dans l'examen des remèdes secrets, et dans les autorisations accordées pour leur vente, des abus d'autant plus odieux, qu'ils étaient la source de profits coupables pour des hommes riches et puissants. La tenue des hôpitaux civils et militaires, des prisons, des casernes, en un mot, de tous les lieux publics, où beaucoup de personnes se trouvent réunies à la fois; les améliorations dont l'enseignement et les lois relatives à l'exercice de l'art de guérir avaient le plus pressant besoin; enfin, la police médicale des pharmacies, des boucheries, des marchés, des cimetières, des voiries, etc., etc., qui étaient dans le plus grand désordre, avaient fixé l'attention de ce grand ministre; et il savait que le gouvernement ne peut s'occuper utilement de ces differents objets, qu'en réunissant autour de lui toutes les lumières d'un corps de savants médecins.

Tels étaient les travaux et les secours qu'il attendait de la Société royale de Médecine. On voit si les reproches de ceux qui voulaient la faire regarder comme une réunion de vains dissertateurs, étaient bien fondés.

Nous ne sortirons point de l'exacte vérité, en disant que Vicq-d'Azyr était l'un de ceux qui imprimaient à cette société naissante la vie et le mouvement. Il en avait été nommé secrétaire perpétuel : il ne négligea rien de ce qui pouvait contribuer à sa gloire, c'est-à-dire à son utilité; car la gloire des associations savantes est dans leur influence réelle sur le progrès des lumières. Son activité et son zèle suffisaient à tout; et il a eu le bonheur de voir terminer, soit par les membres ordinaires de la société, soit par ses correspondants, une foule de travaux précieux, dont quelques-uns feront époque dans l'hisoire de l'art.

D'après le réglement de la Société royale de Médecine, son secrétaire devait faire, après leur mort, l'éloge de tous ses membres, associés ordinaires, ou associés correspondants. Cette partie des travaux de Vicq-d'Azyr est un de ses titres à la gloire.

Fontenelle, Mairan et d'Alembert ont eu des idées de composition et des caractèree de style très-différents, dans le genre des éloges académiques. Tous les trois furent très-remarquables : Fontenelle, par l'art avec lequel il rapproche, pour ainsi dire, de tous les yeux les objets les plus éloignés, et simplifie les sujets les plus difficiles; Mairan, par sa manière ingénieuse, piquante et correcte; d'Alembert, par ces traits énergiques, fins ou brillants, qui réveillent sans cesse l'auditeur et le lecteur, ou par ces ironies légères, par ces expressions ménagées, qui font glisser doucement les vérités les plus hardies, et sans leur rien enlever de leur force, ne laissent presque aucune prise à la malveillance.

A l'époque où Vicq-d'Azyr parut dans cette carrière, Condorcet tenait la plume de l'Académie des Sciences. Condorcet n'a pas eu, sans doute, au même degré, les qualités qui caractérisent chacun de ses trois prédécesseurs; mais, riche de connaissances plus étendues et plus variées, doué d'un esprit plus actif, plus vigoureux, d'un talent plus profond et plus élevé, d'une ame plus ardente, soutenue par une philosophie plus courageuse, il n'a pas seulement fait l'éloge de quelques savants, il a tracé d'une main ferme et sûre le tableau de toutes les sciences qu''ils ont cultivées; il en a suivi les progrès, reconnu l'état, et souvent présagé les découvertes ultérieures. Il a peint ces savants, non par quelques traits fugitifs, mais par ceux qui distinguent véritablement leur talent et leur caractère. A l'exposition des travaux particuliers, il mêle partout de grandes vues d'utilité publique; et de l'avancement des lumières, il voit sortir le perfectionnement des institutions sociales et le bonheur des hommes. Tour à tour simple ou imposant, touchant ou sublime, il est toujours grave et noble dans son langage; il semble ne pas perdre un instant de vue la grande cause de l'humanité, à laquelle il a dévoué de si rares talents; et le lecteur attentif, étonné de l'immensité de connaissances, et, pour ainsi dire, de la profusion d'idées qui s'offrent si rapidement à sa vue, ne peut se défendre d'un doux attendrissement, en retrouvant sans cesse la trace des sentiments qui animent et conduisent la plume de l'auteur.

Tel était le rival contre lequel Vicq-d'Azyr avait à lutter, particulièrement dans le nouveau genre d'ouvrages dont sa place lui faisait un devoir; ou plutôt tel était l'ami qui l'encourageait dans tous ses travaux, et qu'il eût voulu prendre pour modèle, si un homme d'un talent distingué pouvait, en écrivant, obéir à une autre impulsion que sa propre manière de sentir et de juger.

Les Éloges prononcés par Vicq-d'Azyr, aux séances de la Société dont il était le secrétaire, ne sont pas seulement intéressants et instructifs pour les médecins; ils méritent et ils ont droit de fixer l'attention de toutes les personnes qui ont cultivé leur esprit.

Le tableau de la vie des savants est, en général, celui du bonheur: on peut dire qu'à peu d'exceptions près, il est aussi celui de la vertu. Trop souvent, il est vrai, ces critiques injustes que suscite toujours une grande célébrité, et qui en sont comme le cortége nécessaire, les affligent vivement, ou même les découragent dans leurs travaux. Trop souvent encore, le désir irréfléchi de repousser ces atteintes les entraîne dans des querelles qui troublent leur repos, et nuisent presque toujours à leur considération. Leurs fautes, et, si l'on veut, leurs torts les plus graves viennent presque tous de la même source. Le sentiment de leur mérite méconnu les entraîne quelquefois au-delà des bornes d'une défense légitime. Mais s'ils pouvaient bien sentir que cette défense même est presque toujours inutile ou superflue; s'ils étaient convaincus, comme ils devraient l'être, que l'opinion publique finit toujours par être équitable; que l'impatience de se faire justice à soi-même peut seule empêcher de l'obtenir; enfin, s'ils savaient reconnaître qu'on s'abaisse presque autant lorsqu'on se montre trop sensible aux fureurs de l'envie, que lorsqu'on est assez malheureux pour les éprouver, ils trouveraient presque toujours dans leur vie laborieuse autant de paix que de jouissances; et, suivant l'expression d'un grand poète, ils habiteraient véritablement les *sanctuaires sereins* de la sagesse (*).

Les vertus des médecins, directement utiles à la société, sont d'autant plus respectables, que l'objet en est plus important, et que, presque toujours, ils n'ont que leur propre conscience pour juge. Leurs vices seraient d'autant plus odieux, qu'ils partiraient d'un cœur habitué à se jouer

---

(*) *Sapientum templa serena.*

du sentiment qui sert de base à toutes les vertus humaines, la *compassion*. Mais on peut dire, à l'honneur de la médecine, que, si l'on rencontre parmi ceux qui la cultivent beaucoup plus d'ames fermes et libres de préjugés, on y voit aussi, et par la même raison, plus d'hommes fidèles à tous leurs devoirs, et solidement vertueux.

Le plus grand nombre des Éloges de Vicq-d'Azyr sont consacrés à des médecins praticiens. Plusieurs cependant retracent des travaux étrangers à la pratique de l'art lui-même, mais qui font partie de ses études. Il en est enfin quelques-uns qui rappellent des noms célèbres dans des genres très-différents, mais que la Société de Médecine avait cependant jugé convenable d'inscrire sur la liste de ses membres.

Dans tous ses Éloges, Vicq-d'Azyr a fait également preuve d'une grande variété de connaissances, et de beaucoup de zèle pour le progrès des lumières; d'un enthousiasme vrai pour les talents et pour la vertu, d'une attention scrupuleuse à ne louer que ce qui est véritablement louable, d'un esprit philosophique très-indépendant, et d'un talent brillant et souple qui se prête sans peine à tous les sujets.

On voit que Vicq-d'Azyr se plaît à peindre dans les autres les nobles passions dont il était animé lui-même. Ainsi, dans les opiniâtres travaux de Haller, ce qui le frappe, ce qui l'enflamme, c'est ce zèle, cette activité infatigable, cette manière de se délasser d'une occupation par une autre, cet amour constant de la vérité. Dans Lorry, il aime cet esprit flexible qui se plie à tous les genres; ce goût des beaux-arts qui vient se mêler aux travaux les plus sévères; cet heureux accord de la gravité du médecin et de l'amabilité de l'homme du monde; de la probité la plus sûre, et de la facilité la plus douce, la plus tendre, la plus compatissante. Les qualités de l'esprit que Vicq-d'Azyr admire, sont toujours celles qui peuvent ou nous faire découvrir la vérité, ou contribuer à la répandre. S'il est plein d'enthousiasme pour les grandes vues philosophiques que Linnée a répandues dans ses ouvrages, pour ces immenses tableaux qui ne font pas connaître la nature, mais qui inspirent le désir de l'étudier, c'est qu'il les regarde comme propres à remuer les esprits, à pousser, en quelque sorte malgré eux, les jeunes élèves dans la route du travail, dont l'entrée est toujours épineuse; à leur donner l'habitude d'envisager les objets d'une manière vaste, et dans leurs rapports les plus généraux.

Les vues, plus grandes encore (parce qu'elles

sont mieux circonscrites et mieux déterminées), de notre sublime historien de la nature, sur la manière dont les différents êtres doivent être observés et liés entre eux, sur la méthode qui doit présider à l'étude des détails et à la considération de l'ensemble, sur l'art de saisir et de rendre plus frappantes les qualités, ou communes qui les rapprochent, ou différentes qui les distinguent; enfin, ce style dont la perfection même empêche de sentir d'abord toutes ses beautés; qui, s'emparant toujours de vous au gré de l'auteur, fait relire sans cesse avec intérêt même les parties de ses ouvrages dont les matériaux n'ont pas été peut-être rassemblés et choisis avec assez de soin; toutes ces grandes qualités transportent l'imagination sensible de son panégyriste, et le grand talent de Buffon est surtout admirable à ses yeux, par l'impulsion puissante qu'il a donnée à la science de la nature.

Les vertus actives qui remplissent la vie d'un médecin homme de bien, ne laissent jamais Vicq-d'Azyr froid et tranquille; ce sont les tableaux qu'il se plaît surtout à retracer : c'est sur leurs consolants détails qu'il aime à s'arrêter; et l'on voit qu'il n'a pas seulement pour but de faire honorer l'art savant qu'il professe, il veut surtout montrer aux jeunes élèves la route des succès et de la gloire, dans le dévoûment à leurs devoirs, dans la pratique de toutes les vertus.

Ce sentiment profond et ce but se montrent jusque dans le soin avec lequel il caractérise les vertus de chacun de ceux qu'il loue. Toujours bienfaisant, Duhamel l'est avec simplicité; il l'est presque sans le savoir; Maret, avec courage et abandon; Girod, avec un entier oubli de soi-même: Navier porte, dans le besoin et dans l'habitude des travaux utiles, le scrupule le plus religieux et une sorte de zèle inquiet; Fothergill, simple dans toute sa conduite, est magnifique dans ses dons; Sanchez, qui, doux et timide, avait été jeté au milieu des factions, et, vertueux, avait cru pouvoir trouver de la paix et du bonheur dans une cour, conserve partout son caractère respectable; mais il ne commence à vivre que lorsque, après avoir brisé ses chaînes, il peut se renfermer dans la solitude, environné de ses livres chéris; et là, les douceurs de la bienfaisance et celles de l'étude charment tour à tour sa vieillesse, et l'accompagnent jusqu'au tombeau.

En louant des hommes supérieurs, ou distingués dans différents genres, Vicq-d'Azyr est partout au niveau de son sujet. On n'est pas étonné, qu'après avoir cultivé long-temps l'anatomie et la physiologie, il apprécie avec exactitude les travaux de Haller, de Camper, de Hunter, de Lamure; on s'attend même à trouver, dans les Éloges des médecins plus particulièrement voués à la pratique, des principes solides, des jugements équitables et motivés; peut-être, enfin, suffit-il qu'on ait une fois remarqué en lui cet esprit philosophique qui s'ouvre des sentiers sûrs à travers les régions les plus inconnues, pour être à peu près certain d'avance que ses écrits en offriront toujours des traces. Mais, dans les Éloges de Linnée et de Cusson, le lecteur reconnaît bientôt, non-seulement qu'aucune des grandes vues portées successivement dans les classifications botaniques n'est étrangère à l'auteur, mais qu'il n'est point d'observations fines, touchant les caractères ou extérieurs ou anatomiques des plantes, dont il n'ait suivi les commencements et les progrès, dont il ne puisse assigner ou pressentir l'application. Dans les Éloges de Maquer, de Buquet, de Macbride, de Bergmann, de Scheele, on trouve, en quelque sorte, l'histoire de la chimie; on assiste à toutes les déouvertes que chaque jour amène; on les voit naître les unes des autres, s'éclaircir et s'appuyer mutuellement; et tout, jusqu'aux erreurs inséparables de tant d'essais et d'expériences, concourt à la grande révolution que les chimistes français ont eu depuis la gloire de terminer.

Mais, tout à coup, sortant du cercle de ses études ordinaires, et même de celui des sciences naturelles qui s'y rapportent, Vicq-d'Azyr, en peignant Vergennes, Montigny, Watelet, se montre tour à tour habile dans la connaissance de l'histoire et des rapports qui unissent ou divisent les nations, dans l'art d'appliquer à l'économie politique les lumières fournies par la philosophie et par les sciences. Enfin, il ne craint pas de manifester un amour passionné pour les arts d'imitation, d'avouer qu'il ne regarde point cet amour, et les vives jouissances dont il peut être la source, comme incompatibles avec des goûts et des études plus sévères; de prendre l'accent et le ton de la poésie, pour célébrer les productions de ces arts consolateurs, dont il connaît l'heureuse influence sur les mœurs sociales, et même sur la culture des esprits.

Nous nous trouvons conduits naturellement à parler de la manière d'écrire adoptée par Vicq-d'Azyr dans ses Éloges.

Mais il est nécessaire de se faire d'abord une idée juste des circonstances pour lesquelles ils ont été composés.

Quand un panégyriste, en célébrant des hommes illustrés par d'utiles travaux littéraires, renoncerait au désir de faire passer quelques-unes de leurs idées dans l'esprit de ses auditeurs, ou de ses lecteurs, et d'instruire les jeunes gens qui suivent la même carrière ; quand il n'aurait en vue que de produire des effets oratoires, comme la plupart des auteurs d'oraisons funèbres, il faudrait toujours que ses discours fussent appropriés au genre de talent de ceux qui en sont l'objet, et au goût des personnes qui viennent l'entendre, et qui doivent être regardées comme ses premiers juges. Il faudrait, en outre, qu'après avoir été entendus avec enthousiasme, ces discours pussent encore être lus avec intérêt.

Dans les assemblées populaires des anciens, les orateurs, traitant les questions les plus importantes pour l'état, n'avaient pas besoin de relever la grandeur de leur sujet par les petits artifices d'un raisonnement subtil, ou par l'enflure des expressions ; et, comme ils avaient pour but de convaincre, d'entraîner et d'agiter des flots tumultueux d'hommes réunis, dont les pensées ne portaient que sur des objets intéressants, ou regardés comme tels : c'était moins par la quantité des idées que par leur choix, moins par des traits fins que par des traits frappants, moins aussi par des balancements symétriques de périodes que par des mouvements impétueux, par des accents justes et forts, qu'ils pouvaient obtenir de grands succès. Ces assemblées étaient le véritable théâtre de l'éloquence : c'est là qu'elle est parvenue à toute sa hauteur, et c'est là que les grands hommes, plus loués cependant qu'appréciés, recevaient une véritable apothéose.

Dans d'autres assemblées moins nombreuses, et où il s'agissait presque toujours de discuter des avis, rarement d'émouvoir, l'éloquence dut avoir un autre ton; elle n'y pouvait employer celui de la véhémence que dans certains cas rares, et l'éloge, comme la censure, y prenait un caractère plus calme et plus mesuré.

Parmi nous, les tribunes sacrées ont souvent retenti d'oraisons funèbres, dont quelques-unes firent briller le talent des orateurs, mais qui peut-être n'ont pas toujours été fort utiles à la gloire des morts, ni surtout à l'instruction des vivants.

Aucun de ces différents genres d'éloquence ne peut convenir à l'éloge des hommes qui se sont distingués dans les sciences, dans les lettres et dans les arts, et dont le véritable éloge est l'histoire de leurs travaux.

Des écrivains, d'un mérite d'ailleurs distingué, avaient voulu ressusciter en France le genre qu'on appelle oratoire. Ce genre convenait assez peu aux circonstances politiques, au goût national, que l'esprit de la société poussait dans une route contraire à la nature des sujets, et à celle du théâtre dont pouvait s'emparer le panégyriste ; peut-être convenait-il encore moins aux Éloges dont nous parlons. Cependant le talent de quelques-uns de ceux qui le cultivaient lui avait donné un grand éclat : il fut même, s'il est permis de parler ainsi, à la mode pendant quelque temps.

D'un autre côté, l'habitude des lectures de salon, qui pouvaient sans doute avoir quelque utilité pour les écrivains, les engageait trop souvent peut-être à composer leurs ouvrages par morceaux détachés ; à soigner ces morceaux, plutôt qu'à s'occuper de l'ensemble ; à multiplier les traits fins et brillants : et, trop souvent encore, des applaudissements inconsidérés leur faisaient sacrifier l'effet total à celui de certains détails, enrichis au-delà de leur juste proportion. Ce goût semble tenir à la pente naturelle des esprits, chez une nation dont les lumières s'étendent, dont les idées se multiplient, et qui, rassasiée d'impressions, a besoin, pour en éprouver de nouvelles, de les trouver entassées, et, pour ainsi dire, concentrées dans le plus petit espace. Mais on peut dire que ce goût n'est point celui des arts ; et les dernières années de la monarchie, pendant lesquelles il avait fait des progrès rapides, pouvaient sans doute s'enorgueillir encore de quelques belles productions d'éloquence et de poésie. Cependant on devait prévoir dès lors une décadence prochaine et inévitable, si quelque circonstance inattendue ne venait changer cette direction des esprits.

Ce n'est pas au sein de l'Institut national qu'on peut méconnaître les avantages attachés aux lectures qui se font dans les assemblées composées d'un public choisi. Rien, sans doute, n'est plus propre à répandre ou à nourrir le goût des sciences, des lettres et des arts; et il n'est point de théâtre plus convenable pour célébrer dignement ceux qui les ont cultivés avec succès. Cependant cette même avidité d'impressions multipliées et nouvelles n'était pas étrangère aux réunions du public le plus éclairé; et, en produisant son effet ordinaire sur les orateurs, elle paraît avoir contribué plus d'une fois à porter dans leur style une certaine recherche, non moins contraire au ton de la véritable éloquence qu'à celui de la raison, et dont quelques hommes d'un grand mérite ne se sont eux-mêmes pas assez garantis. Elle a rendu peut-être plus général ce goût des traits brillants, qui, ne naissant pas toujours du fond même du sujet, peuvent paraître, dans une lecture solitaire et réfléchie, n'avoir d'autre but que celui d'appeler les applaudissements. D'ailleurs, il est peut-être des genres dans lesquels on ne peut faire entendre et goûter au public rassemblé aucun ouvrage complet : il n'est guère permis de lui en offrir que des morceaux de choix. Il veut alors, en général, être amusé plutôt qu'instruit ; et, lors même qu'il prête son attention à des sujets sévères ou scientifiques, on a souvent, ou du moins on croit avoir besoin de la réveiller, ou de la soutenir, par quelques-uns de ces traits saillants que la justesse du goût rejette, et par un éclat de style que comporte rarement la gravité de ces mêmes sujets.

Ainsi, quand Vicq-d'Azyr n'aurait pas toujours évité les défauts dont nous parlons, il y aurait peut-être une sorte d'injustice à les lui reprocher sévèrement. Il parlait devant des auditeurs dont il devait étudier et ménager le goût : les matières dont il avait à les entretenir leur étaient peu familières ; elles pouvaient même leur paraître le plus souvent rebutantes, ou du moins arides ; et l'on peut croire qu'en sacrifiant quelque chose au besoin d'être applaudi, il avait surtout en vue le succès d'un établissement naissant, qui n'était pas encore soutenu par sa propre renommée.

Mais ce qui mérite d'être loué sans restriction dans sa manière d'écrire, c'est l'art avec lequel il éclaircit les sujets les plus scientifiques, développe et rend faciles à saisir les objets les moins familiers au commun des lecteurs, répand de l'intérêt sur les matières les plus sèches et les moins attrayantes : c'est une élégance ingénieuse, et un mouvement facile qui entraîne doucement l'auditeur, en ne l'arrêtant sur chaque idée que pour le préparer à celle qui suit, et pour soutenir sa curiosité ; c'est une clarté remarquable, qualité qui suffit presque seule dans les sciences, quand le fond du sujet, ou les vues qu'il fournit l'occasion de développer, sont véritablement dignes d'attention.

On peut même ajouter que la manière d'écrire de Vicq-d'Azyr s'est beaucoup améliorée depuis ses premiers Éloges, et que les derniers, qui leur sont préférables en tout, le sont particulièrement sous le rapport du style.

Tous ces Éloges réunis sont peut-être les ouvrages qui ont le plus contribué à la célébrité de Vicq-d'Azyr : ce ne sont pas cependant peut-être ceux que la postérité prisera le plus. Le mérite des travaux scientifiques se mesure toujours, en dernier résultat, sur leur utilité : tantôt ils sont instructifs immédiatement et par eux-mêmes ; tantôt ils impriment le mouvement à de nouvelles recherches, et deviennent la source abondante de connaissances que leurs auteurs ont eu la gloire de pressentir et d'indiquer. Les Éloges de Vicq-d'Azyr, et les différents morceaux de physiologie qu'il a consignés dans l'Encyclopédie méthodique, sont du premier genre; ses travaux sur l'anatomie comparée sont du second.

C'est dans ces derniers qu'il a présenté le plus de vues importantes et neuves. Il avait sans doute été précédé dans ce genre par des anatomistes très-distingués; quelques-uns même d'entre eux avaient enrichi la science de dissections plus fines, ou plus difficiles; mais il a eu le mérite de considérer ce sujet plus en grand, et de tracer un plan vaste, qui, suivi par des hommes d'une rare habileté, promet et commence à donner une foule de résultats précieux.

On s'est contenté d'abord de décrire les organes, et de constater leurs fonctions dans les différents animaux; on a comparé ensuite ces mêmes animaux entre eux, sous le rapport de la structure des organes, et sous celui de la similitude ou de la différence des fonctions, plus ou moins nombreuses, ou exécutées par des moyens différents. Enfin, l'on commence à comparer les lésions des fonctions, c'est-à-dire les maladies; et tout semble annoncer qu'avant peu la médecine humaine et la médecine vétérinaire, éclairées l'une par l'autre, acquerront, dans cet échange de leurs lumières respectives, un nouveau et très-important degré de perfectionnement.

Le plan d'un cours d'anatomie physiologique, tracé par Vicq-d'Azyr, ne présente peut-être pas beaucoup de vues véritablement neuves ; mais on y reconnaît partout les traces de cet esprit correct et méthodique qui caractérise l'auteur : on y trouve même une classification des fonctions qui fut nouvelle et vantée pendant quelque temps, comme le sont toutes les méthodes artificielles les plus ingénieuses, dont le propre est de ne jamais atteindre complètement le but, mais qui cependant ont ou peuvent avoir, chacune à son tour, une époque de véritable utilité.

Vicq-d'Azyr avait entrepris de faire graver une suite de planches coloriées destinées à représenter aux yeux, avec la plus grande vérité possible, toutes les parties de l'anatomie humaine : celles du cerveau, qui ont été publiées de son vivant, sont très-belles, et exécutées avec beaucoup de soin.

Ces planches ne peuvent jamais donner des idées justes de la nature, qu'à ceux qui déja l'ont observée elle-même : mais elles peuvent servir à rappeler ce qu'on a vu et su ; et, sous ce rapport, leur utilité est réelle, quoique moins grande peut-être qu'on ne l'imagine communément.

A la tête des planches de Vicq-d'Azyr, ou plutôt à la tête du petit nombre de cahiers qu'il en a publiés, se trouvent des réflexions sages et présentées avec talent, sur la réforme et le perfectionnement de l'anatomie. En général, sa manière d'écrire est plus saine, quand il traite des sujets purement scientifiques; et partout il y fait sentir la nécessité de porter la véritable méthode philosophique dans toutes les différentes branches de l'art de guérir. Il avait vu l'application de cette méthode à la chimie produire déja tant de découvertes brillantes; il était, en conséquence, bien loin de partager l'opinion de ceux qui veulent faire regarder toutes les recherches sur l'entendement humain comme absolument oiseuses. Serait-il vrai qu'il eut tort de penser que la connaissance exacte de l'instrument général avec lequel s'exécutent tous nos travaux n'est point inutile pour en mieux diriger l'emploi?

C'était ce même genre de considérations qui l'avait conduit à reconnaître la nécessité d'une réforme de la langue anatomique. Il sentait qu'une pareille réforme ne pouvait être opérée qu'à l'aide de cette même philosophie, qui suit pas à pas tous les procédés de l'esprit; et c'était avec beaucoup de raison qu'il regardait le perfectionnement des signes de nos idées comme plus particulièrement lié à celui de la science qui décrit les opérations dont elles sont le résultat. Il avait sous les yeux un exemple qui servait encore de preuve à son opinion, et d'encouragement à ses tentatives. La réforme de la science chimique avait amené celle de sa langue, et cette langue perfectionnée avait bientôt fait marcher la science d'un pas plus rapide et plus sûr. Car, si la manière dont les idées se forment imprime son caractère sur les signes, les signes, représentation sensible des idées, ont, à leur tour, la puissance de les modifier, et même d'influer sur leur formation.

Nous ne dirons point que sur cet objet Vicq-d'Azyr ait atteint le but, ni même qu'il ait indiqué d'une manière assez précise la route qui peut y conduire; mais il a rendu plus évidente cette nécessité d'une réforme dans la langue anatomique. Des anatomistes philosophes se sont occupés, depuis lui, de ce beau travail; et quand les lumières du siècle dix-neuvième l'auront conduit à sa perfection, et que le temps l'aura consacré, nos successeurs devront encore ne pas oublier que Vicq-d'Azyr a, sur ce point, comme sur plusieurs autres relatifs à la médecine, sinon fait lui-même, du moins contribué beaucoup à préparer la révolution qui s'opère dans ce moment.

Nous avons déjà dit que la véritable histoire

des savants et des gens de lettres est dans leurs ouvrages. En général, et très-heureusement pour eux, ils prennent peu de part aux affaires et aux événements; et, quoique les détails de leur vie journalière aient toujours un intérêt proportionné à l'éclat de leur réputation, il est rare que les personnes qui vivent avec eux, les observent aussi bien qu'ils se peignent eux-mêmes dans leurs écrits. Suivant Buffon, l'homme est tout entier dans son style. Il est plus exact de dire qu'il est tout entier dans l'ensemble de ses idées et de ses sentiments : c'est par là que les hommes qui ont éclairé leurs semblables fixent les regards de la postérité.

C'est aussi dans les ouvrages de Vicq-d'Azyr, bien plus encore peut-être que dans les notices, d'ailleurs très-intéressantes, publiées sur sa vie particulière, qu'on apprend à le connaître. Les personnes qui ont parlé de lui nous apprennent qu'il aima tendrement mademoiselle Lenoir, dont il avait fait la connaissance, en la rappelant d'un évanouissement. Elles ajoutent qu'après l'avoir épousée, il la chérit plus tendrement encore; et qu'ayant eu le malheur de la perdre, il honora sa cendre par les plus vifs et plus longs regrets. Mais nous voyons tout cela, pour ainsi dire, mieux encore dans la manière dont il décrit la vie et les affections intimes de plusieurs des hommes célèbres dont il a fait l'éloge. Vicq-d'Azyr était du commerce le plus sûr et le plus doux, et personne n'aima plus fidèlement ses amis : on le sait également de tous ceux qui l'ont connu. Mais on fait mieux que le savoir; on le sent dans la peinture touchante de la tendresse mutuelle des deux frères Duhamel, et surtout dans celle de l'amitié de Scheele et de Bergman. Eh! qui pourrait ne pas sentir encore tout son dévouement à l'utilité publique, dans cet accent élevé et, pour ainsi dire, religieux avec lequel il montre Pringle adoucissant les horreurs de la guerre, par la tranquillité et par les secours réciproques qu'il vint à bout d'obtenir pour les hôpitaux de deux armées ennemies en présence; Girod et Maret succombant l'un et l'autre au sein de la contagion dont ils combattaient la fureur ; enfin, la vieillesse vénérée de Bertrand, qui, dans la peste de Marseille, avait déployé le même caractère, la même vertu sublime que Rose et Belzunce, ces véritables héros de l'humanité? Qui pourrait ne pas reconnaître l'esprit de justice et d'impartialité qui l'animait, dans la manière dont il raconte que Bergman, chargé de faire l'éloge de Swab, son protecteur et son ami intime, et de Wallerius, son ennemi déclaré et son persécuteur, mit le même soin dans le récit, et la même équité dans l'appréciation des travaux de l'un et de l'autre (*)? Quel profond mépris pour les superstitions n'a-t-il pas manifesté dans cent endroits de ses ouvrages? Quelle horreur pour le fanatisme et pour la tyrannie, dans ce qu'il dit de l'inquisition, et dans le ton fier et libre qu'il prend en parlant de la révolution d'Amérique! Enfin, ne croirait-on pas qu'il s'est peint lui-même d'avance, lorsqu'en faisant l'histoire de Sanchez, attaché comme lui à une princesse que la révolution la plus inopinée vint tout à coup précipiter du trône, il ajoute : « Monsieur Sanchez « était naturellement faible ; non de cette faiblesse « qni se prête aux impressions du vice et qui fait « oublier la vertu, mais de celle qui se laisse ac- » cabler par le malheur, et qui reste sans force au « milieu de l'infortune. »

Hélas! en effet, Vicq-d'Azyr joignit, dans les derniers temps de sa vie, à la crainte d'une persécution qu'il regardait comme inévitable, le malheur bien plus grand, sans doute, de ne pouvoir s'habituer ou se résigner à sa situation. Cette disposition fatale, qui dans tous les temps dimi-

---

(*) Vicq-d'Azyr a donné le même exemple. Nous n'en rappellerons point les circonstances, pour ne pas rappeler aussi les torts d'un grand homme.

nue beaucoup l'heureuse influence de l'homme de bien, qui même lui enlève quelquefois la force nécessaire pour remplir des devoirs périlleux, est, dans les temps de trouble, le mal le plus grand qu'il puisse éprouver.

Mais si cet abandon de soi-même, qui pourrait faire soupçonner un défaut de confiance dans le pouvoir consolateur de la vertu, dut jamais paraître excusable, ce fut sans doute au moment et dans la situation particulière où se trouvait Vicq-d'Azyr. Il avait été médecin de la reine : il lui était attaché par les liens de la reconnaissance; et cette tête venait de tomber sous ses yeux, à la suite d'un procès où les lâches dépositions de certains courtisans, jadis adulateurs, s'étaient mêlées aux cris furieux et stupides des bourreaux. Il avait vu périr, dans la proscription presque générale des talents et des vertus, ses plus illustres amis, Lavoisier, Bailly, Condorcet : Lavoisier, l'un des principaux auteurs de la révolution la plus importante peut-être qu'eussent encore éprouvée les sciences naturelles; Bailly, également distingué comme savant, comme philosophe, comme écrivain, comme ami sincère de la liberté; Condorcet, que le jugement de Voltaire plaçait dès long-temps à la tête de la philosophie, qui ne cessa, comme Socrate, d'éclairer les hommes jusqu'à son der-

nier moment; qui tenant, comme lui, d'une main
la coupe fatale, traçait l'esquisse magnifique des
progrès de l'esprit humain; resserrait dans quelques pages, pour sa fille chérie, les principes de
la morale; et, descendant des plus hautes régions
du calcul, ne dédaigna pas de rédiger des leçons
d'arithmétique pour les instituteurs et pour les
enfants des classes indigentes de la société.

A l'aspect de tant de désastres, Vicq-d'Azyr
tomba dans une profonde mélancolie. Incessamment poursuivi par des images sanglantes, il ne
goûtait aucun repos. La bienfaisance seule le soutenait encore : sa journée entière était consacrée
à visiter les pauvres malades de son quartier. Le
soir, il se livrait à différents travaux dont le comité d'instruction publique l'avait chargé, pour
le soustraire, s'il était possible, à la rage aveugle
des assassins. La nuit, il écrivait presque sans
relâche, pour suspendre les funestes pensées auxquelles la solitude et le silence le ramenaient avec
plus d'horreur. L'excès du travail, l'absence du
sommeil, l'abattement et l'agitation, minèrent
promptement ses forces : il succomba dans les
premiers jours de messidor an deux (âgé d'environ quarante-six ans), à une affection aiguë
de poitrine, dont son père avait prévu et lui avait
prédit dans sa première jeunesse qu'il mourrait un

jour. La fièvre adynamique, dont cette affection se trouvait compliquée, et l'état moral du malade rendirent vains tous les secours, et la France eut encore une perte douloureuse à pleurer.

NOTICE

SUR

BENJAMIN FRANKLIN.

NOTICE

SUR

BENJAMIN FRANKLIN.

Les traits fondamentaux de l'histoire des grands hommes sont, sans doute, dans les événements importants auxquels ils ont eu part, ou dans les ouvrages qu'ils ont exécutés. Mais il ne résulte souvent de cette connaissance aucune idée précise touchant la trempe de leur esprit et de leur caractère. Ceux d'entre eux qui méritent le plus de servir de modèles, ou dont le souvenir est accompagné des plus utiles leçons, ont besoin d'être étudiés dans des détails qui tiennent de plus près à leur existence intime et journalière. Pour les peindre avec fruit, il faut fouiller plus avant dans leur intérieur; il faut vivre et converser plus familièrement avec eux. C'est par là seulement qu'on peut démêler les ressorts secrets par lesquels ils se sont élevés au-dessus des autres hommes; et ce qu'il y a de plus instructif dans leur vie, n'est pas toujours, à beaucoup près, ce qu'il y a de plus célèbre.

Cette vérité, que la lecture de Plutarque et celle des mémoires particuliers confirme à chaque pas, est surtout applicable aux grands hommes qui se sont distingués principalement par leur caractère; qui ne se sont pas contentés de donner à la renommée quelques moments ou quelques jours d'une espèce de représentation théâtrale; qui ne doivent pas leur réputation à quelques élans passagers, mais qui l'ont établie sur un plan continu de conduite, sur un système régulier d'habitudes de tous les instants.

Tel fut Benjamin Franklin, plus extraordinaire, sans doute, aux yeux de ses amis, plus digne d'être observé dans sa vie particulière, qu'il ne fut grand aux yeux de l'Amérique et de l'Europe.

Il a vu, pour ainsi dire, naître son pays : son nom se trouve à la tête de toutes les grandes choses qui s'y sont faites. L'affranchissement des États-Unis est, à beaucoup d'égards, son ouvrage; et la révolution la plus utile au bonheur des hommes, qui se fût encore opérée alors sur la terre, s'unit, pour consacrer sa mémoire, à l'une des plus brillantes découvertes de la physique.

Eripuit cœlo fulmen, sceptrumque tyrannis.

Mais ces traits, qui sont comme le résumé de sa vie publique, ne font point connaître ce qu'il y eut en lui de plus précieux. Sa personne valait bien mieux encore que sa gloire.

Benjamin Franklin s'est peint lui-même dans des Mémoires dont il n'a paru jusqu'ici qu'un fragment; mais ce sont ses ennemis ou des pensionnaires du cabinet de Saint-James qui l'ont publié. Ils y ont joint de plates notes, auxquelles sa famille aurait dû répondre plus tôt, par la publication du reste de l'ouvrage. En attendant qu'elle remplisse ce devoir, nous allons rassembler ici quelques traits que nous avons recueillis de la bouche même de Franklin, dans un commerce intime de plusieurs années.

Tout le monde sait qu'il naquit à Boston, en 1705; qu'il fut imprimeur et libraire à Philadelphie; qu'il n'entra dans les affaires publiques qu'après s'être retiré du commerce, c'est-à-dire vers l'âge de quarante ans; et que ses premières expériences sur l'électricité datent à peu près de la même époque. Nous pourrions regarder comme inutile de le rappeler; mais il est quelques détails des premiers temps de sa vie qui ne doivent pas être passés sous silence, parce qu'ils donnent la clef de son caractère, ou plutôt parce qu'on y voit quelles circonstances en avaient jeté les fondements.

Son père et sa mère étaient des artisans aisés, mais sans autre fortune que le produit journalier de leur industrie. Franklin ne manqua de rien dans son enfance; son ame ne fut point flétrie par le besoin; et les premiers exemples qui s'offrirent à ses regards furent ceux du travail, de l'économie, du bon sens, de la vertu, et du bonheur que produit une vie laborieuse. Il paraît que sa mère était une personne pleine de raison : elle dirigeait l'esprit de ses enfants vers les idées applicables aux choses journalières de la vie, et leur inspirait les habitudes qui peuvent y faire recueillir plus d'avantages et de douceur. Franklin nous a raconté souvent qu'un jour de foire, ayant reçu d'une de ses parentes quelque argent qu'on lui permit d'employer à son gré, le premier objet qui frappa son attention en entrant sous la halle où se tenait la foire, fut un *sifflet* dont le marchand tirait des sons qui lui parurent ravissants : il en eût grande envie, et il le témoigna d'une manière si forte, qu'on exigea de lui tout ce qu'il avait dans sa poche. Le voilà qui revient à la maison, tout joyeux et sifflant à fendre les vitres. Sa mère lui dit : « Ce sifflet est donc ce qui t'a fait le plus de plaisir? — Oui, maman. — Ainsi donc, tu n'as rien vu de plus qui t'ait tenté? — Si fait, maman; mais j'ai tout donné pour le sifflet, et je n'avais plus d'argent pour acheter autre chose. — Comment, tu as tout donné!... Mais tu pouvais avoir vingt sifflets pour cela ; et comme il ne t'en faut qu'un, tu pouvais acheter un tambour, une charrette, et bien d'autres jolis joujoux. » Le petit bon homme reste pensif et tout stupéfait (remarquez qu'il n'avait tout au plus que cinq ou six ans). La mère reprend : « Mon ami, quand on achète un sifflet, il faut toujours savoir d'avance ce qu'il coûte. Je te conseille, toutes les fois que tu auras envie de quelque chose, de te dire d'abord : *Combien vaut le sifflet?* » Franklin ajoutait que cette leçon n'était jamais sortie de sa mémoire, et que depuis il n'avait peut-être pas eu de violent désir de quoi que ce fût, sans se répéter le petit proverbe. Lorsque son fils demanda à la cour de Saint-James le gouvernement de l'un des treize états, grace par laquelle il se trouva si malheureusement lié au parti royaliste, Franklin lui dit : « Songe à ce que peut *te coûter un jour le sifflet!* Que ne te fais-tu plutôt menuisier ou charron, puisque la fortune que je te laisse ne te suffit pas? L'homme qui vit de son travail reste libre, au moins. » Mais, ajoutait-il en nous contant tout cela, le jeune homme était infatué de l'*excellence* : il trouvait honteux de ressembler à son père.

Cette femme sensée n'avait pu donner à Benjamin qu'une éducation médiocre; mais elle le préservait soigneusement de tout ce qui pouvait fausser sa raison. Elle le laissait jouer et sauter librement, afin de lui donner une constitution robuste. Il passait la journée à polissonner; l'hiver, au milieu des neiges et des glaces; l'été, sur le bord de la mer et dans l'eau. Il lui arrivait quelquefois de se baigner plusieurs heures de suite, et de recommencer à plusieurs reprises dans le même jour. Pendant toute la saison des bains, il se sentait, nous a-t-il dit souvent, plus fort et plus alègre: il mangeait prodigieusement; mais il était d'une maigreur singulière. Sa mère lui faisait des observations fréquentes sur sa passion pour ce genre de plaisir: mais ses avis avaient un peu le sort des autres sermons; et elle s'en consolait, en songeant qu'il devenait de jour en jour plus vigoureux, et qu'il se procurait ainsi l'instrument sans lequel les talents les plus distingués et les circonstances les plus heureuses sont si souvent perdus, une forte santé.

Au milieu des dissipations de son âge, Franklin lisait, réfléchissait sur ses lectures, et cherchait à les mettre à profit. Ce fut avant de quitter la maison paternelle qu'il lui tomba quelques volumes de Plutarque entre les mains : il les dévora. Rien n'a jamais fait sur lui de plus forte impression, que la manière simple et grande, et la philosophie tout à la fois sage et généreuse de cet écrivain, si ce n'est peut-être le bon sens exquis et la vertu plus familière, en quelque sorte, de Socrate, dont on trouve une peinture si vraie dans ses *faits et dits mémorables*, par Xénophon. La lecture des anciens est une espèce de pierre de touche qui peut servir utilement à dévoiler les dispositions et le caractère des jeunes gens. On ne rencontre guère d'hommes d'une certaine étoffe qui n'aient été passionnés pour eux, et notamment pour Plutarque et Xénophon.

Après avoir lu le traité sur *l'usage de manger de la chair*, Franklin resta convaincu de la barbarie et des effets pernicieux de cet usage : il résolut de ne plus rien manger désormais qui eût eu vie (*).

Sa mère le laissa faire, persuadée que cette fantaisie ne durerait pas. Mais elle s'aperçut bientôt qu'elle s'était trompée; et quand ses amis lui demandaient qui pouvait avoir mis une pareille chose dans la tête de son fils, elle répondait : *C'est un*

(*) Dans la première partie de ses Mémoires, Franklin dit que cette idée et la détermination qui en fut la suite lui vint après la lecture d'un morceau et Tryon sur le même sujet : mais nous lui avons entendu conter le fait comme nous le rapportons ici.

fou de philosophe. Elle ajoutait tout bas : Il n'y a pas grand mal ; cela lui donne l'habitude de l'empire sur lui-même ; il apprend qu'on peut tout avec une volonté forte (*).

C'est sous la surveillance d'une si bonne mère, que Franklin passa son enfance. Mais son activité, qui se lassait du cercle étroit dans lequel il se trouvait resserré, lui rendit bientôt la maison paternelle insupportable. A peine était-il adolescent, qu'il forma le projet de la quitter : les projets d'un caractère de sa trempe ne restent pas long-temps sans exécution. Une occasion (**) de mécontentement se présente : il la saisit avidement, et s'é-

---

(*) Dans la suite, il renonça tout-à-fait à ses principes sur ce point : on voit, dans ses Mémoires, ce qui le détermina à reprendre à cet égard la vie commune. Il aimait beaucoup le poisson. Dans un voyage de mer, il vit des matelots qui apprêtaient des morues fraîchement prises. Elles avaient dans l'estomac plusieurs petites morues qu'elles venaient d'avaler. Ah ! ah ! dit Franklin, vous vous mangez donc entre vous ?... Eh ! pourquoi l'homme ne vous mangerait-il pas aussi ? Voilà ce que c'est, ajoutait-il, que d'être un animal *raisonnable :* on trouve toujours des *raisonnements* plausibles pour excuser toutes ses passions.

(**) Cette occasion fut un mauvais traitement reçu de la part de son frère : il dit qu'il eut la douleur de voir tout le monde prendre parti contre lui ; et il rapporte au profond sentiment de révolte que lui causa cette aventure sa haine constante du pouvoir arbitraire.

chappe en fugitif; et le voilà, suivant son expression, comme Adam et Tom Jones, ayant le monde devant lui, sans autre guide pour s'y conduire que sa bonne fortune, ou plutôt son bon sens, qui n'était pas encore bien cultivé par l'expérience.

Il erra pendant quelque temps, pour ainsi dire, au hasard. L'espoir de trouver plus facilement du travail dans une ville que l'industrie de ses premiers fondateurs avait déja rendu florissante, dirigea ses pas vers Philadelphie. Il y arriva l'imagination pleine des riantes perspectives de la jeunesse, mais sans autre ressource qu'une santé robuste, et la résolution bien prononcée de ne pas mourir de faim. En entrant dans cette ville, il n'avait qu'une rixdalle de Hollande, ou cinq livres de notre monnaie, dans sa poche. Sur-le-champ il en employa une partie à acheter trois grands pains : il mit l'un sous le bras droit, l'autre sous le bras gauche, et marchait en mangeant le troisième; et c'est dans cet équipage, qui n'était pas relevé par ses habits, qu'il traversa la ville, et qu'il fut remarqué par la femme qui depuis a partagé sa destinée, et fait son bonheur pendant près d'un demi-siècle.

Le temps que Franklin passa à Philadelphie pendant ce premier séjour, et celui qu'il alla passer à Londres pour tenter la fortune sur un autre théâtre, ne sont remarquables que par les progrès successifs qu'on voit faire à son esprit naissant, à son caractère encore indécis. Tous les objets nouveaux qui se présentent à lui, ses heureux succès, ses fautes, tout est mis à profit; tout lui sert presque également. Il raconte cette partie de son histoire avec un détail tout particulier. Il a bien raison : nulle époque de la vie n'est plus décisive pour le bonheur du reste. On ne saurait trop insister sur les dangers qui l'environnent, même dans un système de conduite généralement sage et raisonnable; et rien n'est plus instructif que ce qui montre nettement la route à suivre pour ne point s'égarer.

Pendant ce temps, l'esprit de Franklin se développe : il lit quelques bons écrivains anglais. Locke, Collins, Shaftesbury, *le Spectateur*, l'intéressent et l'occupent tour à tour. Il étudie l'art de penser avec Locke; il apprend à écrire dans *le Spectateur*. Nous avons su de lui qu'il lut aussi pour la première fois, vers le même temps, une assez mauvaise traduction des *Provinciales*: cette lecture le ravit; il la recommença plusieurs fois. *Les Provinciales* étaient un des livres français qu'il estimait le plus.

La lecture de Collins avait tellement secoué son esprit, qu'il se mit à discuter lui-même, dans de petites dissertations, toutes les questions de dogme. La divinité des Écritures, la révélation, les mystères, furent successivement l'objet de son examen le plus réfléchi : toute la subtilité de la métaphysique usitée encore alors fut épuisée pour et contre. Il alla même jusqu'à nier l'existence de Dieu, et, ce qui n'était pas moins déplorable, jusqu'à mettre en problème les premières bases de la morale.

Mais cet égarement d'un esprit hardi, qui s'élance dans toutes les routes que la suite des raisonnements lui présente, ne dura qu'un instant assez court. Franklin reconnut bientôt son erreur, relativement aux deux dernières opinions. Il revint sur ses pas avec le même empressement. Il y a peut-être peu de philosophes aussi sûrs qu'il l'était, de l'existence d'un être intelligent, ame de l'univers; et personne n'a soumis à des démonstrations plus rigoureuses les principes qui, même sans cette croyance, établissent les règles de la vertu. Il aimait à citer deux mots de Bacon, l'un, qu'il faut plus de crédulité pour être athée que pour croire en Dieu; l'autre, qu'une étude superficielle (*levis degustatio*) de la physique conduit à l'athéisme, mais que des connaissances plus approfondies (*pleni haustus*) ramènent aux idées et aux sentiments religieux. Et, quant à la morale, il répétait sans cesse que c'était le seul calcul raisonnable du bonheur particulier, comme le seul garant du bonheur public. Un jour qu'il avait déja beaucoup parlé sur ce point, il finit en nous disant, dans son français, auquel l'irrégularité même ajoutait presque toujours plus de force ou de grâce : Si les coquins savaient tous les avantages de la vertu, ils deviendraient *honnêtes gens par coquinerie.*

Durant son premier séjour à Philadelphie, la femme intéressante dont nous avons parlé lui avait rendu plusieurs services essentiels : il avait pris pour elle de l'attachement, et lui en avait inspiré beaucoup. Étant à Londres, il l'avait entièrement négligée. Mais son esprit prenait de jour en jour un nouveau caractère de réflexion, et son ame commençait à se nourrir des idées et des sentiments de la perfection morale. Il sentit ses torts : il résolut de les réparer. En conséquence, il quitte Londres, et revient à Philadelphie. C'est de ce moment que date le plan de vie dont il ne s'est jamais départi dans la suite ; de ce moment, il cesse de tâtonner en jeune homme : il voit nettement le but et la route ; il ne s'en détourne plus un seul instant.

En lisant la Bible, ce qu'il faisait souvent, le livre des Proverbes attira son attention d'une manière plus particulière. On remarque dans les livres dits sapientiaux une grande connaissance du cœur humain et de la société. Celui des Proverbes contient d'excellentes leçons applicables à la vie commune, et resserrées dans des sentences énergiques et piquantes. Franklin y lut : *La longue vie est dans ta main droite, et la fortune dans ta main gauche.* Ce fut un trait de lumière pour lui. Ainsi donc, il dépend de l'homme de vivre long-temps, et d'acquérir la somme de richesse nécessaire au bonheur! Il se mit fortement dans la tête de confirmer par son exemple le proverbe, sur l'un et l'autre point. Il avait alors vingt ans, et à l'âge de quatre-vingts, en nous rappelant cette circonstance, il ajoutait : « Voyez si je me suis trompé. Ma santé n'était pas plus ferme alors qu'aujourd'hui; j'ai, non pas de l'opulence, mais une aisance bien au-dessus de mes besoins; et l'on sait assez dans le monde que le roi Georges s'est mal trouvé de ses querelles avec *le garçon imprimeur.* »

Le *Traité des faits et dits mémorables de Socrate* avait fait sur lui la plus vive impression : le caractère simple et modéré, la finesse et le bon sens de ce philosophe, convenaient particulièrement à sa manière de sentir et de voir. C'est à Socrate qu'il désirait le plus de ressembler : il le prit pour modèle.

Mais, en s'exerçant à la pratique des vertus en général, il s'aperçut bientôt qu'il ne pouvait donner en même temps une égale attention à toutes. L'idée lui vint de les prendre une à une, suivant la manière des analystes, et de ne passer à la seconde qu'après s'être bien assuré de la première. Il les classa dans le meilleur ordre qu'il put concevoir, et il commença sur-le-champ par les plus essentielles. Pour procéder avec plus de méthode, il avait arrangé un petit livre, en forme d'agenda, pour tous les jours de la semaine et du mois. Il donnait d'abord quatre à cinq jours à une vertu ou à une qualité de l'esprit ; souvent il y consacrait la semaine, et quelquefois le mois entier ; et chaque soir, en se rendant compte de la journée, il notait ses progrès et ses fautes. Après avoir pris ainsi séparément les objets de son éducation morale, il s'exerçait par degrés à les embrasser dans des ensembles tous les jours plus complets, jusqu'à ce qu'enfin ce ne fût pour lui qu'un système d'habitudes aussi naturelles que les mouvements des bras et des jambes. Nous avons eu entre les mains ce livret précieux. On y voyait, en quelque sorte, l'histoire chronologique de l'ame et du caractère de Franklin : on les voyait se développer, se fortifier, se façonner à tous les actes qui constituent leur perfection, et l'art de la vie et de la vertu, appris de la même manière que celui de jouer d'un instrument et de faire des armes. A la tête était, en guise d'épigraphe, le proverbe dont nous avons fait mention.

Il paraît que c'est à peu près vers ce temps que la liaison de Franklin avec la compagne de sa vie devint une union intime. Leur âge n'était pas tout-à-fait le même : cette femme excellente avait quelques années de plus ; la sagesse de son caractère contribua beaucoup aux plans de conduite et de travail que son jeune ami suivait avec tant de zèle et de constance. Il nous a répété plusieurs fois qu'il lui devait une grande partie de ce qu'il avait valu. Suivant son opinion, l'homme n'est complet que lorsqu'il s'est associé une femme digne de faire son bonheur : jusque là son existence est imparfaite ; ce n'est que la moitié d'un tout, qui ne peut rester ainsi divisé sans de grands désavantages. « La nature, ajoutait-il, nous punit toujours, par des défauts et des malheurs particuliers, d'un système qui la contrarie. »

L'établissement d'imprimerie de Franklin, ses spéculations sur les papiers-nouvelles et les almanachs d'Amérique, ses entreprises de librairie et de papeterie, ont été presque autant l'ouvrage de sa femme que le sien propre. Elle l'aidait non-seulement de son économie, de l'ordre et de l'activité dont elle avait pris l'habitude dans un petit commerce d'un autre genre, mais aussi de ses conseils et de ses vues; elle avait autant d'esprit et de tact que de bon sens et d'expérience. « Je trouvais toujours, nous a dit souvent Franklin, qu'elle savait ce que je ne savais pas; et si quelque chose m'avait échappé, j'étais sûr que c'était précisément ce qu'elle avait saisi. »

Les premiers papiers-nouvelles qui aient été composés en Amérique sont l'ouvrage de Franklin. Son frère réimprimait à Boston les gazettes d'Europe, telles à peu près qu'elles lui étaient envoyées. Benjamin y glissa des morceaux de sa façon. Le succès l'enhardit; les morceaux se succédèrent rapidement, et bientôt il fut cité comme un prodige. Plus tard, c'est-à-dire quand il eut formé son établissement, il entreprit de faire une gazette qui fût vraiment la sienne. C'est ce qui lui donna rapidement une assez grande réputation, et contribua le plus à faire prospérer son commerce. Dans sa gazette, il discutait les sujets les plus intéressants pour l'époque et pour le pays; mais son goût le portait de préférence vers les objets de morale, et quelquefois il ne craignait pas de toucher aux affaires publiques. En peu de temps, il devint une espèce de censeur; il acquit une sorte de puissance.

L'Amérique n'avait point d'almanachs, et n'en recevait que de fort mauvais d'Angleterre. Ils étaient défigurés par toutes ces billevesées dont les astronomes des derniers siècles les avaient remplis, et par le surcroît de celles que le charlatanisme ou l'ignorante crédulité des imprimeurs y avaient ajoutées. Franklin entreprit de donner à ses compatriotes des almanachs faits pour eux, et de substituer aux prédictions sur la pluie et le beau temps, sur la naissance ou la mort des princes, de courtes instructions sur le soin du ménage, sur les divers objets de culture, sur l'éducation des animaux, sur l'hygiène simple des habitants de la campagne, en un mot, sur divers sujets d'économie domestique et de morale. Il renfermait souvent ses leçons dans des allégories naïves, et dans des sentences ou des proverbes qui se retenaient facilement, et qui joignaient, au mérite éminent d'être le résultat de la plus profonde sagesse, l'avantage, plus inappréciable encore, d'être à la portée des esprits les moins cultivés. Le petit ouvrage intitulé, *La Science du bonhomme Richard*, n'est autre chose que le recueil choisi de ces proverbes et sentences.

Ainsi, les gazettes et les almanachs de Franklin ont commencé l'éducation de l'Amérique. Elle a rapidement profité des leçons d'industrie et d'indépendance dont il les avait semés; il ne lui reste qu'à conserver précieusement les biens qu'elle en a recueillis, en suivant avec le même soin les leçons de simplicité, de philanthropie, de vertu, qui s'y trouvent toujours unies aux premières, comme leur complément indispensable.

Franklin trouva, dans le débit de ses almanachs, un autre avantage qui ne tourna guère moins au profit de son pays. Tout le papier qui s'y consommait était tiré d'Europe; pour le payer, il fallait exporter des denrées précieuses, qui se seraient consommées plus utilement sur les lieux, dans les améliorations de la culture. Franklin fit vendre ses almanachs pour du chiffon : beaucoup de petits cultivateurs, qui ne les auraient pas achetés sans cela, purent se les procurer. Le chiffon fut regardé comme un objet qui ne devait plus être jeté dans les égouts: on le ramassa partout soigneusement; et quand Franklin en eut une provision suffisante, il établit une papeterie, au moyen de laquelle il se trouva sur-le-champ en état de se passer des fabriques d'Europe, pour ses impressions; bientôt même il put fournir divers marchands de Philadelphie, de Boston et des autres villes anglo-américaines.

Cet établissement eut un tel succès, qu'il ne fut pas long-temps le seul du même genre. Les négociants d'un pays qui commençait à s'éclairer sentirent que le commerce du papier ne pouvait aller qu'en croissant; et quelques années après, il y avait cinq ou six papeteries en Amérique.

En créant son imprimerie, en levant sa boutique de libraire, en formant sa manufacture de papier, Franklin s'était imposé des travaux qu'il n'exécutait pas à la manière des spéculateurs d'Europe. Ce n'était point du fond de son cabinet qu'il dirigeait ses affaires et commandait à ses ouvriers : il était au milieu d'eux, en veste et en bonnet; il mettait sans cesse la main à l'œuvre; il composait, corrigeait les épreuves, et les tirait lui-même; il emballait, portait les ballots, brouettait, balayait l'atelier et la boutique, ne regardant aucun travail comme au-dessous de lui. Ses voisins, qui ne le voyaient dans les rues que pour les affaires de son négoce, et dans l'accoutrement d'un ouvrier, disaient : *Ce Benjamin Franklin est un homme laborieux; il fera fortune.* Cette conduite ne lui était pas seulement profitable sous les rapports d'une économie directe; elle lui attirait encore l'estime et la confiance de tout le monde.

C'est ainsi qu'il passait la semaine entière. Le dimanche et les jours de fêtes, il voyait quelques hommes occupés et sages comme lui. A mesure que ses affaires particulières prospéraient, sa philanthropie tournait de plus en plus toute son attention et ses pensées vers des objets d'utilité publique. Dans ses conversations avec ses amis, tout ce qui pouvait contribuer au bonheur des hommes devenait tour à tour un sujet de discussion. Ses idées s'étaient agrandies par la lecture; elles s'étendirent encore, dans le commerce de quelques personnes de bon sens qui lisaient et pensaient. Il sentit tous les avantages de cette communication, et il voulut lui donner une influence plus directe, en formant un club dont le but serait de perfectionner la société humaine, et toutes les idées ou les inventions qui peuvent tendre à l'embellir. C'est par les rapports que la correspondance de ce club lui donna avec tout ce qu'il y avait d'hommes éclairés dans les treize états; c'est par les souscriptions auxquelles son crédit et celui de ses confrères firent contribuer les plus riches propriétaires ou négociants, qu'il trouva le moyen d'exécuter plusieurs grands et beaux établissements. Il fit les premiers fonds d'une bibliothèque publique, qui depuis s'est accrue chaque jour de ses nouveaux dons et de ceux des autres amis de la patrie; il bâtit et dota une maison d'instruction; il forma des associations et des tontines pour les ouvriers; il essaya différents plans de secours pour les pauvres infirmes ou vieillards; enfin, la Société philosophique de Philadelphie prit, en quelque sorte, naissance dans ce club, dont tous les membres étaient des hommes de mérite, et dont l'influence sur l'opinion publique et sur sur le gouvernement se manifesta bientôt de la manière la plus remarquable (*).

Franklin avait senti fort jeune la nécessité de l'indépendance. Presque dès l'entrée de sa carriere, il avait conçu l'idée et l'espoir d'une honnête fortune; et sans cesse il avait tendu vers ce terme de ses premiers travaux. Mais une ame comme la sienne n'avait pas besoin de richesse; ses projets même de bienfaisance ne la lui rendaient pas nécessaire. Il ne pensait pas que tout le bien se fît en ouvrant une bourse. La somme à laquelle il voulait porter son aisance avait été fixée d'avance dans ses plans : rien ne put le dé-

---

(*) La question du papier-monnaie se discuta pour la première fois dans ce club. Franklin soutint la nécessité de sa création. Chaque émission nouvelle fut principalement déterminée par ses écrits. Mais plus tard, il avait reconnu que ce moyen, nécessaire quand les monnaies métalliques manquent entièrement, peut tout bouleverser, si l'on porte trop loin la quantité du signe fictif. Elle ne s'était pas élevée au-dessus de vingt-quatre millions de livres tournois en 1771, époque où, suivant Franklin, le papier n'avait encore fait que du bien dans son pays.

terminer à la passer. Ainsi donc, au milieu du commerce le plus prospère, et dans le moment où son crédit avait pris le plus de consistance, il se retira tout à coup pour mener une vie philosophique. Nous lui avons entendu souvent dire qu'il était plutôt fâché d'être aussi riche, que de ne l'être pas davantage. « Mes héritiers, ajoutait-il, auront bien plus de peine à valoir quelque chose, que si le besoin de se créer une existence aiguillonnait leur activité; et je me croirais coupable envers eux, si je cherchais à rassembler sur leur tête des avantages dont on ne jouit pour l'ordinaire bien sainement, que lorsqu'on les a conquis par son propre labeur. »

C'est vers l'âge de quarante ans que Franklin se retira du commerce. L'étude, qui jusqu'alors n'avait été pour lui qu'un délassement, devint son occupation principale; les affaires publiques, auxquelles il n'avait donné que quelques moments enlevés à ses travaux, devinrent l'objet de ses continuelles réflexions. La physique, qui fournit à l'homme tant d'utiles instruments; la philosophie morale, qui lui apprend à jouir des biens de la nature et de la société; les arts, qui multiplient chaque jour les objets de ses jouissances; enfin, tout ce qui peut contribuer au bonheur particulier et public, tout ce qui tend à perfectionner l'ame humaine elle-même, remplissait doucement le loisir studieux de Franklin.

Par les soins de plusieurs physiciens célèbres, les faits relatifs à l'électricité commençaient à n'être plus entièrement isolés et insignifiants. On les avait réunis et comparés; on entrevoyait l'importance des nouvelles recherches auxquelles ils pouvaient donner lieu, et déja même ils paraissaient se ranger et se classer en un corps de doctrine. Mais l'électricité n'était point encore liée à d'autres grands phénomènes; on ignorait le caractère de sa cause, et l'on n'avait déterminé que d'une manière vague les circonstances où elle se manifeste. Franklin, par une suite d'expériences aussi simples qu'ingénieuses, prouva qu'elle est répandue dans tous les corps de notre univers; qu'elle s'y comporte à la manière des fluides; qu'elle est un fluide véritable, cherchant toujours à se mettre en équilibre; qu'elle ne devient sensible que lorsque l'équilibre est rompu, et que les étincelles ou les explosions sont produites par l'effort qui le fait cesser ou qui le reproduit. De là, la distinction de l'électricité en positive et négative; de là une nouvelle et très-ingénieuse explication du phénomène de la bouteille de Leyde; explication qui n'a cependant pas levé tous les doutes. Enfin, par des essais nombreux, souvent accompagnés de dangers, il démontra sans réplique l'identité de la matière électrique et de la matière fulminante, et trouva les moyens faciles de les diriger et de les gouverner à son gré.

Dans le son que rendent des verres frottés avec le doigt humide, on n'avait vu jusque là qu'un fait singulier : Franklin y vit un nouvel instrument de musique. S'étant aperçu facilement que les rapports de la masse totale du verre à sa capacité, à son évasement, ou à la quantité de liqueur qu'on y avait introduite, constituent la différence des sons, et qu'il est facile d'établir entre différents verres les mêmes relations harmoniques qu'entre différentes cordes sonores, l'*harmonica* fut trouvé.

Cet instrument n'est propre qu'à un seul genre de musique; il ne peut même pas rendre tous les accents de celle qui lui convient le mieux. Mais il produit des effets que l'art ignorait encore; et les voix les plus souples, les plus fraîches, les plus touchantes, ne vont peut-être pas chercher si avant toutes les fibres sensibles de l'oreille et du cœur. Il semble que ses vibrations agissent directement sur tout le système nerveux à la fois; et dans les impressions, pour ainsi dire, aériennes dont il vous environne, il y a vraiment quelque chose de magique.

Franklin a fait aussi beaucoup de recherches,

c'est-à-dire beaucoup d'expériences, sur l'aimant. Il regarde comme prouvé que le fluide électrique et le fluide magnétique non-seulement diffèrent essentiellement l'un de l'autre, mais qu'ils n'ont pas même de rapports; et de ses essais a résulté la même théorie qu'Æpinus de son côté développait et soumettait aux lois du calcul.

Dans un morceau très-ingénieux sur les aurores boréales, Franklin s'est efforcé depuis de lier ce phénomène si remarquable à ceux du magnétisme général et de l'électricité réunis.

On lit dans Plutarque que l'huile calme les vagues agitées : personne, que je sache, n'avait jugé que cette assertion pût avoir quelque fondement; personne du moins n'avait convenablement vérifié le fait. Franklin, sans avoir, à ce qu'il paraît, aucune idée du passage de Plutarque, fit, dans les essais multipliés qui l'occupaient sans cesse, la même découverte. Il nous a dit que, répétant en Angleterre l'expérience devant un fermier, qui lui témoignait à cet égard la plus forte incrédulité, il eut occasion de faire une observation philosophique qui n'était peut-être pas moins intéressante. Quand ce fermier vit la chose réussir, il resta comme frappé de la foudre, et il ne sortit de sa stupéfaction et de son silence, que pour venir se jeter en quelque sorte aux pieds de Franklin, en lui disant : « Eh bien, monsieur, que voulez-vous que je croie?... — Ce que vous avez vu, lui répondit le physicien ; et rien de plus. » Il ajoutait : « Cet homme, pour avoir été témoin d'une chose extraordinaire, était tout prêt à croire les plus absurdes : telle est la logique des trois quarts des hommes. »

Si nous voulions rendre compte de toutes les inventions utiles de Franklin, nous serions obligés de parcourir beaucoup d'objets d'un usage journalier. Le caractère de son esprit le portait particulièrement vers ce qui peut être appliqué d'une manière directe à nos besoins, simplifier nos besoins eux-mêmes, rendre les travaux plus faciles et l'existence plus agréable. L'art de se vêtir, celui d'améliorer les aliments, celui de se loger, de distribuer les appartements d'une maison, de disposer les poêles et les cheminées d'une manière plus économique ; l'art plus important de conserver la santé du corps, en un mot, tout ce qui tend à perfectionner la vie l'occupait tour à tour ; et les moyens de rendre un meuble plus commode, ou un plat meilleur, ne lui paraissaient pas des recherches indignes d'un philosophe.

En reculant de jour en jour ses limites, en étendant sa culture, en augmentant les productions de son industrie, l'Amérique avait senti la nécessité de rendre dans son sein les communications plus faciles. Des postes, à la vérité très-imparfaites encore, mais telles que la dissémination des villages et l'état des chemins avaient pû les permettre, étaient établies entre les villes les plus importantes. Elles annonçaient les progrès que le pays avait déja fait dans la civilisation ; elles présageaient les progrès ultérieurs qu'il allait faire en peu de temps. Franklin fut nommé directeur de cet établissement nouveau, ce qui lui fournit les moyens de rendre des services essentiels à l'agriculture et au commerce. Les voyages que les devoirs de sa place l'obligèrent de réitérer fréquemment, et de pousser fort loin dans l'intérieur des terres, lui procurèrent beaucoup de notions utiles sur le sol et sur la nature de ses productions : ils le mirent souvent à portée de voir dans leurs propres habitations les sauvages, dont les nouvelles plantations anglaises étaient environnées, et auprès desquels il fut souvent chargé de missions publiques. Dans un petit écrit intitulé, *De la politesse des sauvages*, il a peint leurs mœurs avec beaucoup d'exactitude et d'intérêt : il ne dissimule pas qu'il les croit, sous plusieurs rapports, meilleures que les nôtres; il va même jusqu'à laisser penser que la vie errante et libre de ces peuplades est plus appropriée au bonheur de l'homme que celle des nations civilisées. Mais peut-être ne s'était-il pas bien rendu compte des motifs de cette prédilection. Elle paraît avoir tenu chez lui à l'idée qu'on est d'autant plus heureux, qu'on resserre et simplifie davantage son existence: idée qui, prise d'une manière trop générale, ne serait pas tout-à-fait juste; car s'il est vrai que les malheurs des hommes dépendent presque toujours de ce que leurs besoins se trouvent au-dessus des moyens qu'ils ont de les satisfaire, il est également certain que celui qui n'emploie pas toutes ses facultés, c'est-à-dire, dont les besoins restent au-dessous de ses moyens, n'a qu'une existence incomplète; et quand on parle de bonheur, c'est tout celui dont l'homme peut jouir qu'il faut entendre.

A mesure que l'Amérique s'enrichissait par l'industrie et l'activité de ses planteurs, à mesure qu'elle s'éclairait par le zèle de quelques philanthropes, à la tête desquels l'on trouve toujours Franklin, l'esprit de liberté prenait un essor qu'il n'avait pas dans les autres pays soumis au gouvernement anglais. Mais ce gouvernement, l'un des plus corrompus et des plus froidement iniques, tourmentait, pressurait et voulait tenir sous une tutelle humiliante cette respectable colonie.

Des droits vexatoires établis sur différents objets de consommation ; l'arbitraire que les agents envoyés d'Europe portaient dans l'exercice de leur autorité ; le refus tyrannique et souvent renouvelé de faire droit à des griefs qui s'aggravaient de jour en jour ; enfin, le refus plus tyrannique et plus insolent, d'accorder une représentation à ce peuple, qui formait déja des provinces considérables : tout cela faisait fermenter dans le cœur des Anglo-Américains un mécontentement que les amis de la liberté ne manquaient pas d'entretenir, et qui devait tôt ou tard produire une explosion.

Franklin l'avait prévu long-temps d'avance. Lorsqu'il fut envoyé la première fois en Angleterre, pour y porter les remontrances et les plaintes de ses concitoyens, il pressentait déja la possibilité d'une rupture ; il en calculait les suites, et se préparait de loin à la diriger. Cependant les choses restèrent encore dans un état assez calme ; et pendant son séjour à Londres, il put s'occuper de sciences et de philosophie, encore plus que de politique et surtout de révolution. Il y devint l'ami des hommes les plus célèbres. C'est à cette époque qu'il fit avec Pringle un premier voyage en France ; il visita aussi la Belgique et la Hollande. Comme ses découvertes sur l'électricité étaient encore assez nouvelles, son arrivée à Paris fit alors presque autant de sensation parmi les savants, que son retour en 1776 en fit parmi tous les amis de la liberté. On le reçut comme un homme à qui la physique devait une de ses vérités les plus importantes ; et, si je ne me trompe, c'est peu de temps après que l'Académie des Sciences le mit au nombre de ses associés étrangers.

Mais les vexations essuyées par les Américains, et la juste indignation dont elles attisaient la flamme, allaient toujours en croissant. Dans un second voyage à Londres, Franklin vint assurer le succès de la révolution, en essayant de bonne foi tous les moyens qui pouvaient la prévenir. Sa correspondance avec le gouvernement, ses conversations particulières avec les ministres, son interrogatoire à la barre de la chambre des communes, sa lettre au libraire Straham, publiée par lui-même, prouvent qu'il ne négligea rien pour dessiller les yeux du roi et de son conseil. Mais tout fut inutile. Sa bonne foi fut prise pour de l'adresse ; on crut pouvoir s'en rapporter de préférence, sur la situation de l'Amérique, à des hommes qui n'avaient fait que la voir en courant ; et, comme il l'observait lui-même, il trompa le ministère anglais, et l'entraîna dans le piége, en lui disant la plus exacte vérité. « C'est là toute ma finesse, ajoutait-il ; et les hommes politiques sont si corrompus, que je les ai toujours trompés par ce moyen. »

Lors de ce second voyage à Londres, déja la division entre le gouvernement anglais et les Américains était sur le point d'éclater. Franklin suivait toujours son système, qui était d'aggraver de plus en plus les torts du conseil, en épuisant toutes les voies de conciliation. Il voulait ne lui laisser aucune excuse dans l'esprit du peuple des États. La stupidité de l'orgueil ministériel et les fausses vues de l'astuce diplomatique le servirent à merveille. La haine personnelle de Georges le servit mieux encore. « Dans les affaires de ce monde, c'est un grand avantage, nous disait Franklin, que de pouvoir inspirer une colère passionnée à son ennemi. » Georges crut faire beaucoup de mal à Franklin en lui faisant intenter, par un personnage à ses ordres, le procès le plus ridicule, et prodiguer, par un avocat vénal, beaucoup d'injures dans la discussion de l'affaire. Le philosophe, assis tranquillement vis-à-vis de l'avocat, faisait à chaque injure un petit signe de la main, pour indiquer que l'injure passait outre et ne l'atteignait pas. En sortant, il dit à un ami qui l'avait accompagné : « Voilà un beau discours que l'acheteur n'a pas encore fini de payer ; il pourra lui coûter plus cher qu'il ne pense. »

Le roi cherchait à multiplier chaque jour ces petites malices contre Franklin. Celui-ci riait en secret de voir qu'il n'y a qu'à laisser faire les hommes absurdes et ivres d'autorité, pour en avoir bientôt raison. Enfin, quelques mouvements partiels ayant éclaté dans les États, le conseil prit la résolution de faire arrêter leur envoyé, comme chef des rebelles ; mais Franklin, qui était le plus vigilant des hommes, et qui d'ailleurs avait des amis zélés au milieu du camp ennemi, fut averti à temps : le jour qu'il quitta Londres, il avait demandé pour le soir un rendez-vous à plusieurs ministres, et déja il était en mer, avant qu'on eût pris les moindres mesures pour s'assurer de lui.

De retour en Amérique, il y trouva les esprits dans la situation qu'il désirait. Les chefs, ou les hommes qui pouvaient le devenir, s'étaient trop avancés pour pouvoir revenir sur leurs pas : le parti des propriétaires royalistes ou *loyalistes* s'affaiblissait tous les jours ; le peuple était unanime. Franklin arrive, fort de toutes les sottises du cabinet de Saint-James, plus fort encore sans doute des violences tyranniques et sanglantes qu'exerçaient journellement les troupes anglaises : son ame semble se répandre partout ; l'indignation générale est au comble ; et tout à coup la cloche de la liberté sonne dans les treize États.

Les compatriotes de Franklin savaient qu'un homme comme lui devenait facilement propre à tout. L'organisation de leurs milices était alors l'objet le plus important dans un mouvement révolutionnaire. Les autorités civiles s'organisent en quelque sorte d'elles-mêmes; il ne peut en être ainsi d'une armée. Franklin fut nommé lieutenant-général; et l'on vit un philosophe qui, de l'état de garçon imprimeur, s'était élevé jusqu'à la réputation des savants les plus célèbres, des négociateurs les plus habiles, passer, avec la même aisance et le même succès, au rôle d'homme de guerre. Mais, on le sent bien, sans qu'il soit nécessaire de le dire, le philanthrope Franklin ne pouvait paraître les armes à la main que pour la cause de la liberté. En quittant la France, il nous a donné l'épée qu'il portait alors, avec la canne dont il s'était servi pendant plus de trente ans, dans ses expériences, pour calmer les eaux agitées, et dont la pomme contenait un petit flacon d'huile. *Je vous les laisse,* nous dit-il, *comme des reliques et comme des souvenirs d'amitié.* On peut juger si nous les conservons précieusement.

Un des motifs qui déterminèrent les *insurgents*, car les Américains prirent dès lors ce nom, à nommer Franklin leur lieutenant-général, ce fut le peu d'hommes de guerre qu'ils avaient dans leur parti, et le peu de confiance que ceux-là même leur inspiraient. Washington, qui depuis a défendu dignement la cause de la liberté, avait semblé d'abord balancer quelque temps entre les cordons anglais et la voix de la patrie. Mais il se décida pour son devoir, et s'est acquis une gloire immortelle. Cependant ses premières incertitudes avaient laissé des nuages dans l'esprit des républicains ardents, et, dans les premiers temps, quand il ouvrait quelque avis sur la politique, on les entendit quelquefois lui dire : M. Washington, ne vous mêlez point de cela ; montez sur votre cheval blanc.

Le cheval blanc commençait à bien marcher, lorsque Franklin écrivait à l'un de ses amis en Angleterre la lettre suivante.

« Je pars demain pour le camp ; une occasion s'offre à moi, dans l'instant même, de vous donner de mes nouvelles. Je vous écris ce peu de mots pour vous dire que je suis bien portant et joyeux. Dites à notre bon ami ***, qui désespère quelquefois de notre fermeté, que l'Amérique est déterminée et unanime, excepté un petit nombre de Torys et d'hommes en place, qui probablement se retireront d'eux-mêmes. La Grande-Bretagne a tué, cette campagne, cent cinquante Yamkis, moyennant trois millions de dépenses, ce qui fait vingt mille livres par tête ; et sur la montagne Bunker, elle a gagné un mille de terrain, dont nous lui avons repris la moitié, en nous postant sur la montagne cultivée. Dans le même temps, il est né soixante mille enfants sur notre territoire. D'après ces données, sa tête mathématique trouvera facilement, par le calcul, quels sont et les dépenses et le temps nécessaires pour nous tuer tous et conquérir nos possessions. »

Mais bientôt les insurgents sentirent que Franklin pouvait leur rendre des services plus importants en Europe. Une des grandes erreurs de l'ancienne diplomatie, était de croire que deux nations peuvent être ennemies naturelles; une erreur encore plus grande, était de regarder le mal qui arrive à l'une, comme autant de profit pour l'autre. C'est pourtant à ces absurdités que les Américains ont dû les secours qui leur furent donnés par le cabinet de Versailles. A peine avait-on appris en France les mouvements qu'ils préparaient, que les amis de la liberté, qui n'étaient peut-être nulle part en aussi grand nombre, sentirent ranimer leur zèle et leurs espérances. Quant au ministère, il ne vit dans une révolution en Amérique qu'une mauvaise affaire sur les bras du gouvernement anglais, et dans le succès de cette révolution, qu'un coup fatal à la puissance de l'Angleterre. Ces vues profondes dirigeaient toute la conduite du ministre Vergennes; et peut-être le vieux Maurepas, qui jadis avait eu pourtant d'autres idées, les partageait-il lui-même. Enfin, le conseil fit encourager l'insurrection par des émissaires secrets; il fit donner quelques légers secours d'argent, il fit faire des promesses; et, dans l'étonnement de se trouver une fois approuvé par l'opinion publique, il fomenta de toutes ses forces les bonnes dispositions que les progrès de la philosophie avaient fait naître parmi le peuple français, en faveur de ces hommes généreux qui lui enseignaient comment il faut dire, *non!* à ses tyrans. Ainsi, quelques idées fausses firent ce que n'aurait pas fait sans doute le sentiment de la justice et de l'humanité ; et la jalousie la plus aveugle dans ses moyens donna au monde un spectacle assez curieux pour les observateurs réfléchis, celui d'un gouvernement arbitraire, qui non-seulement se mettait, pour ainsi dire, à la tête de ce qu'il devait regarder comme une rébellion, mais qui en laissait propager les principes, les approuvait même, et leur prêtait l'appui de son influence et de son autorité.

Les intentions bienveillantes du cabinet de Versailles étaient connues en Amérique; mais il ne s'était pas encore ouvertement déclaré, quand Franklin fut chargé, par ses compatriotes, de venir solliciter des secours plus efficaces. On sait avec quelle habileté, quelle bonne foi, quel succès cette négociation fut conduite. Le gouvernement ne fit pas toujours les choses aussi vite qu'il l'eût fallu, mais il fit beaucoup plus qu'il n'avait promis ; et Franklin, sans autre artifice que la vérité, couvrit l'Océan des flottes espagnoles et françaises, envoya de puissantes armées auxiliaires à son pays, et, par une commotion pour ainsi dire électrique, ébranla toute l'Europe du mouvement qui se passait sur un autre hémisphère.

Notre intention n'est pas de faire l'histoire de cette belle négociation ; elle exigerait elle seule plus d'espace que cette Notice n'en doit embrasser ; mais nous croyons pouvoir dire, sans crainte d'être démentis, que toute la conduite de Franklin fut un chef-d'œuvre. Il en couronna les succès par la paix la plus honorable, dont la France ne sut pas tirer peut-être les mêmes avantages, mais qui terminait dignement cette guerre, en assurant l'indépendance de l'Amérique. Le lord Shelburn (aujourd'hui lord Lansdown), après avoir pris le plus vif intérêt au succès des Américains, eut la gloire de préparer et de signer le traité : ses soins en facilitèrent tous les arrangements ; et Franklin se plaisait à dire qu'il n'avait trouvé dans aucun ministre autant de droiture et de véritable philanthropie, jointes à de si rares talents et à des idées si libérales.

Pendant son dernier séjour en France, que l'enthousiasme public devait nécessairement lui rendre agréable, Franklin passait sa vie avec ce qu'il y avait à Paris de plus distingué par le savoir, l'esprit, et surtout l'amour des hommes et de la liberté. Les maisons Turgot, Helvétius, La Rochefoucault, d'Holback, en étaient le rendez-vous. Il y fut introduit dès son arrivée, et il y forma plusieurs liaisons, qu'il a toujours cultivées avec beaucoup de soin. Il aimait à citer, et pratiquait fidèlement le proverbe de ses amis les sauvages : *Tenez la chaîne de l'amitié claire et brillante.* Parmi les personnes avec lesquelles il se lia d'une manière plus étroite, on peut distinguer la veuve du philosophe Helvétius, dont la destinée était d'avoir pour amis plusieurs grands hommes du siècle, et qu'il ne quitta, lors de son départ, qu'avec beaucoup de larmes, également honorables pour l'un et pour l'autre.

Ce départ était devenu nécessaire à son pays. Franklin, en quittant la France, eut quelques efforts à faire; il emportait des souvenirs qui devaient la lui faire regretter; mais il obéissait au sentiment du devoir. M. Jefferson, qui le remplaça peu de temps après dans sa mission auprès de notre gouvernement, et que l'on a vu depuis remplir si dignement dans le sien la place de ministre des affaires étrangères, et la quitter au moment où les plans de conduite qu'on y commençait à suivre n'étaient plus d'accord avec l'intérêt de sa patrie et de l'humanité; M. Jefferson nous disait alors: « Il faut absolument que ce grand homme retourne en Amérique : s'il mourait, j'y ferais transporter sa cendre; son cercueil réunirait encore tous les partis. »

On pouvait craindre qu'il ne lui fût pas possible, ou qu'il n'eût pas le temps de faire le voyage. Depuis deux ou trois ans, il éprouvait des douleurs plus ou moins vives ou continues, causées par la présence d'une pierre dans la vessie. La pierre augmentait tous les jours de volume, et les douleurs devenaient par moments très-aiguës. Franklin ne voulut jamais entendre parler d'opération, quoique sa santé, d'ailleurs excellente, semblât en assurer le succès. Il sentait qu'il pouvait être encore utile à son pays; il ne voulait pas, pour s'épargner des douleurs, hasarder une vie à laquelle il voyait l'intérêt public attaché.

Il partit, emportant de vifs regrets dans le cœur, et ne se consolant que par l'idée d'aller mourir au milieu des hommes qu'il avait servis avec tant de zèle depuis cinquante ans, et dans les bras de sa fille chérie, madame Beach, qui, dans le cours de la révolution, avait déployé l'ame d'un patriote, au milieu des affections et des vertus paisibles de son sexe.

Dans la traversée, qu'il supporta beaucoup mieux qu'on ne pouvait s'y attendre, il fut accompagné par ses deux petits-fils, Temple Franklin, qui lui avait servi de secrétaire d'ambassade, homme de beaucoup d'esprit, et Benjamin Beach, depuis imprimeur à Philadelphie, digne de rappeler son grand-père par son caractère de bon sens et de simplicité, par ses goûts, son plan de vie, et l'attachement le plus sincère aux principes républicains (*).

Mais les regrets de Franklin, en quittant la France, ne tenaient pas seulement à des sentiments personnels. Profondément touché des marques d'intérêt particulier qu'il y avait reçues, il l'était peut-être plus encore des services que le gouvernement, et surtout l'opinion publique avait rendus à la révolution de son pays. Il en parlait avec une sorte d'attendrissement, dont l'âge et les affaires publiques ne l'avaient point rendu incapable. Les hommes qui ont gouverné depuis en

---

(*) C'était lui qui imprimait et rédigait en grande partie *l'Aurore,* l'un des journaux les plus patriotiques des États-Unis.

Amérique n'ont pas toujours paru vouloir l'imiter sur ce point, non plus que sur plusieurs autres. Mais l'Amérique ne s'est-elle pas véritablement acquittée avec la France, en lui donnant un bel exemple, qui n'a pas été perdu? Dans sa généreuse philanthropie, la France a fait des calculs plus justes que ceux de ces froids politiques qui s'imaginent que les données en doivent toujours être exprimées par des chiffres; car la philanthropie, comme toutes les autres vertus, et encore plus peut-être, se paie par elle-même; et celui qui l'exerce constamment doit en recueillir à la longue des avantages d'autant plus sûrs, que la supériorité dont ils dépendent est de celles que personne n'a d'intérêt à constester.

Le retour de Franklin à Philadelphie fit en effet quelque bien. Son ascendant réunit ou contint les partis : l'esprit public, énervé depuis la paix, se ranima sensiblement; et les partisans de la balance anglaise furent réduits à publier de gros livres qu'on lut peu, mais dont la réputation de leurs auteurs fit juger nécessaire de se moquer beaucoup.

Cependant une seconde convention fut convoquée pour faire quelques changements dans la constitution. Franklin y parut comme représentant de l'état de Philadelphie. L'esprit qu'il y vit régner dans les discussions ne le satisfit pas toujours; mais il en sortit chaque fois plus fortement convaincu que celui de la saine démocratie résisterait aux menées des anciens royalistes et des nouveaux Torys de la révolution. Il pensait du moins que, si le gouvernement de son pays tournait au despotisme, ce serait seulement lorsque le peuple serait trop corrompu pour pouvoir être gouverné autrement que par un despote.

La constitution nouvelle contenait des articles qu'il avait combattus et qu'il n'approuvait pas; il la signa pourtant lorsqu'elle eut été définitivement arrêtée, donnant en cela l'exemple d'un citoyen libre, qui soumet son opinion, ou plutôt sa conduite, à la volonté nationale régulièrement exprimée par la majorité des représentants du peuple.

La convention terminée, Franklin se retira pour toujours des affaires publiques. Son âge, ses infirmités habituelles, et le besoin de faire une pause dans la vie, avant d'arriver au terme, lui rendaient le repos nécessaire.

Tant que ses douleurs furent supportables, ou ne revinrent que par intervalles, ce repos fut rempli par de douces occupations domestiques, par des lectures intéressantes, par la conversation d'amis choisis. Dans une lettre à *sa bonne amie*

Helvétius, il mandait que presque toute sa journée se passait alors au milieu d'ouvriers employés à construire des maisons commodes pour ses petits-enfants; qu'il renouvelait parfois connaissance avec les sages de tous les siècles, et qu'il tâchait de réunir dans sa maison ceux de son pays; qu'il donnait aussi quelques moments à l'arrangement de ses papiers et à la rédaction de la dernière partie de ses Mémoires. J'étends, ajoutait-il, mes bras vers vous, malgré l'immensité des mers qui nous séparent, en attendant le baiser céleste que j'espère fermement vous donner un jour.

C'était le chant du cygne. Bientôt la pierre grossissant toujours, et vraisemblablement devenant anguleuse, les souffrances augmentèrent progressivement : le malade ne voulut jamais consentir à l'opération. Cette fois, son âge était le seul motif qu'il opposât au vœu de ses amis et aux promesses d'un artiste célèbre. Pour lui rendre la vie tolérable, il fallut le mettre à l'usage presque continuel de l'opium. Sa constitution, parfaitement saine et robuste jusqu'alors, s'altéra peu à peu; et, sans avoir un instant perdu ni la lucidité de ses idées, ni la sérénité de son ame, frappé depuis quelque temps à mort, non par la maladie primitive dont il était atteint, mais par un abcès au cœur qui pouvait dépendre du transport de la matière lithique sur ce viscère, il mourut le 17 avril 1790, dans les bras de sa famille, et au milieu d'un peuple reconnaissant.

Le bruit de la perte que venait de faire l'humanité traversa bientôt l'Océan ; il retentit dans toute l'Europe, et, quoique prévu depuis longtemps en France, il y fit la plus vive impression. L'Assemblée Constituante était au milieu de ses travaux : Mirabeau monte à la tribune : *Franklin est mort!* dit-il avec cet accent élevé qui lui était propre, *les sciences, la philosophie, la liberté environnent sa tombe et l'arrosent de larmes.* Il demande que la France, qui, pour ainsi dire, avait adopté Franklin, honorât sa mémoire par des témoignages particuliers ; et l'Assemblée décréta que son deuil serait porté solennellement pendant trois jours.

En lisant les papiers américains du temps, on voit que les regrets furent universels dans les treize États, et que ses ennemis même, car sa gloire offusquait trop de petites prétentions pour qu'il n'en eût pas, se virent obligés d'imiter la douleur publique. Mais notre dessein n'est pas de nous arrêter à ces détails ; il vaut mieux revenir encore un instant sur quelques traits qui peuvent servir à caractériser Franklin : nous les offrirons toujours sans beaucoup d'ordre, comme ils viendront se retracer à notre mémoire.

On a vu qu'il a occupé, dans le monde, une grande place comme savant, comme politique, comme écrivain, comme philosophe, comme moraliste ; et, sous aucun de ces points de vue, il ne ressemble à d'autres hommes.

Ce qui distingue particulièrement son esprit, c'est la rectitude, la simplicité, la sagacité. Il s'était fait de bonne heure l'habitude de voir les objets sous leurs vrais rapports ; il écartait toujours soigneusement tout ce qui pouvait ou les dénaturer, ou les obscurcir : ce n'était pas à des choses extraordinaires ou brillantes qu'il aimait à s'attacher ; il ne faisait cas que de celles qui sont d'une application directe ; il cherchait à les ramener aux termes les plus simples et les plus usuels ; et, s'il présentait habituellement sa pensée d'une manière ingénieuse et piquante, il semblait que ce fût seulement pour la rendre plus facile à saisir, et la mettre à la portée des esprits les plus communs. Aucun homme, du reste, n'a jamais vu plus promptement et plus sûrement tout le parti qu'il y avait à tirer d'une idée qu'on lui présentait, d'un fait qui s'offrait à lui. Dans ce que vous lui disiez au hasard, il voyait l'explication ou le lien d'une foule d'observations isolées ;

dans la plus petite expérience, il voyait les lois générales de la physique ; et ce qui nous passe chaque jour sous les yeux, sans attirer le moins du monde notre attention, lui fournissait souvent l'idée des inventions les plus utiles. Il avait lu beaucoup, mais il n'était pas ce qu'on appelle érudit, et dans la physique même il avait plus inventé qu'appris. Sa mémoire ne retenait de chaque livre que ce dont il espérait faire usage ; mais c'était pour toujours. Il n'avait également rien oublié de ce qu'il avait recueilli d'intéressant, pendant le cours d'une longue vie, dans le commerce des hommes. Les observations ou les anecdotes qui s'y rapportaient, toujours présentes à sa mémoire, formaient pour lui une espèce de science et de morale pratique, dont il trouvait sans cesse à faire l'application dans sa conduite journalière, ou qui, répandue à chaque instant dans sa conversation, la rendait également attachante et profitable. En un mot, c'est lui surtout qui pouvait dire à juste titre : *Je porte tout avec moi.*

Au reste, il ne faut pas croire que la justesse de son esprit rendît sa philosophie triste et sévère : jamais personne ne fut plus enjoué, n'aima plus à jouir de la vie. Il méprisait également et cette pédantesque ou minutieuse rectitude que certains esprits veulent porter dans les choses et dans les idées usuelles, et cette morale grondeuse qui jette un voile funeste sur l'existence : il mettait la mauvaise humeur au rang des vices, il l'appelait *la malpropreté de l'ame.*

Sa manière d'écrire était simple et naturelle, mais ingénieuse et toujours colorée d'une agréable teinte d'imagination : il avait beaucoup lu les poètes, il avait lui-même fait des vers (*); et son style se ressentait, comme le langage de Socrate, du commerce des Muses : il n'était pas moins persuadé que ce philosophe de la nécessité de sacrifier aux Graces. Dans l'âge le plus avancé, son esprit avait conservé la même fraîcheur; plusieurs de ses derniers morceaux portent une véritable empreinte de jeunesse.

Nous avons dit que la politique de Franklin se bornait à dire la vérité. Cependant il est difficile d'être plus réservé, plus habituellement sur ses

---

(*) Parmi les pièces de vers que nous connaissons de lui, il en est une qui nous a frappés particulièrement : c'est une chanson sur l'anniversaire de son union avec madame Franklin. Il y avait alors près de cinquante ans qu'ils faisaient le bonheur l'un de l'autre. Un des couplets finit par deux vers dont le sens est, *Je suis si bien accoutumé à ses défauts, qu'ils ne me choquent pas plus maintenant que les miens propres.*

gardes : il disait que, *si la foi sauve dans l'autre monde, elle perd dans celui-ci*. Mais sa finesse ne lui servait qu'à se garantir d'être trompé, jamais à tromper les autres.

Dans ses opinions sur l'organisation sociale, comme dans les autres parties de sa philosophie, il avait tout réduit à la plus grande simplicité. Il pensait qu'il faut peu de lois, peu de gouvernement, et il était fortement convaincu, qu'à mesure que la société se perfectionnera, le nombre des unes et l'action directe de l'autre diminueront dans la même proportion. Suivant lui, la puissance publique n'a qu'un devoir à remplir, *empêcher les violences :* du reste, elle doit se borner *à laisser faire*. L'idée de limiter la liberté du commerce en général, ou celle d'une marchandise en particulier, lui paraissait une de ces absurdités auxquelles on n'arrive qu'avec beaucoup d'art et de raisonnement. *Il vous a fallu bien de l'esprit, en Europe*, disait-il, *pour imaginer que le commerce des grains a besoin d'être réglé par les lois : la nature et le bon sens tout seuls ne vous auraient pas appris cela.*

Il se moquait beaucoup des constitutions à *balance de pouvoirs :* il ne partageait pas surtout l'admiration de plusieurs de nos écrivains, et de quelques-uns même de ses amis, pour celle de l'Angleterre, qui n'était, à ses yeux, qu'un ouvrage informe des circonstances, maintenu par la corruption; mais dont l'esprit public et la liberté de la presse corrige, il est vrai, plusieurs inconvénients. Dans sa manière de voir, tout ce qui se fait de bon en Angleterre est le produit de l'opinion, que le gouvernement n'a pas toujours trouvé, dans la constitution, le moyen de corrompre ou d'étouffer. Nous lui avons entendu dire souvent qu'avant l'insurrection d'Amérique, il avait écrit bien des fois de Londres à ses concitoyens : « Vous voulez secouer le joug ; il vous « faut une guerre pour cela. Faites le calcul de « ce qu'elle doit vous coûter : envoyez-moi le « quart ; et je vous promets de vous acheter le « parlement, le ministère et le roi lui-même. » Il ajoutait : « J'aurais tenu facilement parole. »

Mais ce qui caractérise principalement Franklin, ce qui l'eût distingué dans tous les siècles, c'est cet art d'exister le mieux possible avec soi-même et avec les autres, d'employer de la manière la plus avantageuse tous les instruments que la nature a mis à la disposition de l'homme ; en un mot, l'art de la vie. Le mérite réel de tous les êtres quelconques se mesurait, pour lui, sur leur aptitude à tirer le meilleur parti possible de leurs dispositions originelles, et à les coordonner aux circonstances : l'esprit ne lui paraissait utile qu'autant qu'il était dirigé vers ce grand but, et il ne regardait la vertu elle-même que comme une condition nécessaire à la bonne ordonnance et au bien-être de la vie.

Il avait reçu de la nature la plus vigoureuse constitution : les travaux de sa jeunesse, aussi-bien que les jeux de son enfance, l'avaient fortifiée de plus en plus ; il n'eut donc rien à faire que pour la conserver. Mais il comprit de bonne heure que sans une santé ferme, il était impossible de faire de grandes choses, et bien difficile de ne pas en gâter beaucoup de petites. Il se fit dès lors des règles de régime, qu'il a toujours suivies avec exactitude. Ce n'est pas qu'il eût le besoin ou la volonté de peser minutieusement sur de légères impressions, comme les gens qu'on appelle à régime ; mais de temps en temps il donnait, comme il le disait, *fête à son estomac*: il le laissait chômer, en se dérobant un ou plusieurs repas. De temps en temps aussi il prenait soit du sel d'absinthe, pour fondre les glaires et les matières graisseuses qu'il supposait gêner souvent l'action des premières voies, soit du quinquina, à doses plus ou moins fortes et plus ou moins répétées, pour renouveler la vigueur des solides. La crainte que certaines personnes ont de l'air lui semblait fort ridicule. Il couchait d'ordinaire laissant ses fenêtres ouvertes ; il se levait même souvent pour prendre ce qu'il appelait *un bain d'air*, et quelquefois il passait pendant la nuit plusieurs heures presque nu à son bureau. On ne peut nier que tout cela ne lui réussît à merveille ; mais il paraît que sa forte nature faisait tous les frais des sueurs : quelques personnes moins vigoureuses ayant voulu tenter la même pratique, s'en sont trouvées fort mal.

Cette santé toujours égale mettait Franklin en état de disposer de son temps comme il le jugeait convenable ; il mangeait, dormait, travaillait à toute heure, suivant le besoin : de sorte que jamais homme ne fut moins affairé, quoique assurément il conduisît les plus grandes affaires. A quelque moment qu'on le prît, il était toujours libre. Sa maison de Passy, où le goût de la campagne et le choix d'un bon air l'avaient déterminé à fixer son séjour, était toujours ouverte à tout le monde : il avait toujours une heure à vous donner ; et l'on ne dira pas qu'il s'en reposait pour le travail sur des secrétaires ; car il n'en avait qu'un seul, son petit-fils (à qui il laissait autant de temps pour s'amuser, qu'il en prenait lui-même pour converser), et un simple copiste qui les aidait l'un et l'autre quelquefois. Tels étaient les bureaux du ministre plénipotentiaire des États-Unis. Ils lui suffisaient, de reste, pour correspondre avec son gouvernement, avec tous les autres agents américains répandus en Europe, dont il était chargé de diriger les opérations, et avec le gouvernement français, à l'égard duquel on ne supposera pas qu'il se permît de la négligence. A la vérité, son travail se réduisait toujours au nécessaire. Cette multiplication d'écritures insignifiantes, dont nous avons la mauvaise habitude d'accabler nos bureaux, lui paraissait le meilleur moyen de ne rien terminer. « On emploie chez « vous, disait-il, beaucoup de temps, de travail « et d'esprit à ne point finir les affaires. Quand « on veut les faire tout de bon, on a bien moins « besoin de tout cela. »

L'égalité constante de son humeur tenait sans doute encore beaucoup à celle de sa santé ; mais ce travail continuel sur lui-même, dont il s'occupait encore dans sa vieillesse, avait singulièrement fortifié les dispositions de la plus heureuse nature. Sans la tranquillité de l'ame et sans la présence d'esprit, un homme lui paraissait devoir rester toujours beaucoup au-dessous de lui-même. Il y avait peu de points sur lesquels il se fût autant exercé. Aussi est-il difficile d'être plus patient et plus doux, de laisser moins échapper au-dehors les émotions qu'il pouvait éprouver ou les sentiments qu'il devait taire, d'avoir plus à chaque instant à sa disposition toutes les facultés de son esprit.

Puisque l'homme est fait pour la société, puisque ses plus douces jouissances lui viennent du commerce de ses semblables, son objet principal doit être, sans doute, de perfectionner tous ses rapports avec eux. Il ne suffit pas de ne blesser en rien l'équité, ni même de faire des actions utiles, pour exister convenablement avec les hommes; il faut encore qu'ils trouvent en vous l'expression de cette aimable bienveillance qui fait également le charme et de celui qui la témoigne et de celui qui en est l'objet. C'est là le principe et le véritable but de la politesse. Franklin en faisait grand cas; mais il n'entendait, par ce mot, ni des inclinations de tête ou de corps, ni des gestes de déférence, ni ces froids égards qui, d'ordinaire, sont seulement un moyen de tenir les gens à distance, et qui ne supposent même pas toujours l'absence du mépris. Celle qu'il estimait, c'était la politesse du cœur, le témoignage d'une obligeance habituelle; il en faisait une vertu: il pensait qu'on est obligé d'être aimable, presque comme de payer ses dettes, et qu'un intérêt supérieur peut seul excuser un homme bon d'en affliger un autre, même dans les objets indifférents. « Les brouilleries les plus irréconciliables, « les haines les plus violentes tiennent souvent, « disait-il, à de petites piqûres, semblables à « celles qui déchaînent les vents renfermés dans « les outres d'Ulysse. On évite facilement beau-« coup de chagrins et de malheurs avec un peu « d'attention sur soi-même et d'égards pour les « autres; et, lors même qu'il n'en résulte point « de rupture ouverte, si l'on n'a pas rendu les « personnes avec qui l'on vit aussi heureuses « qu'on le peut, on a tort. *Keep the chain bright*: « Tenez la chaîne brillante. »

Nul philosophe n'a mieux pratiqué ses propres maximes que Franklin. Il était plein de bienveillance pour tous les hommes, il était plein de soins et d'attentions pour ses amis; et, quoique par la nature même de son caractère et par les habitudes posées qu'il s'était faites, il n'eût jamais avec les hommes beaucoup d'empressement, il portait dans l'amitié une sorte de coquetterie qui semblait en rajeunir, de sa part, chaque jour les témoignages.

Mais je sens que je me laisse aller au plaisir de parler de ce grand homme : son souvenir, qui me sera toujours cher, est accompagné d'impressions trop vives et trop durables, pour que j'aie pu rester fidèlement dans les bornes que je m'étais prescrites. Cette Notice ne devait avoir que quelques courtes pages; je n'aurais même pas osé l'écrire, si la famille de Franklin avait publié la suite de ses Mémoires. En effet, il n'appartient qu'à lui-même de le peindre, et qu'à sa vie de le louer dignement.

Au reste, ce n'est pas uniquement l'intérêt de sa gloire qui doit justifier cette publication : l'utilité publique l'autorise également. Aucun écrit ne peut être plus avantageux à la cause de la liberté : aucune lecture ne saurait être plus profitable au jeune homme qui entre sur la scène du monde. Il y verra ce que peuvent l'activité, l'économie, le bon emploi du temps; il y verra qu'en vivant du travail de ses mains, on peut encore cultiver son esprit; que, sans être un savant de profession, avec de l'analyse et de la sagacité, l'on peut rendre de grands services aux sciences, et s'y faire même un grand nom; que les bonnes habitudes du caractère et les vertus peuvent être réduites à un art dont l'utilité se démontre par le calcul, et dont la pratique s'apprend par un exercice méthodique; enfin, il y contemplera le modèle d'une vie dont tous les actes se trouvent combinés, en quelque sorte, comme les mouvements d'une savante partie d'échecs, et l'exemple, presque inouï, d'une grande carrière politique sans tache.

LETTRE A M. T**.

LETTRE A M. T**,

SUR

LES POÈMES D'HOMÈRE.

Mon ami, j'obéis à vos invitations et à celles de notre aimable et excellent ami, M. de S*** : voici la première partie de mes essais de traduction d'Homère ; la seule qui soit en ordre, qui fasse suite, et qui forme un ensemble assez étendu.

Ce travail était depuis bien long-temps renfermé, et je puis même dire à peu près oublié dans mon portefeuille. Vous m'avez engagé l'un et l'autre à l'en retirer, et à lui consacrer les moments de loisir que me laissent d'autres occupations. Votre amour ardent pour ces belles productions des arts, que les Grecs virent presque tout à coup éclore au milieu d'eux; votre enthousiasme particulier pour ce génie extraordinaire qui créa leur poésie et fixa leur religion ; enfin, votre amitié, qui peut seule égarer votre goût, d'ailleurs si éclairé, si sûr, vous ont fait entendre ces essais avec indulgence, et désirer leur publication.

Je les remets entre vos mains; décidez de leur sort. Si, après un examen plus attentif, vous persistez à croire qu'ils peuvent intéresser les vrais amateurs de la littérature ancienne, et surtout devenir utiles aux jeunes gens qui entreprennent l'étude de la langue grecque, je ferai céder à votre opinion cette répugnance que j'avais eue jusqu'ici à laisser paraître au jour un travail dont je sens vivement les imperfections, et qui peutêtre, par sa nature même, doit toujours nécessairement laisser beaucoup à désirer au lecteur.

Car, pour peu qu'on soit en état d'apprécier les difficultés de tout genre qui se rencontrent dans une traduction d'Homère en vers français, on voit trop clairement que l'espoir de les lever toutes est absolument chimérique, et que l'idée de l'avoir fait avec succès ne peut appartenir qu'à la plus ignorante présomption.

Le savant et respectable M. Coray a dit, avec raison, que le français est la langue des sages, et le grec celle des dieux : l'une, remarquable par l'élégance, la précision des termes, la clarté des tours et des phrases; l'autre, par l'abondance, la richesse, l'harmonie, par une majesté simple, et par ces heureuses compositions de mots qui rassemblent et concentrent les impressions ou les idées, sans jamais y porter d'incohérence et de confusion. Le premier est donc beaucoup moins poétique, beaucoup moins propre surtout à ce genre de poésie où le langage doit être d'autant plus hardi, que tous les objets s'y montrent sous des formes et dans des proportions au-dessus de la nature. D'ailleurs, les qualités précieuses qui caractérisent le français sont toujours, dans les ouvrages, le produit du temps, de la patience, de la correction lente et pénible : le génie lui-même ne parvient qu'à force de soins à lui donner cette souplesse facile, sans laquelle l'expression ne s'applique jamais exactement sur la pensée, et cet essor vigoureux, sans lequel elle ne peut la suivre dans son vol ; et, d'après le caractère des grandes beautés qui ont été produites dans cette langue, il semble que leur source soit dans la difficulté même qu'on trouve à la manier.

Ce que je dis ici d'une manière générale, et pour toutes les productions de la langue française, est surtout applicable aux ouvrages de poésie. Si les difficultés que présente l'art d'écrire en prose sont très-grandes, celles qu'on rencontre et qui redoublent à chaque pas, lorsqu'on écrit en vers, sont extrêmes. Beaucoup d'hommes, qui avaient d'ailleurs de l'esprit, n'ont jamais pu parvenir à faire que de très-mauvais vers; quelques hommes d'un mérite distingué n'en ont jamais fait que de médiocres; et, quant aux chefs-d'œuvre de notre poésie, personne ne peut ignorer qu'ils sont presque tous les fruits du travail opiniâtre, autant peut-être que les miracles du talent.

Je suis assurément bien éloigné de vouloir comparer le travail et le mérite d'une traduction au travail, et surtout au mérite d'un ouvrage original; mais il est certain que l'une est plus difficile à écrire que l'autre. Quand on expose et développe ses propres idées, on peut en faire le choix, les ranger dans l'ordre, et leur donner l'enchaînement le plus propre, non-seulement à l'effet général qu'on se propose, mais encore aux beautés particulières de style, par lesquelles on trouve convenable de caractériser chaque endroit. On peut considérer chaque idée sous le point de vue qui s'accorde le mieux avec le ton de l'ouvrage, et qui la fait entrer le plus naturellement dans la place qu'elle doit occuper: ce qui dépend toujours du mouvement des phrases précédentes ou subséquentes, et de la couleur que doivent avoir les unes et les autres. Enfin, on modifie les idées qui ne peuvent être mises en œuvre, telles qu'elles avaient été conçues d'abord; on supprime même, quand cela paraît indispensable ; celles qui se refusent trop obstinément à la langue, dans le genre de style qu'on à dû s'imposer.

Aucune, ou presque aucune de ces libertés n'est permise au traducteur. Il doit rendre toutes les idées de l'original ; il doit les rendre presque toujours dans leur ordre primitif : il ne peut les présenter sous des faces nouvelles, qu'autant que le sens n'en est nullement altéré ; et toutes les petites modifications, additions ou retranchements qu'il hasarde, doivent toujours être d'accord avec l'esprit général de l'auteur, et ne produire que des impressions étroitement liées et conformes à celles qu'on reçoit en le lisant lui-même. Pour cela, il faut que le traducteur connaisse parfaitement toutes les ressources de sa langue ; qu'il ait un talent souple et fécond, qui puisse se replier dans tous les sens, choisir entre les différentes manières d'exprimer la même idée, celle qui convient le mieux : il faudrait, en un mot, que, sans rien changer au fond des idées de l'auteur original, et en lui conservant, autant qu'il est possible, l'empreinte du pays et de l'époque qui l'ont vu naître, on lui fît prendre les formes et le langage qu'il n'eût pas manqué d'adopter, s'il eût écrit pour le peuple auquel on veut faire connaître et goûter ses productions.

Tant de difficultés frappent au premier coup d'œil; et il suffirait de les indiquer, pour faire sentir de combien d'épines elles sèment la route des traducteurs.

Mais il en est d'autres encore qui peuvent dépendre du caractère de la langue dans laquelle est écrit l'ouvrage original, du genre de talent de l'auteur, de la méthode de composition qu'il a adoptée, et de la teinte de coloris qui lui est propre. La langue grecque, riche de son harmonie et de ses vives et brillantes associations de mots, admet, sans rien perdre de sa noblesse, la plus grande simplicité d'expression, le ton le plus modeste et le plus naïf. Le poète n'a presque pas besoin de s'occuper de la fabrique des vers; ils naissent, pour ainsi dire, d'eux-mêmes, élégants, agréables à l'oreille, et sans effort ils réveillent les plus douces impressions. Peut-être est-ce pour cela que les Grecs, et surtout Homère, se sont bien moins attachés à fortifier et à perfectionner les détails de leur style, qu'à lui conserver ce naturel exquis, dont on ne retrouve des exemples que chez un très-petit nombre d'écrivains des autres nations. Homère, dont les écrits offrent d'ailleurs tant d'effets admirables du savant emploi de mots, paraît négliger entièrement les détails de ses vers : il n'est en apparence attentif qu'à la marche et au développement de ses idées. Son génie, entraîné par l'abondance de ses conceptions, recueille, comme en passant, les images et les sentiments qui se présentent à lui dans la rapidité de sa course ; il paraît ne parler ou ne chanter qu'au moment même où il crée, et sa poésie, comme un fleuve abondant, roule d'un cours égal, sans qu'on puisse jamais s'apercevoir qu'il ait voulu arrêter l'attention de l'auditeur sur un endroit plutôt que sur un autre.

De cette élégance facile, qui tient à l'excellente organisation de la langue grecque ; de cette harmonie qu'on retrouve dans tous ses éléments, et qui se marque d'une manière encore plus sensible dans leurs terminaisons variables ; de ce charme attaché au mélange heureux de spondées et de dactyles, qui rend des mots grecs, pris et disposés au hasard, agréables à l'oreille, et qui, devenu régulier et savant dans le rhythme noble et simple de l'hexamètre, la captive avec tant de puissance, il est résulté qu'Homère a pu sans risque, non-seulement négliger l'expression, mais encore la distribution et l'ordonnance de certains détails, et se permettre de nombreuses répétitions de mots, d'hémistiches, de vers entiers, et souvent même d'une suite de plusieurs vers disposés dans le même ordre. Je ne parle point ici de ces répétitions de discours, quelquefois très-longs, par lesquelles le poète a voulu donner plus de dignité aux messages des rois ou des dieux; car, bien loin de pouvoir jamais être regardées comme répréhensibles, elles prouvent la justesse de son tact et la finesse de son discernement.

Toutes les facilités dont je parle, et dont Homère a usé si librement, sont interdites à son traducteur. Les lecteurs exigent parmi nous des gradations d'effets; ils veulent que chaque paragraphe et chaque période soient disposés de manière que les impressions aillent en croissant, et que le passage le plus frappant soit réservé pour la fin; ils veulent que le style soit toujours serré; que les traits les plus fugitifs portent l'empreinte du soin; ils aiment à s'arrêter, comme pour applaudir, aux derniers vers des endroits qui leur paraissent devoir être marquants. Peut-être même leur goût est-il plus flatté de la perfection des détails, que de la beauté de l'ensemble, et préfèrent-ils, en général, l'agrément de l'exécution et du coloris au charme plus profond de la conception totale et du dessin.

Quant aux répétitions, on sait quelle répugnance et quel dégoût elles leur inspirent: à peine permettent-ils celles que le sens exige impérieusement; et leur délicatesse, à cet égard, est portée si loin, qu'un mot déja employé ne doit reparaître qu'à une certaine distance, et que s'il a été répété plusieurs fois, il semble avoir besoin d'être oublié pendant un temps proportionné au nombre de ces répétitions, pour reprendre quelque fraîcheur, et pouvoir se faire supporter en se remontrant.

Je n'examine point si cette manière de sentir suppose le véritable amour des arts, et si le sentier étroit où elle pousse les écrivains ne doit pas plutôt en égarer un grand nombre, qu'en perfectionner quelques-uns; mais il est de fait qu'elle est commune au plus grand nombre des Français qui ont cultivé leur esprit; et il me paraît également incontestable que cela dépend du genre même des efforts qu'ont faits les grands écrivains pour donner à notre langue un éclat qu'elle n'avait pas naturellement, et de certaines habitudes sociales auxquelles sont particulièrement dues quelques-unes de ses plus précieuses qualités.

A toutes ces considérations, dont aucun homme instruit ne saurait méconnaître la solidité et l'importance, on peut ajouter que les défauts réels ou prétendus d'Homère sont précisément de ceux qui choquent le plus les lecteurs modernes, et surtout les lecteurs français. En général, les anciens ne ressemblent pas plus aux modernes par leurs défauts que par leurs beautés. Les beautés des uns sont exquises ; mais elles sont fines, profondes, et ne frappent point au premier coup d'œil : celles des autres sont éclatantes ; elles appellent les regards, et ne permettent pas, s'il est permis de parler ainsi, qu'on passe à côté d'elles sans leur payer un tribut d'attention et d'étonnement. Les défauts des anciens tiennent tantôt à une certaine négligence que le goût et l'habitude constante du naturel et de la simplicité entraînent si facilement, surtout dans une langue toujours belle sans effort ; tantôt à des circonstances locales qui leur rendaient certaines peintures, certains personnages, certains faits si intéressants, que les détails les plus minutieux, même placés hors de propos, étaient sûrs encore de captiver sans peine l'attention des lecteurs ou des auditeurs ; tantôt à l'état de la société civile, dans ces temps reculés, au caractère des gouvernements et des lois, aux usages publics ou privés qui résultaient de ces trois causes réunies, et d'où naissaient, à leur tour, des idées si différentes des nôtres sur les convenances. Ces défauts ne sont point déguisés chez eux par un éclat factice ; ils frappent à la première vue ; et quoique, à mon avis, ils ne soient pas à beaucoup près ceux qui dénaturent le plus l'effet des ouvrages de l'art, ils sont toujours ceux que les lecteurs français remarquent les premiers.

Les défauts des modernes sont d'un autre genre : masqués le plus souvent par le clinquant de l'esprit, par ces beautés artificielles, que produit la symétrie ou le choc des mots, par un coloris brillant, par une chaleur et des mouvements faux, enfin, par un entourage qui égare l'attention et le tact du lecteur non exercé, ils ne deviennent sensibles qu'à la suite de mûres réflexions; peut-être même, pour ne pas les regarder comme des beautés réelles, faut-il être prémuni par de solides études, ou par un instinct heureux que la contemplation fréquente des véritables chefs-d'œuvres de l'art peut seule développer et cultiver; et, pour le dire en passant, il s'ensuit de cette différence essentielle, que les défauts des anciens sont très-peu dangereux pour les commençants, que ceux des modernes le sont au contraire beaucoup, et que les beautés des premiers ont bien plus besoin d'être expliquées à la jeunesse, par des maîtres habiles et profonds. On sent, au reste, que je ne parle point ici du petit nombre de nos écrivains, qui, s'étant formés uniquement par la lecture et sur le goût de l'antiquité, ont porté dans leurs compositions le même esprit, ont suivi la même méthode; et qui, par la raison qu'on retrouve chez eux, dans des genres quelquefois nouveaux, les mêmes qualités précieuses, ont été, peut-être nécessairement, conduits à laisser échapper de temps en temps les mêmes fautes qu'on peut reprocher aux anciens.

Mais, revenant au sujet, c'est-à-dire aux défauts d'Homère (car, sans doute, ce grand poète n'en est point exempt), on n'aura pas de peine à reconnaître qu'ils sont du genre le plus capable de rebuter les lecteurs modernes, et que, par conséquent, ils ajoutent beaucoup aux difficultés de sa traduction. Que de ressources de talent ne faudrait-il pas pour jeter de la variété et de l'intérêt sur la peinture de ces combats continuels, qui, dans un si grand nombre d'occasions, nous paraissent manquer d'objet et n'avoir point de résultat! pour déguiser, ou pour faire pardonner la longueur et le hors de propos de ces discours qui les interrompent à chaque instant! pour conserver partout un caractère imposant à des dieux et à des déesses qui agissent et parlent assez souvent sans dignité, et qui même semblent, dans quelques circonstances, avoir livré leur conduite au hasard! pour rendre attachants une foule de récits, qui, sans doute, avaient beaucoup de charme pour les Grecs, en leur retraçant les noms et les faits les plus mémorables de leurs temps héroïques; mais qui, n'ayant point cette excuse à nos yeux, et venant plus d'une fois interrompre une action très-animée, ou des discours entraînants et pleins de passion, font alors éprouver au lecteur, ami des compositions régulières, le sentiment de l'impatience, ou même celui du dégoût.

Je n'ignore pas qu'on peut, sur plusieurs de ces fautes, excuser Homère par des raisons valables; mais, pour sentir combien ces raisons ont de poids, c'est peu d'avoir lu les poètes et les historiens anciens, il faut encore avoir mûrement réfléchi sur le caractère que l'art pouvait et devait avoir à cette époque reculée.

Vous voyez, mon ami, que les difficultés d'une traduction d'Homère en vers français me paraissent bien grandes : elles sont telles à mes yeux, qu'une pareille entreprise ne me semble excusable que de la part d'un jeune homme : j'avais à peine dix-neuf ans, quand j'osai la former. Pendant quelque temps j'y consacrai presque toutes les heures que me laissaient d'autres occupations nécessitées; mais l'ascendant des personnes qui avaient le droit d'influer sur les plans de ma vie entière, m'engagea à faire un choix parmi les professions où l'on peut devenir directement utile à la société. Les études préliminaires de celle à qui je donnai la préférence, étant dès lors devenues pour moi des devoirs sacrés, je m'y livrai tout entier et sans relâche; et non-seulement je renonçai à la poésie, mais je pris la détermination de ne rien lire qui fût étranger à l'objet de mes travaux.

Peu de temps après commencèrent ces événements politiques, qui avaient rempli des plus grandes et de plus nobles espérances tous les amis de l'humanité, et dont, sans doute, les résultats ne seront point entièrement perdus pour elle, mais qui ont enlevé à presque tous les travaux particuliers beaucoup de temps et d'efforts précieux.

Pendant toute cette période, il m'a été bien plus impossible encore de m'occuper de poésie; et, depuis que vous et M. de S*** m'avez déterminé à revenir sur ces premiers essais de ma jeunesse, l'entière confiance que m'inspirent votre jugement et vos conseils n'a pu m'empêcher de regarder ce travail, moins comme un but principal, que comme un délassement d'occupations plus importantes, ou du moins plus sérieuses.

Mais en voilà déja beaucoup trop sur ce qui

n'est relatif qu'à moi ; malgré toute l'indulgence de votre amitié, il vaut bien mieux vous entretenir d'Homère. Je n'ai, sans doute, rien à vous apprendre sur lui ; mais il est du petit nombre des poètes dont on reparle toujours avec un nouvel intérêt, même après en avoir parlé mille fois, parce qu'on relit toujours leurs vers avec un nouveau plaisir, même quand on les sait dès long-temps par cœur.

Il est assurément très-superflu, et peut-être même serait-il ridicule, de faire l'éloge d'Homère ; que ceux qui entreprennent de le critiquer, se donnent la peine de le lire avec attention, et qu'ils le lisent dans sa langue, en se reportant à l'époque de ses héros et à celle où il a vécu lui-même : je ne trouve, je l'avoue, rien à leur dire de plus. J'avoue encore que je regarde comme presque également inutile d'examiner s'il a réellement existé un homme appelé Homère ; si cet homme est l'auteur des ouvrages qui lui sont attribués, ou s'il a puisé dans des sources plus anciennes que lui, et n'a fait que s'emparer des travaux de ses prédécesseurs, écrits, soit dans sa propre langue, soit dans celle de l'antique Asie ; ou enfin, si les poèmes qui portent le nom d'Homère sont l'ouvrage, non d'un seul homme, mais de plusieurs générations de rapsodes, qui les ont successivement coordonnés et perfectionnés.

J'observerai seulement qu'il importe fort peu que leur ou leurs auteurs aient ou n'aient pas puisé dans des sources antérieures à l'époque qui passe pour être la sienne, ou étrangères à son pays. Ces sources n'étant pas connues, tout ce qu'on peut avancer à cet égard se réduit à des conjectures assez vaines; et l'exactitude des tableaux historiques ou géographiques, la couleur vraie des époques, la fidélité des récits relatifs à différents héros contemporains, toutes qualités qui caractérisent les deux grands poèmes d'Homere, laissent bien peu de poids à cette hypothèse (*). Quant à celle qui les attribue à plusieurs auteurs, il me semble qu'une lecture attentive suffit pour la réfuter victorieusement. L'unité dans le dessin total, dans la méthode de composition, dans le système de style et de coloris, me semble prouver, avec le dernier degré d'évidence, que ces ouvrages ont été conçus et exécutés tout entiers dans le même

---

(*) Il y a grande apparence qu'Homère a profité des travaux de ses prédécesseurs; car on ne peut guère mettre en doute qu'il n'eût été précédé par des poètes habiles : mais Virgile n'a-t-il pas mis à contribution les Grecs et les Latins qui avaient écrit avant lui? Et voit-on que les travaux de Fulvius Ursinus et de Valkenaër, qui ont fait connaître plus en détail ses nombreuses imitations, aient porté quelque atteinte à sa gloire?

cerveau ; et, quand vous considérez le buste d'Homère, placé au Louvre, dans le salon des Muses, ne retrouvez-vous point, sur ce front vénérable et sillonné, l'empreinte de toutes les méditations dont l'*Iliade* et l'*Odyssée* ont été les produits immortels?

Ces discussions peuvent amuser les érudits, mais elles ne font absolument rien aux gens de goût, et n'intéressent que très-peu les philosophes; seulement les philosophes savent bien qu'on n'a vu jamais, et que jamais on ne peut voir *prolem sine matre creatam*. Les chefs-d'œuvre dans les arts, ou les grandes découvertes dans les sciences, supposent toujours beaucoup d'essais et d'heureux travaux antérieurs; et, malgré la rapidité avec laquelle certaines circonstances favorables perfectionnent quelquefois les arts d'imitation, des poëmes tels que ceux d'Homère ne peuvent point être l'ouvrage des premières inspirations du génie dans une carrière encore ignorée. Pour ce qui regarde les gens de goût, quoiqu'ils aiment en général à placer et à reposer, en quelque sorte, leur admiration sur des époques fixes et sur des auteurs connus, l'important pour eux est, avec raison, de posséder les productions de ces différents âges, et d'apprendre à reconnaître, à juger, à sentir toutes leurs beautés.

Les poëmes d'Homère me paraissent, j'en conviens, porter les traces d'une civilisation antérieure déja fort avancée. Quelques philosophes ont comparé les Grecs des temps héroïques aux peuplades sauvages du nouveau monde. Volney, dans son *Tableau des États-Unis*, ouvrage où les vues les plus philosophiques naissent des observations les plus fidèles, et où se trouve ce qui a été écrit de plus exact et de plus sensé sur les sauvages; Volney vient d'appuyer cette comparaison de plusieurs rapprochements ingénieux. Cependant on peut remarquer, entre les hordes américaines et les peuplades grecques des temps dits héroïques, une différence extrêmement importante. Chez les sauvages, les femmes sont dédaignées: soumises aux travaux les plus pénibles, elles n'ont pas plus d'influence sur les affaires intérieures de la hutte que sur celles de la horde; et les maris ne se contentent pas d'en user avec elles comme avec des animaux asservis, ils enseignent encore à leurs enfants à les traiter avec un mépris arrogant et cruel. Chez les Grecs de l'époque dont nous parlons, on ne voit sans doute aucune trace de la galanterie chevaleresque de nos paladins; mais la femme est ce qu'elle devrait être partout, ou mère de famille, ou destinée à le devenir. Fille, elle cherche, par ses vertus autant

que par sa beauté, à mériter un époux qui la
chérisse et l'honore. Épouse, elle règne dans l'intérieur de sa maison ; c'est sur elle que roulent
tous les soins domestiques ; sa douce autorité se
fait sentir à tous les serviteurs : elle n'est pas la
maîtresse, mais elle est la compagne de son mari.
Elle nourrit ses enfants, elle cultive leur intelligence et leur caractère moral ; et, dans ses vieux
jours, elle est encore l'objet de leur respect et de
leur tendresse.

Les anciens, et surtout les Grecs, s'étaient fait
une autre idée de l'amour que la plupart des
poètes modernes. Ce qu'on appelle galanterie
leur était inconnu, et ils semblent avoir considéré l'amour violent plutôt comme une maladie
ou comme une punition des dieux, que comme
une passion inhérente au cœur humain, et faite
pour se présenter dans le cours ordinaire des
choses. Mais quels écrivains l'ont peint avec plus
d'attraits, comme plaisir ? et l'amour conjugal n'a-t-il pas, chez eux, un caractère touchant et sacré,
que tout l'art des modernes n'a jamais reproduit ?

Ne parlons ici que d'Homère : quelle douce et
profonde mélancolie ! quels tons purs et religieux
n'a-t-il pas répandus sur le récit des derniers
adieux d'Hector et d'Andromaque ! quelle vérité
d'accent dans l'expression de leur noble tendresse !

Combien cette femme céleste devient touchante, par l'espèce de culte qu'elle rend à son époux; par la faiblesse d'un cœur souffrant qui réclame un appui, et n'en conçoit pas d'autre que le cœur du grand Hector; par cette douce soumission d'une ame dévouée, qui n'existe, ne sent, ne veut que dans l'objet unique de ses affections ! Avec quel art, ou plutôt avec quel sentiment délicat et juste, se trouvent mêlés et nuancés, dans le discours d'Hector, la gravité, l'élévation, le courage et la sensibilité la plus tendre, la faiblesse même d'un époux et d'un père, qui, serrant dans ses bras ce qu'il a de plus cher au monde, laisse échapper de son sein les noirs pressentiments dont il est agité! Voyez avec quelle décence, avec quelle retenue, Hélène, la coupable Hélène, paraît sur les remparts, au milieu des vieillards troyens, qui, par un seul mot, caractérisent sa beauté divine, mais fatale ! Avec quelle crainte respectueuse elle approche de Priam ! avec quelle modestie elle répond à ses questions ! avec quelle vérité touchante l'expression de ses remords vient se mêler à tous ses discours ! Voyez ensuite, dans le même chant, comment, voulant marquer par un seul trait son caractère léger et faible, le poète environne ce trait lui-même de tout ce qui peut en adoucir l'impression ! Suivez encore Hélène, dans *l'Odyssée*, au palais de Ménélas, où elle n'est rentrée qu'après une si longue et si criminelle absence. Quelle finesse et quelle délicatesse dans la manière dont le poète la peint au sein de cette famille qu'elle avait abandonnée, auprès d'un époux dont tous les souvenirs l'accusent! et quels effets heureux, et toujours pleins de convenance, ne sait-il pas tirer de cette situation équivoque et difficile! Enfin, que de profondeur, que d'énergie, que de majesté dans le caractère de Pénélope, dont la tendresse survit au temps et à l'absence! qui, sans cesse environnée de poursuivants nombreux, n'est occupée que d'Ulysse et des chers intérêts qu'il lui a remis dans les mains! que de grace, et quel charme particulier dans l'espèce de subordination qu'elle affecte à l'égard de son fils Télémaque, devenu, par le progrès de l'âge et par l'absence prolongée d'Ulysse, le chef de sa maison! Admirables tableaux qui retracent, avec autant de force que de naïveté, ce que peut offrir de plus touchant, de plus attrayant, de plus sublime, le caractère de la compagne de l'homme, développé par des rapports également dignes de tous les deux.

Pour peu qu'on ait réfléchi sur le véritable but et sur l'organisation de la société civile, on ne peut ignorer (et les philosophes dont je viens de parler ne l'ignorent pas) combien la bonne constitution de la famille, la juste influence des femmes dans son intérieur, et la considération accordée à celles qui remplissent fidèlement les devoirs de fille, d'épouse, de mère, contribuent, non-seulement aux charmes de l'état social, mais encore à ses progrès ; et, réciproquement, si l'on trouve dans un pays la famille instituée sur de bons principes, si l'on voit surtout l'esprit national en consacrer les habitudes et les sentiments, on peut être assuré que l'état social y date d'une haute antiquité, ou du moins qu'il y a déja fait de grands pas.

Il est sans doute fort peu nécessaire que les femmes soient l'objet de cette fausse adoration, fruit d'une galanterie froide et presque dérisoire; qu'elles brillent et dominent dans les cercles, ou fassent beaucoup de bruit dans le monde ; mais partout où elles sont traitées avec dédain, partout où les hommes les considèrent comme des êtres d'une nature inférieure et dégradée, comme les jouets de leurs passions capricieuses, et les asservissent brutalement à leurs plaisirs, ou les surchargent sans pitié de pénibles travaux, l'espèce humaine reste dans son enfance sauvage et farouche; aucun des sentiments qui embellissent la vie ne se développe : la dureté des ames semble même repousser toute culture de l'intelligence, et l'ignorance stupide consacre à jamais l'iniquité des institutions établies par l'abus de la force. Enfin, ne pourrait-on pas dire que l'état social est, en quelque sorte, tout entier dans la famille, et que tout l'artifice de l'organisation politique et des lois a presque uniquement pour but de protéger et de garantir les biens dont elle peut être la source, les vertus qu'elle fait naître et cultive, en un mot, tout le bonheur que l'homme trouve dans son sein?

Or, on ne peut nier qu'Homère n'ait peint d'une manière ravissante les sentiments qui se développent et les habitudes qui se forment dans l'état de famille : l'énergie ou la naïveté de ses tableaux ne laisse aucun doute sur le degré de perfection auquel cette partie fondamentale du système social était déja parvenue de son temps.

Une autre preuve non moins directe, et peut-être même plus frappante, c'est le progrès de la société civile à ces mêmes époques, l'état très-avancé des arts, tels qu'ils se trouvent décrits dans ses poèmes. Non-seulement l'agriculture, la fabrication du pain et du vin, le charronnage, la menuiserie; mais l'architecture, l'art de fondre et de forger les métaux, de les couvrir de gravures et de reliefs, celui de les dorer, de tisser les étoffes, de les empreindre de brillantes couleurs, d'y broder à l'aiguille de grands tableaux, étaient indubitablement, d'après la manière dont il en parle, portés dès lors à un très-haut degré de perfection ; et si la Minerve, trouvée dans le tombeau, que M. Lechevalier (*) regarde avec vraisemblance comme celui d'Achille, était véritablement contemporaine du siége de Troie, il serait démontré que l'art de mouler les figures en cuivre, et par conséquent aussi la sculpture, avaient déja fait beaucoup de progrès. Les arts des hordes sauvages les plus industrieuses sont bien loin de ce degré d'avancement.

Ce n'est pas qu'on ne trouve, dans Homère, plusieurs traits de sauvagerie et de cruauté ; mais à quelle époque n'en retrouve-t-on pas dans l'histoire des guerres et des grands mouvements politiques? Les héros et les chefs qui agitent les peuples ne sont pas ordinairement les personnages les plus humains et les plus doux. D'ailleurs, il y a sur ce point, comme sur celui des arts, une distinction à faire entre les Grecs d'Asie et ceux d'Europe. Dans ces premiers âges, les Grecs

---

(*) Voyez le *Voyage de M. Lechevalier en Troade et en Grèce*, ouvrage désormais indispensable pour la lecture d'Homère.

d'Europe existaient depuis peu de temps en corps de nations régulièrement organisées. Les premiers exploits de leurs demi-dieux furent de les délivrer des brigands, de les instruire dans les arts de première nécessité, de les réunir dans l'enceinte des villes (*). On ne peut douter, au contraire, que les Grecs d'Asie n'eussent été civilisés beaucoup plus anciennement : il paraît même que la civilisation de leurs voisins d'Europe, chez lesquels avaient passé d'abord leur langue, et passèrent ensuite, peu après, tous leurs arts, fut en grande partie l'ouvrage de ces communications continuelles et faciles, que le voisinage des côtes vers les deux détroits, et les îles nombreuses, semées à différentes distances dans les mers qui séparaient l'Europe et l'Asie, avaient établies entre eux. Je dis leur langue; car tout semble prouver que le grec est né en Asie, et non point en Europe (**); et je regarde comme infiniment probable,

---

(*) Cette détermination qu'adoptèrent promptement les Grecs, de bâtir des villes et de s'y réunir, tient à la combinaison de plusieurs circonstances que ce n'est pas ici le lieu de développer; mais on peut observer qu'elle contribua beaucoup à la rapidité de leur civilisation.

(**) La langue des Troyens était le grec; mais quelques-uns de leurs alliés avaient leurs idiomes particuliers; Homère est formel sur ce dernier point.

l'opinion de M. Coray, qui pense que la langue d'Homère est le véritable grec primitif, et que sa séparation en différents dialectes ne s'est faite que postérieurement à l'époque où ce poète a fleuri.

On remarque avec étonnement qu'il n'est point question de l'art d'écrire dans les ouvrages d'Homère, et qu'on n'y trouve rien de positif qui puisse faire penser que cet art fût connu de son temps. En effet, les tablettes que Bellérophon se charge de porter au roi de la Lycie, et le signe qu'Ajax jette dans le casque d'Agamemnon, avant son combat singulier contre Hector, sont des espèces de *quipos*, ou de *chiffres*, plutôt qu'une véritable écriture; puisque les tablettes sont inintelligibles pour tout autre que celui à qui elles sont adressées, et le signe, pour tout autre qu'Ajax lui-même : et cette remarque importante a paru fortifier puissamment l'opinion des philosophes qui regardent l'époque du siége de Troie comme un temps de véritable barbarie.

Quand on réfléchit sur la marche de l'esprit humain, et sur celle des langues, qui gardent l'empreinte de tous ses pas, il est sûr qu'on ne peut guère croire que la civilisation fût très-avancée, chez un peuple qui ne connaissait pas encore l'écriture; et peut-être est-il impossible qu'une langue fasse beaucoup de progrès, tant qu'elle se trouve réduite à des signes oraux fugitifs. Mais c'est pour cela même qu'il ne me paraît pas moins impossible que l'écriture fût ignorée du temps d'Homère ; et, quelque plausible qu'on puisse trouver la présomption qui se tire de son silence à cet égard, je la crois réfutée victorieusement par la beauté, l'élégance noble, et même l'artifice savant de langage, qui brillent presque partout, dans ses poèmes, à l'égal des conceptions et du dessin.

Au reste, l'ancienne écriture des Grecs atteste elle-même l'origine asiatique de leur langue. On sait que, dans la plupart des langues de l'Asie, l'écriture va de droite à gauche; dans celles de l'Europe, au contraire, de gauche à droite. Chez les Grecs des premières époques l'écriture offre le mélange des deux manières : c'est ainsi que sont gravées toutes leurs anciennes inscriptions, dont souvent même les caractères ne paraissent être que la copie ou le renversement de ceux qu'employaient différentes nations de l'Asie, les plus voisines de leurs établissements. On appelait cette manière d'écrire *boustrophédon*, mot qui exprime la marche des bœufs, qui, après avoir tracé, en traînant la charrue, un premier sillon, reviennent sur leurs pas, et tracent le suivant à côté, mais dans la direction contraire.

Il serait assez curieux de rechercher la cause de cette différence dans les deux systèmes d'écriture adoptés, l'un en Asie, l'autre en Europe. On peut la croire due au renversement des lettres et des signes, opéré dans les copies par empreinte; mais, d'après cette idée, il serait encore difficile de retrouver l'origine du *boustrophédon* (*), qui semble n'avoir pu tenir à aucune raison de commodité pour le copiste, sculpteur ou graveur; et il est bien singulier que la Grèce ait été, relativement à l'écriture, le point de séparation; c'est-à-dire, qu'elle a formé la nuance intermédiaire entre l'Orient et l'Occident (**).

Mais je suis bien éloigné, mon ami, de vouloir entamer ici des questions de ce genre : ma lettre a pour objet principal de vous offrir un gage d'amitié. Permettez seulement que j'use de la liberté épistolaire, pour vous indiquer rapidement, et

---

(*) L'écriture de gauche à droite est plus commode quand on se sert de la main droite pour écrire : en effet, on voit alors toujours distinctement les lettres qu'on vient de tracer; et cet avantage est plus sensible encore lorsqu'on écrit avec des liqueurs colorées sur du papier, sur des feuilles ou sur des écorces d'arbres.

(**) Les Latins ont aussi écrit en *boustrophédon;* mais ils avaient emprunté cette pratique des Grecs, auxquels ils devaient tous leurs arts, et même leur langue.

pour soumettre à vos réflexions quelques vues générales que la lecture d'Homère m'a suggérées, ou m'a rendues plus évidentes et plus sensibles. J'avais d'abord eu le dessein de les développer dans un discours sur Homère, qui devait être joint à ces mêmes essais que je vous envoie : mais, en voulant mettre tout de bon la main à l'œuvre, mon plan s'est étendu, les matériaux se sont multipliés; ce n'était plus une courte dissertation, mais un ouvrage considérable qu'il s'agissait d'entreprendre, et il eût été ridicule de le joindre, comme un appendice, à un travail à peine ébauché. Mais je cède volontiers au plaisir de m'entretenir plus long-temps avec vous, et au besoin de vous communiquer ces idées, qui, si elles paraissaient justes, feraient sentir plus distinctement la nécessité de porter enfin la véritable méthode philosophique dans l'étude et dans l'examen de toutes les productions des arts.

Les poèmes d'Homère ont été, depuis leur apparition, l'objet de beaucoup d'écrits ou d'observations particulières, destinées à rendre leur lecture plus instructive ou plus agréable. Les Grecs et les Latins, qui sans doute étaient bien plus en état d'apprécier les beautés de langage dont ces poèmes étincellent, semblent s'être attachés plutôt à les faire valoir par des traits choisis, qu'à suivre le génie d'Homère dans la conception générale et dans le dessin de ses vastes compositions. C'eût été pourtant, je crois, le moyen de donner plus de prix encore à ces mêmes traits, presque toujours admirables par la manière dont ils sortent du fond même du sujet, ou des circonstances que son développement amène sans effort. Chez les modernes, Homère a été considéré sous plusieurs points de vue différents : non-seulement comme poète, comme orateur, comme moraliste, mais aussi comme historien, comme géographe, comme peintre fidèle de l'état où se trouvaient de son temps la société civile, les sciences et les arts. Des recherches curieuses, des vues profondes ou fines, et même des ouvrages précieux, ont été le fruit de ces examens divers et réitérés; et peut-être est-il permis de dire que les écrits dont Homère a été l'objet dans ces derniers temps sont, presque à tous égards, supérieurs à ce qui nous reste sur lui des auteurs grecs et latins. Mais je ne sache pas qu'il existe encore d'analyse complète et raisonnée, où l'on ait bien saisi, bien exposé, bien caractérisé la manière dont Homère considère la nature, dont il l'imite et la reproduit, dont il embrasse son sujet, trace son plan, en distribue et coordonne les détails et les accessoires ; où l'artifice admirable de la partie dramatique de ses poèmes soit développé et mis à nu. En un mot, je ne connais point d'ouvrage qui fasse bien connaître son système entier de composition.

Dans l'étude des anciens, et surtout dans celle d'Homère, on n'a pas besoin seulement d'être guidé par des méthodes sûres, qui la simplifient et la facilitent ; il faut encore être prémuni contre les faux jugements qu'une lecture superficielle peut faire porter de leurs ouvrages. Car, en effet, comme on l'a déja vu, si leurs défauts réels se remarquent plus facilement que leurs beautés, une étude incomplète et l'inattention peuvent nous y faire prendre des beautés véritables pour des défauts.

La manière de considérer la nature tient sans doute, dans chaque individu, à celle dont il reçoit les impressions des objets extérieurs, ou plutôt elle n'est que cette dernière elle-même. Mais, par rapport à l'art, en supposant toujours que l'artiste ait assez de souplesse dans sa manière de sentir, pour pouvoir la diriger à son gré, le point de vue sous lequel la nature doit être considérée et reproduite dépend du caractère du sujet, du but qu'on se propose en le traitant, de l'instrument qu'on emploie pour l'exécution de l'ouvrage, du genre, et quelquefois même du nombre des auditeurs ou des spectateurs dans l'ame desquels on veut faire passer tout ce qu'on a senti.

Mais, peut-être, avant d'aller plus loin, est-il indispensable de reprendre les choses d'un peu plus haut.

L'homme ne peut avoir pour objet, dans tous ses travaux et dans tous les actes les plus fugitifs de la vie journalière, que d'écarter les impressions pénibles, et d'augmenter la somme des impressions agréables. Celui qui se prive des plaisirs ou des impressions agréables passagères, pour un bonheur ou pour des impressions agréables plus constantes, ne fait qu'obéir à cette même loi, dont un calcul sage lui fait trouver une plus juste application. Hommes vulgaires, hommes sages, enthousiastes, hommes religieux même, tous marchent vers le même but, et tous les moments de la vie sont remplis de pensées et de déterminations qui tendent à les en rapprocher, ou à les confirmer dans la croyance qu'ils pourront y parvenir un jour.

La satisfaction des besoins de première nécessité captive d'abord l'intérêt et l'attention des hommes, et tous leurs travaux lui sont consacrés ; mais bientôt il leur reste, du moins à quelques-uns d'entre eux, des temps de loisir qui font prendre un nouvel essor à leurs affections sociales, et qui, développant leur sensibilité, les portent à considérer tout ce qui les environne, et surtout les objets de leurs premiers plaisirs, sous des rapports entièrement nouveaux. Alors paraissent les arts d'imagination, sans doute informes en naissant, mais dont le principe et le but sont déja les mêmes que dans le dernier état de perfection auquel ils puissent parvenir.

Il est remarquable que ces arts précèdent toujours les sciences, quoique celles-ci paraissent tenir de bien plus près aux premiers besoins, par l'influence plus directe qu'elles peuvent avoir sur les moyens de les satisfaire. Ils précèdent même ordinairement les idées religieuses, qui, plus d'une fois, ont été leur ouvrage, et qui bientôt réagissent sur eux avec beaucoup de puissance, en leur offrant des images d'une nature supérieure, et prêtant aux forces invisibles de l'univers toutes les perfections auxquelles l'homme peut désirer d'atteindre, toutes les idées qui l'occupent, les sentiments qui l'animent, et même les besoins et les passions dont il est agité.

Mais, soit que les arts peignent des objets physiques extérieurs, soit qu'ils pénètrent dans le sein de l'ame humaine, pour y surprendre les idées et les affections morales, soit qu'ils rappellent des actions, des événements et des discours réels ou supposés, c'est toujours la nature qu'ils imitent; et, lors même qu'ils s'élancent dans les régions de l'inconnu, ils n'imaginent et ne retracent ce que personne n'a jamais pu voir ni sentir, que d'après ce que l'homme voit et sent tous les jours.

Le génie observateur et inventif des Grecs fut guidé d'abord plutôt par cet instinct rapide et par ce tact juste et fin qui saisissent les impressions, que par cette curiosité de recherches et par cette sévérité de jugement qui forcent enfin la nature à dévoiler ses secrets. Leur première philosophie et leur première science furent la science et la philosophie de l'imagination.

Ils avaient adopté de bonne heure le principe qui ramène tous les arts à l'imitation de la nature; et toutes les règles particulières qui dirigent chaque artiste, dans la conception de ses plans et dans les derniers détails de leur exécution, ne leur paraissaient que des moyens de rendre cette imitation plus parfaite et plus agréable. Mais ils ne tardèrent pas à s'apercevoir que, pour être plus *agréable*, elle ne doit pas tout retracer indistinctement; ils virent que, s'il faut du choix dans les objets de l'imitation, il en faut encore relativement à leurs diverses parties, et aux traits particuliers propres à chacun d'eux; que l'artiste, écartant avec soin tout ce qui pourrait dénaturer ou contrarier les impressions qu'il a pour but de produire, doit souvent, pour le même motif, offrir ou ces objets, ou leurs parties diverses, ou les traits qui les caractérisent, dans un état de rapprochement, ou sous des points de vue que la nature ne présente pas. Le principe général fut donc modifié, et les arts eurent dès lors pour but *l'imitation de la belle nature*, que l'enthousiasme des Grecs appela *le beau* par excellence, et que nous nommons *le beau idéal*.

Il était d'autant plus nécessaire de faire ce nouveau pas dans la théorie des arts, que le premier principe, adopté d'une manière trop absolue, avait sans doute égaré chez eux, comme il l'a fait depuis chez nous, des artistes pleins de mérite et de talent, et qu'en le poussant à l'extrême, on pourrait en venir à préférer ce que nous appelons les *abbés de plâtre*, à l'*Apollon* du Belvédère et à la *Vénus* de Médicis.

Mais il y a plus : quand la ressemblance est portée au point de faire confondre l'objet imité avec l'objet naturel, elle est presque toujours un défaut, bien loin d'être une beauté ; et, lorsque cette ressemblance est fortifiée par l'addition de quelques objets naturels, elle peut inspirer un profond sentiment de dégoût. Témoins ces capucins de bois coloré, qu'on voyait autrefois dans certaines chapelles, vêtus d'une ancienne robe, portant aux pieds de vieilles sandales, une barbe naturelle au menton, et baissant vers la terre des yeux de verre ou d'émail.

Je ne parle pas même ici de ces figures en cire, que le mélange de la vie et de la mort rend véritablement affreuses ou révoltantes. Mais il est facile de reconnaître que le plaisir causé par les productions des arts suppose toujours, dans celui qui l'éprouve, l'idée que l'objet qui lui est offert n'est point la nature elle-même, mais son imitation. Et, sans nier aucune de ces illusions parfaites, dont l'histoire de la peinture rapporte beaucoup de traits, en admettant, par exemple, celui de la servante de Rembrant, dont le portrait, fait par ce peintre et placé à sa fenêtre, fut pris plusieurs jours de suite pour la servante elle-même par les passants et les voisins, il est évident que le plaisir du spectateur ne peut commencer qu'au moment où cesse ce dernier degré d'illusion, qu'on regarde comme le miracle de l'art (*).

Ce nouveau principe explique suffisamment pourquoi Homère, et même les poètes dramati-

---

(*) Voyez Smith, *OEuvres posthumes*.

ques grecs purent adopter le langage mesuré de la poésie, sans cesser d'être naturels dans leur imitation, quoique assurément personne ne parle en vers. D'autres raisons autorisent le langage plus ou moins élevé et cadencé de la prose dans les discours oratoires; et, en effet, rien n'est plus facile à concevoir, puisque le ton qu'il convient de prendre dans les diverses circonstances, doit être déterminé par la nature du sujet, du but qu'on se propose, et des auditeurs devant lesquels on est supposé parler.

La grandeur et le sublime dépendent encore plus, en général, de la manière dont un sujet est traité, que de la nature du sujet lui-même; et peut-être n'en est-il presque aucun sur lequel on ne pût répandre un caractère de grandeur. Cet effet tient presque toujours au genre des rapports que le plan de l'auteur, ou son système de composition nous montre et développe, et au genre de pensées ou de sentiments que son ouvrage fait naître et laisse en nous. Un grand nombre de scènes de Molière et de fables de La Fontaine, sont véritablement sublimes, quoique leurs auteurs semblent n'avoir en vue que de nous faire rire et de nous amuser.

L'aspect des grandes masses et des grands phénomènes de la nature est toujours imposant;

l'action de ses forces gigantesques nous inspire toujours un sentiment de respect mêlé d'effroi : dans ce cas, l'impression du sublime est directement produite par celle de notre faiblesse et de notre petitesse, comparées à tant de puissance et de grandeur.

Quoique bien plus noble, sans doute, le sublime moral résulte de circonstances tout-à-fait analogues, puisqu'il est produit par la majesté des conceptions, par l'élévation et l'énergie de la volonté ; et que c'est encore au sentiment obscur et non avoué de notre propre faiblesse, ou, en général, de la faiblesse humaine, que sont dus tous ses effets.

Nous voilà, mon ami, ramenés bien naturellement à Homère. En effet, quel poète fut jamais aussi fécond dans l'un et dans l'autre genre de sublime ? Qui sut en fondre les traits avec plus d'art et de sobriété dans la suite de ses récits, ou dans les scènes dramatiques dont ils sont entrecoupés ? Et qui peut lui être comparé pour l'art plus difficile encore d'associer et de mêler, dans le même tableau, ces deux espèces d'impressions ? Les exemples en ont été cités tant de fois par les anciens et par les modernes, ils sont si nombreux, et l'on pourrait en citer encore tant d'autres dont il n'a jamais été fait mention, que je crois tout-à fait inutile de nous arrêter ici plus long-temps.

Mais ce qu'on n'a pas assez remarqué, c'est la profonde connaissance des effets, qui porte Homère à rechercher presque partout l'alliance du sublime de pathétique avec celui de la grandeur et de la force. Combien, dans tous les arts, cette alliance augmente la puissance et la durée des impressions! A ce qui peut ébranler le plus vivement l'imagination, se joint alors tout ce qui saisit le cœur par ses endroits les plus sensibles; et le charme de moralité qui résulte, pour le lecteur vertueux, de ce mélange d'impressions diverses, vient mettre le comble à l'effet de tant de tableaux majestueux et touchants. Car Homère n'ignorait pas que les passions fortes, tempérées et dirigées par la douce sympathie humaine, sont le mobile des grandes actions; mais il savait aussi que, dépourvues de ce guide et de ce frein, elles n'enfantent que des crimes, et que les grands hommes et les grands scélérats, doués également de cette énergie dans leurs passions, sans laquelle ils n'eussent été que des hommes ordinaires, diffèrent surtout en ce que les uns sont éminemment doués de la faculté de sympathiser, ou de ce qu'on appelle *sensibilité morale*, et que les autres en sont plus ou moins dépourvus.

Cette vérité devient plus sensible par l'examen

des trois grands caractères différents qu'Homère paraît avoir tracés et développés avec une prédilection particulière, tous les trois parfaits, chacun dans son genre : ce sont Achille, Hector et Ulysse.

Le premier de ces caractères est celui de la valeur farouche, de la violence, de la volonté capricieuse qui dédaigne toutes les lois; le second, celui de la valeur calme, de la bonté, de la générosité, du dévouement à tous ses devoirs; le troisième, celui de la valeur dirigée par la connaissance profonde des hommes et des choses, par l'habitude de tout soumettre à la réflexion; celui de l'éloquence, dont une adresse cachée assure les effets; de cette sagesse politique, qui souvent se transforme en une véritable fourberie, et ne sort presque jamais du cercle de la dissimulation.

Ces trois héros, si différents entre eux, ont chacun le caractère de sensibilité qui lui est propre : et le plus sensible des trois est peut-être celui qu'on serait le moins porté d'abord à regarder comme tel : je parle d'Achille. Combien son affection pour Briséis est aimable, et comme elle se manifeste avec convenance et dignité dans la manière honorable dont il parle d'elle, tout en refusant de la recevoir des mains d'Agamemnon !

Dans cette même scène du neuvième chant, quelle douce tendresse pour Phœnix, son instituteur, et, s'il est permis de parler ainsi, son père nourricier ! Et, quand il a perdu Patrocle, quelle douleur terrible, et que ses fureurs elles-mêmes montrent bien comme il savait aimer ! Je n'ai pas besoin de prouver par des exemples la sensibilité d'Hector : presque toutes ses actions, presque tous ses discours respirent les sentiments affectueux dont son ame est remplie ; il est un véritable modèle de cette vertu. Mais l'artificieux Ulysse, cet homme toujours renfermé dans lui-même, occupé si souvent à chercher les moyens de tromper les autres, et qui, perdu dans le dédale tortueux de ses projets, semblerait devoir ignorer tous les plus doux penchants de la nature humaine, quelle profonde tendresse ne nourrit-il pas dans son cœur pour sa femme Pénélope, pour son fils Télémaque ! Avec quelle constance ne lutte-t-il point contre la destinée et contre tous les piéges qui lui sont tendus, pour aller retrouver, dans la pauvre Ithaque, et ses foyers chéris et les objets de ses constantes affections !

Quant au roi Agamemnon, sans l'avoir fait insensible, Homère l'a fait orgueilleux, dominateur ; et ces passions *isolantes* ont étouffé en lui presque tout ce qu'il avait d'humain. Aussi ne joue-t-il, à proprement parler, qu'un rôle secondaire. Il est sans doute le premier dans l'armée des Grecs, mais non dans le poème; et quoiqu'il soit peint comme un chef vaillant, actif, habile dans la paix et dans la guerre, presque toujours odieux par son insolence et par sa dureté, il l'est doublement par ce trait caractéristique, que le malheur seul est capable de faire fléchir son cœur hautain.

Une autre qualité qui distingue éminemment Homère, est celle (passez-moi cette expression) d'*individualiser* ses tableaux. L'imagination se plaît à ces rapprochements, qui, de traits épars dans la nature, forment un ensemble régulier : mais le sentiment ne s'attache point à ces généralités artificielles; il lui faut ou tel homme, ou tel être déterminé, ou telle particularité dans les images qui lui sont offertes, pour que son émotion, se joignant à l'admiration de l'esprit, en fixe les souvenirs par des empreintes ineffaçables. Cette qualité seule a suffi plus d'une fois pour rendre intéressante la lecture d'écrivains d'ailleurs très-médiocres; et, lorsqu'elle se trouve jointe à ce choix des objets et des traits qui constituent le beau, elle répand sur les travaux du génie un charme sans lequel ils peuvent étonner, mais non plaire dans tous les temps, ni surtout laisser dans les ames ces traces aimables qui ramènent vers un livre comme vers un ami.

M. Bonstetten, dans son *Voyage au Latium*, ouvrage plein de talent et d'intérêt, observe que les poètes anciens se sont attachés à décrire de la manière la plus exacte les lieux et les événements ; qu'ils ne se sont permis aucune modification dans la peinture des caractères, et que, bornant leur invention à la partie appelée le *merveilleux*, c'est-à-dire, à l'intervention des causes invisibles, auxquelles ils accordent une influence plus ou moins importante sur la marche des faits, ou sur les passions humaines, ils embellissent, mais ne dénaturent point la vérité. J'ai pensé depuis long-temps, qu'une grande partie de leurs succès était due à l'habitude de peindre ainsi la nature positive. Il en est résulté pour eux le besoin de particulariser même les peintures imaginaires et générales, et ils l'ont fait presque toujours par des traits qui semblent ne pouvoir appartenir qu'à tel ou tel objet individuel, dont le poète a gardé dans sa mémoire le souvenir circonstancié.

Au reste, ce que dit M. Bonstetten n'est vrai, dans toute son étendue, et surtout dans ses conséquences, que d'un petit nombre de poètes anciens ; et nul, sous ce rapport, comme sous presque tous les autres, n'est comparable à Homère.

Je ne parlerai point maintenant de cette scrupuleuse attention à décrire les lieux tels qu'ils sont dans la réalité, de ce respect pour les traditions établies, pour le caractère qu'elles donnent à ses héros, pour les récits des événements passés; genre de mérite où les anciens et les modernes ont unanimement reconnu qu'il avait surpassé même les géographes et les historiens de profession. Je parle seulement de cet art avec lequel il donne toujours à chaque objet une manière d'être et une couleur propres; et ce n'est point une manière d'être et une couleur convenables à tout autre objet de la même espèce, mais à celui-là particulièrement qu'il veut mettre sous vos yeux. Peint-il un orage, un lion, le cours d'un fleuve, les bois et les rochers d'une montagne; ce ne sont ni un fleuve, ni un orage, ni un lion, ni des rochers et des bois tels que l'imagination peut les créer au hasard: tous ces objets sont particularisés. Souvent le poète les prend dans la réalité des choses; il les a vus, et il les caractérise avec une vérité parfaite. Mais, lors même qu'ils ne sont que des fictions de son esprit, il lui suffit, pour les faire confondre avec la nature elle-même, de quelques-uns de ces traits fins qui semblent n'avoir aucun rapport avec le but dont il est occupé dans le moment, et qui, sans ajouter beaucoup au tableau, comme tableau, ne permettent pas à l'esprit de rester en doute sur l'existence réelle de l'original.

Je le sens trop, mon ami, ces idées demanderaient à être développées avec plus de détail; et il serait convenable de les confirmer par des exemples de cette méthode de *particularisation*, mis en contraste avec d'autres exemples de celle de *généralisation*, qui ne me paraît bonne qu'à certains égards, et jusqu'à un certain point. Mais je serais peut-être forcé d'attaquer un assez grand nombre de décisions particulières, et même aussi quelques principes regardés comme articles de foi en matière de goût; il ne m'est pas possible d'entrer ici dans cette longue discussion.

Je me contenterai d'observer que, parmi les modernes, La Fontaine et Fénélon me semblent les seuls comparables à Homère, sous le point de vue dont je parle; et La Fontaine à un degré bien supérieur. Plusieurs poètes allemands ont voulu imiter cette manière; ils l'ont même fait quelquefois avec succès : mais presque tous en ont abusé, et les plus habiles, eux-mêmes, paraissent avoir méconnu les règles qui doivent diriger son emploi pour en assurer les effets. Il est résulté de là, tantôt qu'ils sont tombés dans des détails minutieux et puérils, quoique directement dépendants de leur sujet; tantôt qu'ils ont voulu l'embellir par des détails d'un genre absolument contraire à celui dans lequel, en pareil cas, le goût si sûr des écrivains qu'ils ont cru prendre pour modèles eût cherché ses ornements. Voilà, du moins, ce que m'a fait éprouver la lecture de plusieurs de leurs poèmes, qui jouissent chez eux d'une grande réputation, et qui la méritent à beaucoup d'égards.

Mais deux points essentiels, auxquels les grands poètes de l'antiquité donnèrent tous la plus scrupuleuse attention, ce sont le choix du sujet et l'organisation du plan. Leurs sujets sont toujours d'un intérêt général pour l'espèce humaine, ou du moins du plus vif intérêt particulier pour le peuple auquel leurs ouvrages étaient destinés; et, par la manière dont ils étaient considérés dans leur ensemble, ou traités dans leurs subdivisions, ces deux moyens de plaire s'y trouvaient presque toujours réunis.

Leurs plans sont très-simples: l'intérêt y est un, aucun sujet nouveau ne vient s'y mêler et distraire le lecteur: seulement la catastrophe définitive est retardée par des obstacles qui occupent une place plus ou moins importante; et de ces obstacles naissent toutes les beautés de détail. Ainsi, bien loin de nuire à l'intérêt de l'ensemble, elles-mêmes ne font, à leur tour, que le prolonger, le soutenir, et en rendre tous les effets plus énergiques et plus profonds. Les poèmes d'Homère sont incontestablement ceux où brillent le plus ces éminentes qualités.

Dans l'*Iliade* et dans l'*Odyssée*, les Grecs voyaient retracée de la manière la plus brillante, cette époque qui formait pour eux les confins des temps fabuleux et des temps historiques. Les événements dont le récit flattait le plus leur orgueil et leur imagination, les hommes dont ils aimaient le plus à s'entretenir, en un mot, leur première grandeur et leur première gloire y étaient célébrées avec une sorte d'enthousiasme religieux. D'un autre côté, toutes les passions du cœur humain mises en mouvement, toutes ces fluctuations auxquelles il semble éternellement livré, et dont nous aimons à contempler la peinture, même lorsqu'elle nous déchire, parce qu'en nous associant à ce qu'ont senti d'autres mortels comme nous, son aspect nous reporte vers nous-même, et que nous aimons à nous trouver capables des impressions qui forment le véritable lien de l'humanité : tous ces tableaux agréables, naïfs, et sublimes ou touchants de notre destinée commune, y brillaient partout du plus vif éclat, et le coloris en était aussi juste, que les traits savants et bien choisis.

Quant au plan et à l'organisation de ces deux poèmes, rien de plus facile à saisir au premier coup d'œil. L'artifice consiste, non dans la multitude et dans la complication des événements, mais dans leur progression et dans leur enchaînement naturels; non dans l'introduction de beaucoup de caractères principaux, mais dans l'heureux emploi des traits qui les distinguent, dans le développement, en quelque sorte spontané, des passions qui leur sont propres, et des actions qu'elles déterminent. Tout marche au but sans effort; les circonstances même qui semblent en éloigner, naissent de celles qui doivent y conduire; enfin, si quelques longueurs rendent parfois l'action traînante, elles n'y jettent jamais d'embarras; et l'on voit facilement, en général, que les unes ne sont véritablement des longueurs, que par la place qu'elles occupent, et que peut-être toutes les autres ne nous semblent telles, que parce que nous ne pouvons porter dans la lecture d'Homère les souvenirs dont les Grecs étaient remplis, et les sentiments dont ils étaient animés en écoutant ses vers.

Mais Homère me paraît avoir surtout excellé dans le dramatique : c'est là qu'il montre à la fois la plus profonde connaissance du cœur humain, la souplesse d'esprit la plus étonnante, la plus grande fécondité, le tact le plus sûr, et le goût le plus fin. Que peut-on trouver de supérieur, ou même de comparable, dans les tragiques les plus parfaits, à cette admirable scène d'Achille et d'Agamemnon, par laquelle s'ouvre le poème ; à celle d'Hélène sur les remparts de Troie, aux adieux d'Hector et d'Andromaque, à la scène de la députation, à celle de Priam venant demander le corps d'Hector au vainqueur le plus inexorable? Eschyle, Sophocle et Euripide n'ont point créé ce qu'il y a de plus important dans la tragédie, puisque ces admirables morceaux existaient avant eux ; et les orateurs n'inventèrent point leur art, puisqu'ils avaient sous les yeux ces modèles de tous les genres d'éloquence, dont on peut même dire qu'ils n'ont jamais atteint la perfection. Quel est, en effet, celui d'entre eux chez qui l'on retrouve la même variété dans le langage propre à chaque circonstance, et dans le ton convenable à chaque individu ; le même naturel dans l'emploi des moyens les plus adroits, la même vérité dans les mouvements les plus véhéments et les plus passionnés, la même naïveté dans les accents les plus pathétiques et les plus sublimes; enfin, la même convenance par rapport aux temps, aux lieux, aux caractères des interlocuteurs et des spectateurs ? Voilà ce que les anciens avaient reconnu dans ses ouvrages; voilà ce qui fait dire à Quintilien qu'Homère avait reçu de la nature un génie *au-dessus de l'humanité*; qu'il n'y avait pas de beauté dont on ne retrouvât chez lui le modèle; qu'il suffirait, en quelque sorte, d'étudier profondément la seule scène de la députation, pour devenir orateur, pour se former à tous les genres et à tous les tours de l'éloquence. C'est encore ce qui faisait dire au fils de Philippe, à cet Alexandre surnommé le Grand, et qui avait sans doute une véritable élévation dans les idées, que les ouvrages d'Homère étaient la production la plus précieuse de l'esprit humain, *pretiosissimum humani ingenii opus*.

Quelques modernes ont accusé ce poète de bavardage et de désordre dans ses discours. Sans doute il fait beaucoup parler Nestor, Phœnix, et quelquefois Priam; sans doute Achille furieux ne met pas un ordre bien didactique dans ses emportements; mais, de bonne foi, sont-ce là des défauts? Ulysse, Diomède, Ajax, qu'Homère a si bien caractérisés par leurs discours, sont-ils des bavards? Ulysse prend ordinairement, je l'avoue, certains détours pour arriver à son but; mais ces détours ne sont-ils pas dans son caractère? et ce héros n'est-il pas l'homme qui sait le mieux que le chemin le plus court est celui qui mène au but le plus rapidement ; mais que ce chemin n'est pas toujours le plus direct? Diomède, jeune, impétueux, mais grave et sévère, mais formé par la sagesse d'Ulysse, dont il est, en quelque sorte, le disciple, reçoit une injure d'Agamemnon, dans un moment où le combat commence; non-seulement il ne s'arrête point à la repousser, mais il impose silence à son compagnon Sthénélus, qui déja répondait avec colère, moins pour lui-même que pour son ami. Cependant le moment ne tarde pas d'arriver où le jeune homme reparaît tout à coup; et c'est là que se trouve ce beau passage, imité par Racine, où Diomède dit à ce même Agamemnon qui, dans le désordre de l'action, l'avait accusé de manquer de courage : « Partez, « si vous voulez : la mer est libre, et même vos « vaisseaux en sont voisins : mais quand tous « les Grecs vous suivraient, ne laissant ici que « Sthénélus et moi, seuls nous saurons venger « l'hymen outragé, et terminer les destins d'Ilion. » Partout son langage n'est-il pas aussi précis que ferme et imposant? Quand Ajax se trouve désigné par le sort, pour combattre contre Hector, qui a provoqué tous les chefs de la Grèce, quelle rapidité, et en même temps quelle perfection dans son discours! car son langage ne doit être ni celui d'un homme sage, ni même celui d'un homme d'esprit, ce sont les accents naïfs d'un soldat confiant dans sa force, et tout à la fois religieux et généreux. Il demande aux Grecs de prier les dieux pour le succès du combat, mais de prier en secret, afin que les Troyens n'imputent point à la crainte ces humbles supplications. Et ce sourire terrible avec lequel il s'avance, pareil à une immense tour, comme il achève bien de le caractériser! On voit déja pourquoi, lorsqu'il s'agira de fléchir la colère d'Achille, après Ulysse, le plus sage, le plus éloquent et le plus adroit des Grecs, après Phœnix, dont les soins, pour ainsi dire maternels, ont cultivé l'enfance du héros, Nestor désignera Ajax pour être un des envoyés, bien sûr que de la bouche de ce brave s'échapperont quelques-uns de ces mots qui, par leur rudesse même, ne peuvent manquer de retentir dans l'ame d'Achille. Et, en effet, quoi de plus beau que son discours, qui, succédant à celui d'Ulysse, plein d'éloquence et d'adresse, à celui de Phœnix, plein de tendresse et d'abandon, à ceux même d'Achille, que caractérise une violence indomptée et une invincible détermination, les efface presque tous! quel trait admirable de simplicité le termine! « Achille, respecte tes foyers : c'est dans « leur sein que tes amis te réclament; tes amis qui «n'ont jamais cessé de t'honorer parmi les Grecs.»

On a cité comme des modèles de précision, la prière que Chrysès adresse aux chef de l'armée, le discours ou plutôt le cri d'Antiloque annonçant à Achille la mort de Patrocle, etc. On pourrait en citer beaucoup d'autres non moins remarquables; mais je me borne à rappeler ici les premiers mots qui échappent au vieux Laërte en revoyant son fils Ulysse, après une absence de vingt ans. Le vieillard est retiré à la campagne, pour fuir l'aspect du désordre que les poursuivants de Pénélope ont introduit dans sa maison. Le poète le représente cultivant son jardin, avec des gants qui garantissent ses mains des meurtrissures que pourrait lui causer un travail pénible. Ulysse paraît devant lui : le vieillard, quand il ne peut plus douter que c'est véritablement son fils qu'il revoit, est près de succomber à l'excès de sa joie ; enfin, il s'écrie : *O Jupiter, et vous Dieux, oui, vous êtes encore sur le vaste Olympe!* Y a-t-il rien de plus sublime et de plus touchant que ces simples paroles !

Mais ce n'est point en rappelant des traits déja cités avec éloge, ou d'autres dont la beauté est incontestable, que je voudrais faire sentir le caractère simple, profond et savant du dramatique d'Homère : je choisirai pour cela des passages critiqués par divers écrivains célèbres, ou que j'ai entendu blâmer par des hommes d'esprit et de goût. Ne pouvant encore examiner ce sujet qu'en passant, je prends au hasard quelques-uns de ces traits qui me paraissent avoir été censurés sans un juste motif.

On a regardé comme pleins d'inconvenance plusieurs endroits de la querelle élevée, dans le premier chant de l'*Iliade*, entre Achille et Agamemnon; on cite en preuve certaines injures qu'Achille adresse à son rival, et on les traduit par ces mots : *Ivrogne! cœur de cerf! face de chien!...* je ne m'arrêterai pas à faire observer que, même en isolant le passage, le français ne rend point ici le sens du grec ; mais, si le lecteur veut bien se transporter au moment de la scène, et se faire une idée juste des personnages, il sentira facilement qu'Achille ne peut voir dans quiconque lui résiste, qu'un homme échauffé par le vin, et qui, saisi de crainte au fond du cœur, cherche à montrer une vaine audace dans sa contenance extérieure. Tel est le véritable sens de ce trait défiguré, qu'il me soit permis de le dire, d'une manière si grossière et même si ridicule; et c'est ainsi que l'a entendu l'excellent M. Bitaubé, dont la traduction élégante et fidèle a mérité de devenir classique parmi nous.

Dans le second chant, un songe trompeur vient engager Agamemnon à rassembler ses soldats et à combattre vaillamment. Ce roi convoque le conseil particulier des chefs, il leur rend compte de sa vision; mais, comme l'armée entière est fatiguée et découragée par la longueur du siége, il veut, en proposant aux peuples réunis d'abandonner une entreprise que Jupiter paraît ne plus favoriser, tâcher de réveiller leur attention; et, quand il les aura tous excités et ranimés par ce doux espoir, les autres chefs viendront s'emparer de ce moment d'émotion pour leur faire sentir combien serait infame et honteuse leur fuite, à la veille même du succès. Rien n'est plus habilement conçu que cette conduite; elle prouve la plus grande connaissance du cœur humain, et surtout des passions populaires : cependant rien n'a été plus vivement et plus amèrement censuré.

Le discours de Diomède, et la réponse que lui fait Nestor, au commencement du neuvième chant, sont l'un et l'autre des modèles d'éloquence et d'habileté; mais il faut les étudier pour les bien entendre. D'abord, pour sentir, et même pour bien suivre celui de Diomède, il faut se souvenir de ce qui s'est passé entre ce héros et Agamemnon, dans le quatrième chant; mais alors on trouvera ce discours tel qu'il est, c'est-à-dire sublime. Quant à la réponse de Nestor, la circonstance en rend l'effet si délicat et si difficile, les traits en sont si fins et si détournés, l'orateur doit y ménager, pour l'intérêt public, tant de passions différentes, qu'il faut être, pour ainsi dire, dans son ame, et se représenter jusqu'aux plus petits détails de la situation, pour bien comprendre ce qu'il adresse tour à tour à Diomède et à Agamemnon, sans oser l'exprimer positivement ni à l'un ni à l'autre; tout ce qu'il veut faire entendre et qu'il ne dit pas. Voici, en peu de mots, le motif de ce discours si profond et si savant. « Cher Diomède, tu es aussi éloquent dans « les conseils que vaillant dans les combats. » Ce début est pour Diomède; ce qui suit est pour Agamemnon : « mais tes paroles n'ont pas entièrement atteint le but proposé. » Nestor craint que Diomède n'ait encore blessé l'orgueil du roi; c'est comme s'il disait : « Il t'est permis, sans doute, « de repousser un outrage avec fermeté; mais, « après cela, tu devais adoucir l'impression trop « vive de tes plaintes; et il ne faut pas attaquer « ton chef, surtout dans une circonstance aussi « difficile que celle où nous sommes maintenant; » et il ajoute : « Mais comment pourrais-tu être déja « consommé dans l'art de parler aux passions humaines? tu n'as pas encore atteint l'âge du dernier de mes fils. »

Ce trait est pour les deux guerriers, dont il ménage également l'amour-propre. Usant alors de toute la liberté que lui donne son âge, le vieillard dit, que c'est lui qui va parler, et que dans ses paroles on trouvera tout ce qu'il faut, et il termine par deux vers, dont le sens est que « celui qui peut aimer les débats des siens est un « homme sans foyers, sans tribu, sans parents. » Son but est d'effacer dans l'ame des deux héros jusqu'aux dernières traces de leurs querelles et des reproches mutuels qui leur sont échappés. Il veut aussi par là prévenir, autant qu'il est possible, tout débat ultérieur entre les chefs. Des hommes de beaucoup d'esprit n'ont paru rien comprendre à tout cela. Quant à la fin de ce même discours, je ne la cite pas, quoiqu'elle soit très-belle; mais le sens en est direct, et, pour être saisi par le lecteur, il n'a besoin d'aucune explication.

Dans le même chant, Phœnix, dont le but est de fléchir la sombre et furieuse colère d'Achille, lui conte l'histoire de sa propre enfance; il lui rappelle comment il est venu dans les états de Pélée, comment il s'est chargé de l'éducation du fils de son bienfaiteur, de celui qui est maintenant un héros, mais qu'il a tenu enfant dans ses bras et sur ses genoux, auquel la mère ou la nourrice la plus tendre n'eût pas donné plus de soins.

Les malédictions de son père Amyntor ayant excité sa colère, il forma, dit-il, le projet de le tuer; mais un dieu protecteur retint son bras, poussé par cette passion fatale. Quelle terrible leçon pour Achille! et Phœnix pouvait-il rien imaginer de plus propre à l'effrayer sur l'état de son cœur? Plutarque nous a conservé ce passage, qui ne se trouve pas dans les anciens manuscrits d'Homère, et il dit qu'Aristarque en ayant été épouvanté, avait cru devoir le supprimer; mais il ajoute, avec raison, que rien n'était cependant plus approprié à la circonstance, et ne pouvait montrer d'une manière plus vive les funestes conséquences de la colère.

Parmi les répétitions que les Français blâment presque indistinctement dans Homère, on a trouvé particulièrement répréhensible celle du trait sublime, par lequel débute Priam en se jetant aux pieds d'Achille; et l'on dit que sa beauté même rend le poète inexcusable de l'avoir employé deux fois dans le même discours : je déclare franchement que je suis encore d'un avis tout contraire. Avant qu'Achille ait pu revenir de son étonnement à l'aspect de Priam prosterné devant lui, le vieillard s'écrie : « Homme semblable aux dieux, souve-
« nez-vous de votre père, vieux, faible comme

« moi, comme moi gémissant et délaissé dans son « palais. » Il voit que ce peu de mots ont touché le cœur de son ennemi ; ce qu'il ajouterait ne produirait plus aucun effet. Le tact du vieillard, avidement attentif à tout ce qui se passe sur le visage du héros, ne peut s'abuser sur ce point. Que doit-il faire? précisément ce qu'il fait. Il reviendra sur des images chères à celui qu'il veut attendrir, sur la comparaison et sur les différences qui peuvent rendre sa pitié plus vive ; il reproduira la même pensée, il en détaillera les circonstances ; et, par quelque dernier trait capable de caractériser l'excès de son propre malheur, il cherchera à rendre leur impression plus forte et plus durable. Priam termine en effet par un vers, où il se montre lui-même contraint d'implorer le meurtrier de ses fils, et de porter à sa bouche des mains teintes encore de leur sang.

Plus loin, et dans la même scène, se trouve un passage qu'on a censuré plus vivement encore, comme donnant à Achille un caractère odieux de férocité : c'est celui où l'empressement réitéré que Priam lui témoigne de recevoir le corps de son fils, cause au héros une soudaine impatience, rallume presque toute sa colère, et le porte à foudroyer, par quelques paroles menaçantes, l'infortuné vieillard. Je ne nie point qu'Achille ne soit féroce; il l'est presque toujours, il doit l'être, surtout dans ce moment : mais odieux, il ne l'est pas. Quelle est la cause de sa fureur? n'est-ce pas la mort de son ami? cet ami n'a-t-il pas été tué par le fils de l'homme dont les bras pressent ses genoux? qui ne voit que l'ombre de Patrocle s'est replacée un instant entre Priam et lui, et qu'il semble craindre lui-même de voir à cette image toute pitié sortir de son cœur? Y a-t-il rien de plus admirable et de plus vrai?

Personne ne refuse aux anciens, et surtout à Homère, le talent ou le don précieux du pathétique; mais, comme on reproche à leurs héros de parler avec trop de vanité d'eux-mêmes, on reproche également à leurs personnages affligés ou malheureux, de laisser exhaler leurs plaintes avec trop de faiblesse, de montrer le fond de leur cœur avec trop de naïveté. On accuse aussi les anciens de faire parler trop longuement toutes les passions, surtout la douleur, et d'en attacher l'expression à des objets ou à des circonstances qui ne paraissent pas toujours se rapporter directement à la situation présente du personnage. Il est certain que leur manière de juger des convenances était très-différente de la nôtre. Formés au sein de petits cercles ou de petites coteries, ce qu'on appelle la politesse est pour nous un véritable devoir. Or, la politesse ordonne d'avoir l'air de se compter pour rien, et les autres pour tout (ce qui ne fait pas, au reste, que parmi les gens polis il y ait moins d'égoïsme qu'ailleurs); mais il est de mauvais ton d'exprimer avec véhémence les sentiments dont on est le plus agité; il faut glisser rapidement sur le récit de ses peines : les sentir trop vivement paraît une faiblesse, ou du moins une inconvenance : en laisser voir toute l'étendue, sans ménagement, est un manque de respect pour soi-même et pour les autres. Telle est notre manière de voir sur ce point.

Mais les anciens, qui nourrissaient dans leurs ames, près de tout ce ce qui leur était cher, des sentiments énergiques et profonds, et qui ne sortaient du sein de leurs familles que pour paraître dans les assemblées et dans les cérémonies publiques, où le tumulte des affaires et la nature des intérêts leur faisaient contracter toutes les habitudes fortes, les anciens n'auraient absolument rien compris aux idées que nous nous sommes faites de la convenance. Iphigénie, que son père envoie à l'autel pour être égorgée, ne craint pas, chez eux, de témoigner combien elle regrette la vie. Croit-on qu'elle ne fût pas aussi touchante qu'elle l'est dans Racine, quand elle montrerait un peu moins de résignation? Andromaque, en apprenant la mort d'Hector, ou plutôt en le voyant traîné sur la poussière, derrière le char de son vainqueur furieux, ne se borne pas à pousser des cris, à répandre des larmes, à déplorer son malheur en termes généraux : revenue à elle-même, elle se rappelle le temps de son enfance qui a précédé celui de son bonheur; la maison paternelle, qu'elle a quittée pour venir chercher cet époux chéri qui n'est plus; elle se peint dans l'abandon et le délaissement du plus fatal veuvage; elle prévoit la destinée future de son fils, et, par des détails simples et circonstanciés, elle s'effraie elle-même à l'image du dernier degré de malheur qui les menace l'un et l'autre, et que les souvenirs d'une grande prospérité passée rendront encore plus amer (*). Enfin, que deviendront ces vêtements qu'elle-même a tissus et brodés pour son époux? Hélas! il ne lui reste qu'à les jeter dans les flammes, puisqu'ils ne doivent plus couvrir Hector! Tout cela, j'ose l'avouer, quoique critiqué par des hommes de goût, me paraît très-beau.

(*) Ici, elle met en opposition la manière délicate dont son enfant a été nourri, les soins et les caresses de son père et de sa mère, avec les privations et les outrages qui lui sont réservés dans l'avenir.

Mais on a blâmé, surtout, la méthode générale des anciens dans le développement de certaines passions ; on les trouve également repréhensibles sous le rapport de l'intensité des émotions reproduites, sous celui de leur durée, et par la nature des détails qui font souvent partie de leur expression. Mon dessein n'est pas d'examiner en eux-mêmes ces différents reproches, qui portent tous pourtant sur le fond même de la théorie des arts, et qui, je ne fais pas difficulté de l'avouer encore, me semblent à peu près aussi mal fondés les uns que les autres. Mais pour excuser Homère et tous les anciens avec lui, il suffit de savoir que les circonstances où ils vivaient ne ressemblaient en rien aux temps modernes; et que, par conséquent, les habitudes et les idées de convenance qui en résultaient pour eux, étaient, à plusieurs égards, tout-à-fait étrangères à celles dont on se glorifie dans l'état actuel de la société.

J'aurais aussi voulu essayer de développer l'artifice du style d'Homère, d'autant plus admirable et plus savant que la marche en paraît plus facile, le mouvement plus naturel, la structure plus simple, la couleur plus exactement adaptée à celle de chaque objet. Pour cela, il eût fallu donner au moins une idée générale de la langue d'Homère et du système de vers qu'il emploie :

et pour exposer ce système, pour faire entrevoir quels effets d'harmonie le poète a pu lui devoir, combien la liberté même de sa prosodie contribue à donner de charme à son langage et de force à certaines impressions sur lesquelles il veut appuyer particulièrement, il eût encore fallu, non pas faire un traité de prosodie, mais tâcher du moins de bien démêler ce qui distingue essentiellement les langues où elle est très-marquée, de celles où l'oreille a beaucoup de peine à la sentir : les premières, formées dans les grandes assemblées publiques; les dernières, dans les cercles particuliers et par la conversation : les unes, où l'on avait d'autant plus besoin de trouver bien prononcée la différence des longues et des brèves, et toutes leurs nuances intermédiaires, que cette différence était du plus grand secours aux orateurs, pour se faire entendre à des multitudes d'hommes réunis dans des lieux souvent découverts; les autres, où, par la raison contraire, ce moyen n'ajoute que faiblement à la clarté d'une articulation bien distincte, et où, par la rapidité toujours croissante de la parole, la quantité des brèves augmente sans cesse, et celle des spondées, ou même des iambes, par lesquels les Grecs et les Latins marquaient si bien les divisions ou la fin de leurs périodes, diminue dans la même proportion.

Il m'eût été facile, je pense, de conclure de là, que les vers métriques appartiennent peut-être exclusivement, mais, à coup sûr, particulièrement aux langues formées dans les grandes assemblées ; que celles qui sont nées ou qui se sont perfectionnées dans la conversation (*) doivent chercher pour leur poésie d'autres ressources de mesure et de chute régulière des vers; et que, par conséquent, elles ont, à l'égard des autres, un désavantage d'autant plus grave, qu'il se fait sentir à chaque instant. Et, pour revenir à Homère, il ne m'eût pas été moins facile de prouver, par des exemples sensibles, que son style est celui qui s'approprie le mieux à tous les sujets et à toutes les circonstances ; que même, pour le genre d'effets auxquels ce poète semble n'avoir, pour ainsi dire, pas songé (je veux parler de ceux qui tiennent au simple arrangement et à la combinaison, en quelque sorte mécanique, des mots), il égale, et peut-être surpasse les écrivains dont le style passe pour être le plus savant ; et que, par exemple, il n'est peut-être aucun de ces effets,

---

(*) M. de Tracy observe, avec raison, que l'usage des livres imprimés, devenu depuis long-temps général, a dû affaiblir le sentiment de la mesure des sons, et que si l'on pouvait imputer, avec fondement, un crime à l'imprimerie, ce serait d'avoir altéré la prosodie des langues de l'Occident.

qu'on admire avec raison dans Virgile, dont Homère n'offre le modèle. Enfin, j'ajouterai que peut-être même l'impression de ces beautés est-elle d'autant plus pure, chez le père de la poésie, qu'elles y paraissent la production inattendue et spontanée d'un génie heureux, plutôt que le résultat lentement préparé de l'art et de la réflexion.

Telles sont, mon ami, les vues générales et sommaires que j'aurais voulu exposer et développer; et vous voyez que j'eusse été bien moins embarrassé de rassembler sur chaque question beaucoup de matériaux et d'idées, que de réduire les uns et les autres par un bon choix.

Mais, ce dont j'aurais voulu particulièrement m'occuper, dans cette analyse d'Homère, eût été de le faire connaître comme philosophe; de montrer, d'après ces mêmes vues, dont je me borne à faire entrevoir les conséquences, que la beauté de ses ouvrages tient surtout à l'étude profonde qu'il avait faite de la nature humaine intellectuelle et sensible. Son exemple, celui des grands poètes de tous les pays et de toutes les époques, et l'examen attentif des chefs-d'œuvre d'imitation dans les différents genres, auraient facilement prouvé que la connaissance des procédés de l'esprit humain, et celle du développement des affections morales, ou plus brièvement, que la véritable théorie des *impressions directes*, et des *impressions sympathiques*, peut seule nous conduire à celle de tous les arts; et j'aurais pu faire sentir, je crois, avec le dernier degré d'évidence, la vérité de cette assertion de Condillac, que l'analyse est la muse qu'invoque le poëte, qu'elle est le génie inspirateur qui guide en secret le sculpteur, le peintre et le musicien.

D'abord, l'histoire des lettres et des arts nous eût appris que la faible partie de leur théorie générale sur laquelle on a jeté quelques lumières, les doit uniquement à des philosophes occupés de l'étude de l'homme, c'est-à-dire de l'étude de son entendement et de celle de ses passions, qui ne peut en être séparée. Depuis Aristote jusqu'à Beccaria, Diderot, Helvétius, Burke, Smith, etc., tout ce qu'on a dit de sensé sur les véritables principes des arts d'imitation, est le fruit de cette même philosophie dont l'ignorance méconnaît les bienfaits, et que l'irréflexion regarde presque comme étrangère à la conduite de la vie, à la direction des besoins, au perfectionnement des plaisirs. En partant des faits, et en saisissant leurs conséquences les plus incontestables, nous aurions vu peut-être aussi pourquoi les principes de l'art du raisonnement doivent être éclaircis avant ceux des arts d'imitation, quoique les uns et les autres découlent de la même source; et pourquoi le génie de Pascal, faute d'avoir reconnu les véritables causes de la certitude, n'avait jamais pu tracer, comme il le déclare lui-même, *les règles de la persuasion*, lui qui se croyait en état d'assujettir *la démonstration* à des procédés sûrs, et qui, en traitant les sujets les plus obscurs et les plus épineux, avait fait preuve de la plus grande sagacité, et de la plus grande force de raisonnement.

Aristote avait dit au sujet des figures : *Nous aimons à voir une chose dans une autre :* principe fécond, d'où sortent immédiatement presque tous les moyens de rendre l'imitation de la nature plus frappante, et de laisser les plus durables souvenirs des impressions qu'on a voulu produire par elle. La philosophie moderne dit que, *juger*, c'est reconnaître *qu'une idée est dans une autre* (*); que raisonner est porter une suite de jugements, dans chacun desquels la condition ci-dessus se trouve remplie, et qui nous conduisent à une conclusion résultante des termes même de la question, mais inaperçue auparavant.

Si Aristote et la philosophie moderne ont également raison, comme je le crois, voilà deux

---

(*) Voy. en particulier sur ce sujet les ouvrages de M. de Tracy.

principes importants : l'un, dans la recherche et la démonstration de la vérité ; l'autre, dans la poésie, dans l'éloquence, et, par analogie, dans tous arts d'imitation qui se trouvent ramenés à la même origine. Leur seule différence est que le raisonneur, ou celui qui porte un jugement, doit trouver qu'une idée est véritablement et complètement contenue dans celle d'où il la fait sortir, tandis qu'il suffit au poète et à l'orateur, que le rapport établi entre deux objets par son expression ait assez de réalité et d'importance dans la nature des choses, pour qu'il ne paraisse pas puéril ou forcé. De sorte que la différence, mieux déterminée encore, se réduit à nous faire voir que la raison et l'imagination n'ont pas le même but. L'une veut porter la conviction dans tous les esprits justes; l'autre veut produire beaucoup d'impressions sur tous les hommes bien organisés. D'où il résulterait peut-être enfin que, dans l'état de perfection où peuvent atteindre toutes les facultés intellectuelles et morales, la *persuasion* serait toujours unie à la *conviction*, qu'on ne pourrait émouvoir que par la vérité, qu'elle se prêterait sans peine à tous les ornements de la plus riche imagination, et qu'une fois reconnue et sentie, elle passionnerait aussi profondément les hommes, que de brillantes erreurs les enflamment et les agitent encore tous les jours.

En partant d'idées établies par quelques-uns des philosophes modernes, on peut remonter, je crois, plus haut qu'on n'a fait jusqu'à présent, pour reconnaître et assigner la cause du plaisir que nous font éprouver les chefs-d'œuvre de l'art.

La nature des sujets que chaque art peut traiter avec avantage est déterminée par les moyens qu'il emploie; ceux-ci dépendent, à leur tour, du caractère de l'organe auquel chaque art doit s'adresser pour produire les impressions qui lui sont propres, et, pour l'ordinaire, ces deux genres de circonstances réunis lui tracent sa route et lui marquent son but.

Tout art ne peut pas traiter toute espèce de sujets, ou, lorsqu'un même sujet peut être traité par différents arts, ce n'est qu'autant que chacun d'eux se l'approprie, en le considérant sous un point de vue particulier. Or, ce point de vue est toujours déterminé par le caractère des impressions que cet art a pour objet de produire, et conséquemment par celui des moyens qu'il met en usage pour y parvenir. Il faut donc étudier d'abord le caractère des impressions propres à chaque organe, c'est-à-dire, non-seulement la manière dont elles sont produites, mais aussi leur degré de force, la durée de leur persistance, leur nature vague ou précise, les associations et les modifications dont elles sont susceptibles; enfin, le genre de traces qu'elles laissent ou dans la mémoire de l'organe lui-même, ou dans la mémoire commune destinée à conserver et à rappeler tous les genres de sensations.

Un organe peut, en outre, recevoir des impressions très-différentes, à raison des causes diverses qui les produisent. Ainsi, par exemple, les corps solides, qu'on peut observer de près et soumettre au jugement du tact comme à l'examen de l'œil, n'agissent pas de la même manière sur ce dernier organe, que lorsqu'ils sont vus dans le lointain. Aussi le sculpteur, dont les ouvrages tirent toute leur beauté de l'harmonie des formes extérieures, produit sur l'œil d'autres impressions que le peintre, qui met en usage, pour arriver au même but, la magie de la perspective et l'heureux emploi de la lumière et des couleurs. Les vers de Virgile ou de Racine, dont l'admirable harmonie ne fait que rendre plus vives et plus frappantes les idées qu'ils expriment, nous causent des impressions très-différentes sans doute de celles que nous éprouvons en écoutant la musique de Pergolèse, de Sacchini, de Haydn ou de Mozart, etc. La musique est presque toute en accents; elle n'exprime guère que des sentiments directs, et ne fait entrevoir que les idées qui en naissent immédiatement: ses combinaisons les plus savantes ont toujours une série plus ou moins étendue d'accents pour motif et pour point d'appui : son langage est donc plus vague ; mais il parle plus immédiatement à la faculté sentante. L'harmonie des plus beaux vers a des effets moins directs et moins enivrants; mais le caractère précis et détaillé des idées, des images ou des sentiments que la poésie retrace et développe, ajoute beaucoup au plaisir de l'oreille, par celui de l'esprit, et laisse dans la mémoire des traces plus durables, parce qu'elles sont plus distinctes.

Enfin les arts, comme la peinture et la sculpture, qui ne peuvent saisir dans les objets et dans leurs expressions qu'un seul moment indivisible, forcés d'y mettre tout le passé et tout l'avenir, ont un grand désavantage, comparés à d'autres arts qui peuvent disposer une série de faits, d'images ou de sentiments, les développer dans un ordre successif, et préparer ou fortifier l'impression de chaque trait, par l'impression de tous ceux qui le précèdent, et dont il peut, en quelque sorte, être regardé comme le résultat.

De ces considérations et de plusieurs autres analogues, qu'il serait trop long de détailler dans ce moment, découlent plusieurs importantes conclusions sans la connaissance desquelles on n'a jamais que des idées très-incertaines, ou même très-fausses, des arts. Par exemple il est aisé de voir pourquoi, malgré l'axiome d'Horace, *ut pictura poesis erit*, la poésie et la peinture diffèrent essentiellement, et par le caractère des impressions, et par la manière de les produire, et par le choix des sujets, ou du moins par le point de vue particulier sous lequel chacune d'elles doit considérer un sujet qui paraîtrait absolument le même à l'observateur inattentif (*). On voit pourquoi la poésie, dont les images et les expressions ne peuvent jamais être aussi directes, aussi précises, aussi fixes que celles de la peinture et de la sculpture, produit cependant des effets auxquels ces dernières ne doivent pas prétendre ; et pourquoi la musique, qui, sous certains rapports, ne peut produire presque aucun des effets propres à la sculpture et à la peinture, lutte avec avantage, sous quelques autres, avec la poésie elle-même. On voit aussi pourquoi le caractère très-vague des impressions qu'elle retrace et

---

(*) Dans un écrit sur le *Laocoon*, que M. Vanderbourg a traduit avec beaucoup d'élégance et de soin, Lessing propose à cet égard quelques vues très-justes, mais qui demanderaient à être exposées dans un meilleur ordre, et modifiées, expliquées, ou quelquefois rendues plus générales, par l'indication de leurs rapports avec la véritable théorie des sensations.

qu'elle fait naître, la rend plus propre aux temples qu'au théâtre. Au théâtre, le développement des passions se fait nécessairement par celui des idées; dans les temples, au contraire, le chant doit émouvoir par une suite d'impressions directes, très-bornées dans leur nombre, et très-vagues dans leur objet; de sorte que le vague même des idées et du sentiment que les auditeurs portent dans ces réunions, ouvre d'avance leur ame aux effets d'une harmonie majestueuse, tendre, imposante, qui n'a pour but que de leur inspirer l'admiration, le respect, l'amour, le recueillement, ou la terreur. Alors, si les vapeurs de doux parfums joignent leurs effets à ceux de la musique; si leurs impressions, dont le caractère est beaucoup plus vague encore, portent une ivresse nouvelle dans les sens; enfin, si, éclairé d'une lumière ménagée et indécise, l'œil, au milieu d'un appareil imposant, parcourt un grand nombre de jeunes personnes des deux sexes, confondues, dans tout l'éclat de la parure et de la beauté, n'aura-t-on pas quelques raisons de craindre que ce genre de spectacle ne fasse éclore et ne développe plus d'une fois des idées et des sentiments un peu différents de ceux qu'on a pour but d'exciter?

Et, revenant à notre sujet, ne verrons-nous pas, mon ami, que, s'il naissait deux arts d'imitation, uniquement fondés sur les impressions du tact et sur celles de l'odorat, les jouissances qu'ils pourraient nous procurer se trouveraient, si l'on peut parler ainsi, aux deux extrémités de la chaîne des sensations, les unes étant ce que nous pouvons percevoir de plus déterminé, de plus précis, de plus fixe, les autres ce que nous pouvons sentir de plus vague, de plus léger, de plus fugitif?

La théorie de la formation des idées et de leur développement peut seule nous dévoiler les motifs de beaucoup de règles, devinées en quelque sorte par le génie, plutôt que découvertes par l'analyse, ou démontrées par une suite de raisonnements incontestables; elle seule surtout peut nous mettre en état de les coordonner entre elles, et avec d'autres dont elles sont des conséquences, et auxquelles on n'a peut-être pas même songé qu'elles pussent être rapportées un jour. Ainsi, par exemple, si la règle de l'unité d'intérêt est vraie, cette théorie nous apprend pourquoi et jusqu'à quel point elle l'est. Il en est de même du principe établi par Locke, touchant la nécessité de la liaison des idées et le rappel naturel des unes par les autres, principe duquel dérivent toutes les règles accessoires, relatives à l'exposition des faits, aux transitions, à l'ordre et à la distribution des raisonnements, au choc et à la fluctuation des sentiments passionnés. Il en est de même encore de cet autre principe, développé par Beccaria, qui réduit tout l'artifice du style à celui des combinaisons capables de réveiller la plus grande quantité possible d'impressions simultanées. Enfin, qu'on y joigne l'idée de Burke et d'Helvétius, qui voient dans l'effet du sublime une espèce de terreur (idée incontestable en elle-même, mais qui n'a pas encore été ramenée aux termes de l'exacte vérité), et l'on verra clairement que, sans la connaissance approfondie des procédés de l'intelligence, nous ne pouvons bien concevoir tous ces principes, règles, ou axiomes, en apparence si incohérents; qu'il nous est même impossible d'imaginer à quelle théorie générale ils se rattachent; et, quoique nous sentions vaguement qu'ils peuvent être vrais à certains égards, ou jusqu'à un certain point, il nous est presque également difficile d'assigner les circonstances et les limites hors desquelles ils sont ou deviennent faux.

Mais si, pour établir enfin quelque chose de solide dans la théorie des arts, la connaissance des impressions directes et de la formation des idées ou des sentiments qu'elles produisent, est absolument nécessaire, l'étude et l'observation délicate des impressions sympathiques sont peut-être plus indispensables encore. Smith l'a bien fait sentir dans sa *Théorie des sentiments moraux*, qui renferme les remarques les plus fines et les plus justes sur les arts, et dont la lecture n'est pas moins instructive pour le poète, le peintre ou le musicien, que pour le philosophe qui étudie la nature humaine. Mais, jusqu'à ces derniers temps, le mécanisme de la sympathie, qui n'est qu'une des circonstances de la sensibilité, n'a pu être développé d'une maniére satisfaisante. La théorie adoptée sur cette matière, par plusieurs des philosophes écossais, et notamment par Smith, offre quelques lacunes importantes, et même quelques inexactitudes; de sorte qu'en avançant avec eux dans la même route, on se trouve bientôt environné d'une espèce de nuage mystérieux, qui obscurcit ou dénature beaucoup d'idées très-simples, et l'on n'a presque plus aucun moyen de reconnaître si cette route est celle de la vérité ou celle de l'erreur.

Mais vous le savez bien, mon ami, je ne puis avoir le dessein d'entamer encore une nouvelle discussion sur cet objet. Je ne prétends même pas faire voir dans ce moment, quel genre de secours le poète, l'orateur, le musicien peuvent tirer des impressions sympathiques, et quels sont les moyens de l'entreprendre avec succès; mais quelques courtes réflexions peuvent faire sentir combien il est essentiel d'étudier profondément cette partie des affections humaines, et combien la beauté des compositions de tout genre dépend de l'habileté de l'auteur à manier ce puissant ressort, et de la justesse avec laquelle il en pressent et en calcule les effets.

Un homme n'agit sur les autres, ou ne leur fait partager ses idées et ses sentiments, qu'en se mettant avec eux dans un état de sympathie qui fasse sentir et penser ceux qui écoutent ou regardent, en commun avec celui qui parle ou qui se sert de tout autre langage, soit naturel, soit artificiel. Ce qui se passe à cet égard dans la plus insignifiante conversation, a lieu de la même manière dans les discours les plus étudiés. C'est ainsi que les chefs-d'œuvre de l'éloquence et de la poésie produisent tous leurs effets; et c'est encore ainsi que le peintre, le sculpteur, le musicien s'emparent de l'attention du spectateur ou de l'auditeur, et font passer dans son ame l'idée ou les sentiments qu'ils ont en vue de lui communiquer. S'emparer de la faculté sympathique est une condition indispensable à tous les arts; mais ce talent lui-même tient toujours au sentiment de la convenance. L'artiste doit choisir un sujet convenable, c'est-à-dire capable d'intéresser les personnes auxquelles il destine son ouvrage; les développements et les détails en doivent convenir au sujet; la manière de le traiter doit convenir et aux détails ou développements, et au sujet, et à ces mêmes personnes dont l'artiste veut captiver l'attention et l'intérêt. Ces trois convenances doivent se retrouver dans toutes les productions des arts, pour que l'auditeur ou le spectateur charmé s'associe aux idées et aux sentiments de l'auteur; mais la délicate observation de chacune d'elles a plus ou moins d'importance, suivant certaines circonstances, dans l'explication desquelles je dois éviter d'entrer maintenant.

C'est d'après cette vue générale de convenance qu'Horace dit :

Si vis me flere, dolendum est
Primum ipsi tibi (*).

Mais, ne lui en déplaise, la leçon est un peu trop

(*) *Dolere* ne signifie pas la même chose que *flere ;* et Boileau, en disant,

Pour m'arracher des pleurs, *il faut que vous pleuriez,*

n'a pas rendu exactement la pensée d'Horace, qu'il paraît évidemment avoir eu en vue. Il faut donc, pour la bien comprendre, se faire une idée de la condition que ce grand poète a voulu exprimer par le mot *dolendum*, « avoir ou ressentir « une douleur véritable. »

vague. Sans doute, il faut sentir sa propre douleur, pour la faire partager aux autres; mais la manière de l'exprimer n'est pas toujours la même; il ne suffit pas toujours de pleurer pour rendre sa douleur touchante : souvent elle touche d'autant plus qu'on a moins pleuré; et même certaines douleurs ne sont partagées par les spectateurs, que lorsque celui qui les éprouve, sans les dédaigner entièrement, n'a pas l'air de vouloir les rendre l'objet de l'attention, et surtout celui d'une attention long-temps soutenue.

Vous voyez bien encore, mon ami, que tout cela, pour être suffisamment développé et prouvé, demanderait de plus longs détails.

Mais ici je trouve quelque chose de plus particulier, qui peut fournir à la doctrine de la sympathie quelques vues nouvelles, et à l'usage qu'on peut en faire dans les arts, quelques moyens de plus, ou une explication moins vague et moins incomplète de certains effets produits.

Quand un homme est seul, il ne sympathise qu'avec lui-même, ou plutôt il est en relation avec tout l'univers; tout se rapporte à lui, il est le centre de tout. Survient-il une seconde personne, ces deux individus sentent dès lors en commun : les relations qui s'établissent aussitôt entre eux les identifient (soit pour s'approuver mutuellement, soit pour se combattre) avec l'ensemble des idées et des sentiments qui forment l'existence morale de l'un et de l'autre. Une troisième, une quatrième, une cinquième personne arrivent successivement : les rapports changent encore, à chaque addition de nombre, jusqu'à ce que, l'arrivée d'un seul individu ne pouvant plus être aperçue par les autres, il faut que le nombre ajouté devienne plus considérable, ou que certaines circonstances rendent une seule personne capable de produire l'effet de plusieurs, pour que le changement de rapports continue dans la même progression.

Dans l'espèce d'évaluation des effets que beaucoup d'hommes réunis produisent les uns sur les autres, et dans le choix des moyens par lesquels on peut agir sur eux tous, le nombre de ces hommes est un élément qui doit être pris en grande considération. Les lumières et l'existence personnelle des individus ne doivent pas, sans doute, être négligées dans cette espèce de calcul; mais l'expérience nous apprend que les règles qu'on serait tenté de tirer de ces circonstances ne sont presque aucunement applicables aux grandes assemblées, qui ont toutes le même caractère général.

Ce principe du nombre des auditeurs (et, par

analogie peut-être, de celui des lecteurs) semble pouvoir suffire, à quelques égards, pour nous rendre compte des différences de style, de ton, de couleur, que la convenance impose dans les différents genres. Nous verrions pourquoi l'homme qui cause tête à tête ne doit point avoir le ton de celui qui prend part à la conversation dans un cercle; ni l'homme de la société, le ton de l'orateur écouté par beaucoup d'hommes réunis : et, lorsque Cicéron parlait autrement au sénat qu'en présence du peuple, c'était bien moins à raison de la différence de lumières reconnue dans ses auditeurs, qu'à raison du nombre très-différent d'individus qu'il avait devant les yeux.

De là découleraient peut-être encore les règles des grands poèmes, comme l'épopée et la tragédie. La cause qui fait que nous y trouvons naturel un langage qui, dans le vrai, ne l'est pas, deviendrait sensible. Et, quant à l'épopée en particulier, dont les sujets doivent tenir à tout ce qu'il y a de plus intéressant pour le cœur humain, dont les peintures doivent retracer l'homme et l'univers, sous les points de vue les plus propres à élever et à toucher les ames, et dont le récit ou les développements doivent offrir le tableau fidèle et complet des mœurs, des lumières, des passions de l'époque dont elle retrace les événements, ou de celle dans laquelle a vécu leur auteur, nous verrions plus évidemment encore pourquoi la composition doit en être majestueuse et simple, les idées profondes et non scientifiques, le style riche, harmonieux, imposant, mais toujours facile et naturel.

Toutes ces vues, ainsi que plusieurs autres qui en dépendent, ou qui s'y trouvent liées immédiatement, se seraient développées, pour ainsi dire d'elles-mêmes, par la simple analyse des ouvrages d'Homère, par leur comparaison avec ceux des plus grands poètes. Les choses qu'on doit admirer, comme celles qu'on peut blâmer, dans les uns et dans les autres, eussent également servi à prouver que la théorie des arts doit se fonder sur la connaissance méthodique de la nature intelligente et sensible, ou sur la théorie des impressions directes et des impressions sympathiques. Sans cela, je le répète, il est absolument impossible de remonter à la source des effets; on ne peut même pas donner de base solide aux principes les plus simples, et dont l'expérience a le mieux démontré la justesse.

Au reste, je n'ai point ici la prétention d'exposer dans leur ordre naturel les considérations fondamentales d'où naissent les principes des arts; encore moins ai-je celle de rapporter ces considérations aux phénomènes observables de la sensibilité, et ces derniers aux lois de l'organisation humaine : mais j'ai voulu essayer de faire sentir quelle est la véritable source où l'on doit puiser ces principes, et de montrer par quelques exemples quel esprit me semble devoir diriger celui qui se livre à ce genre de recherches.

Je ne crains pas, en effet, de l'assurer : tant que ces idées premières n'auront point été éclaircies, la poétique des arts se trouvera réduite à quelques axiomes vagues, à quelques règles empiriques, dont on ne voit point la liaison réciproque; et l'on tournera toujours dans ce cercle étroit, sans pouvoir faire un seul pas en avant. Voilà pourquoi les seuls hommes qui aient jeté des lumières véritables sur ce sujet, ont tous été, comme vous le savez, mon ami, des observateurs profonds de la nature humaine : tous s'étaient occupés de l'étude de l'entendement, en même temps que de l'analyse des passions; et voilà peut-être aussi pourquoi nous avons pu voir paraître dans ces derniers temps un cours de littérature en beaucoup de volumes, qui ne contiennent pas, que je sache, une seule idée propre à l'auteur, quoiqu'il eût sans doute étudié la littérature avec soin, qu'il sût bien rendre compte des ouvrages sur lesquels sa partialité ne l'aveuglait pas, et que même il parlât avec élégance le langage de la raison (*).

Vainement dirait-on que toutes ces recherches de théorie sont inutiles aux progrès des arts; que leurs chefs-d'œuvre sont les fruits du génie, et non le produit des règles; que les règles sont tracées d'après les chefs-d'œuvre, et ne font le plus souvent qu'embarrasser le génie dans sa marche. D'abord, je commence par nier le fait : mais fût-il aussi certain que je le crois faux, il faudrait se garder de conclure des effets d'une théorie obscure, incertaine, incomplète, à ceux d'une théorie véritablement générale, qui pourrait devenir rapidement complète et non moins lumineuse en elle-même, que sûre et simple dans son application. Un homme de génie a dit que l'important, en toutes choses, est de remonter

---

(*) Cet écrivain me paraît, je l'avoue, avoir été vanté outre mesure par les deux partis contraires auxquels il a successivement appartenu. Assurément, à l'époque de toute sa force, il était fort inférieur à plusieurs autres littérateurs, et notamment à Marmontel, dont les *Éléments de Littérature* contiennent, parmi quelques erreurs, bien plus d'aperçus nouveaux et de développements ingénieux; enfin ses leçons ne peuvent être comparées, sous le rapport de l'importance et de l'originalité, à celles que M. Ginguené a fait entendre de la même chaire que lui, sur une littérature, jusqu'alors très-peu et très-mal connue parmi nous.

jusqu'aux origines. Cette idée s'applique en effet à tout. Tant qu'on n'a pas éclairci les commencements ou les points de départ, il est impossible de reconnaître sa route; et, quand on parviendrait à découvrir qu'on s'est égaré, ce qui devient alors de plus en plus difficile, on ne saurait comment s'y prendre pour revenir sur ses pas.

En matière de goût, si tout était ramené à des principes bien coordonnés entre eux, on ne resterait pas éternellement dans le cercle étroit et servile des imitations, et pourtant on ne se jetterait point dans des genres faux. Tout ce que nos prédécesseurs nous ont transmis de plus utile, serait mis en usage, même par le génie créateur, et tous les sentiers nouveaux que la nature peut offrir à l'esprit d'invention seraient ouverts et parcourus avec autant de sûreté que de hardiesse.

J'aurais encore, en même temps, voulu parler des traducteurs en vers et des imitateurs d'Homère. Parmi les premiers (*), j'aurais remarqué

(*) M. Lebrun, membre de la seconde classe de l'Institut national, a traduit d'une manière très-distinguée le commencement du premier chant de l'*Iliade*; j'ai balancé long-temps si je ne devais pas substituer cette traduction à celle que j'ai faite moi-même; le lecteur y eût gagné beaucoup sans doute:

particulièrement Pope, dont la traduction brillante ne reproduit pas toujours le caractère et la couleur de l'original; qui, surtout dans la partie dramatique, substitue trop souvent les combinaisons de l'esprit, quelquefois même l'artifice et le jeu des mots, aux traits vifs, simples et naturels du sentiment; mais qui, dans les narrations et les descriptions, déploie le talent le plus riche, et, dans la peinture de ces éternels combats, les ressources inépuisables de la plus grande variété.

Mais c'est vous parler trop long-temps, mon ami, de ce que j'ai voulu faire, et que je n'ai point fait : je m'arrête enfin. Il ne me reste plus qu'à dire un mot de l'essai de traduction que je vous soumets.

Quand je formai la téméraire entreprise de traduire Homère en vers français, j'étais peu en état de me tracer une route sûre : l'ami (*) qui me servait de guide ne savait pas le grec. Un autre

---

mais qui pourrait impunément mettre ses vers à côté de ceux d'un si grand maître?

(*) L'infortuné Roucher, auteur du poème des *Mois*, homme de grand talent, moissonné par la faux révolutionnaire, au moment où il exécutait le plan de deux belles épopées dont quelques gens de lettres avaient entendu et admiré plusieurs chants.

ami (*), qui connaissait très-bien cette langue, et qui était également le confident de mes travaux, avait sur moi tous les droits d'un compagnon chéri, mais non ceux d'un censeur formé par l'expérience. Du reste, nous n'avions en français de traductions en vers qui pussent m'offrir un objet de comparaison que celles de l'*Essai sur l'Homme* et de l'*Essai sur la critique* de Pope, par l'abbé Duresnel, et la traduction des *Géorgiques*, par l'abbé Delille. La dernière est sans doute très-supérieure aux deux précédentes; mais aucune des trois n'était propre à me servir de modèle ou de point d'appui. La nouvelle version de l'*Essai sur l'Homme*, par M. de Fontanes, plus

---

(*) Hennebert, devenu depuis professeur de rhétorique au collége des Quatre-Nations, et mort en l'an XI (1802), secrétaire du conseil des arts. Il avait fait, en français, une traduction très-élégante et très-fidèle du poème de *Lucrèce*. Par négligence, il n'en avait jamais tiré de copie, et sa timidité naturelle l'avait empêché de publier cet ouvrage, qui, surtout dans les derniers temps, lui paraissait trop hardi. Son manuscrit lui fut enlevé quelques mois avant sa mort, comme presque tous ceux de Champfort le furent, il y a dix ans, au moment même qu'il eut rendu le dernier soupir. Les auteurs de ces deux larcins n'ont peut-être voulu que détruire des ouvrages : s'il en est autrement, ils doivent sentir que pour faire de ces manuscrits un usage public, il est nécessaire d'attendre que tous ceux qui ont connu Champfort et Hennebert ne soient déjà plus.

précise et plus ferme que celle de l'abbé Duresnel, et celle des *Métamorphoses d'Ovide*, par M. de Saint-Ange, où l'élégance et la souplesse du style sont réunies à la plus grande fidélité, n'existaient pas encore; et j'avouerai franchement que j'étais loin d'avoir fait une étude assez approfondie des anciens, et particulièrement d'Homère, pour ne pas m'égarer, en me traçant à moi-même un système de traduction.

Aussi, ne ferai-je pas difficulté d'ajouter, avec la même franchise, que celui que j'adoptai d'abord était vicieux par son excès de liberté. Il m'a paru tel depuis, et je me suis efforcé de me rapprocher de plus en plus de l'esprit et du ton de l'original. Mais le commencement de mon travail se ressent vraisemblablement encore beaucoup trop du premier parti que j'avais pris, et peut-être aussi cette même circonstance m'a-t-elle empêché, dans la suite, de faire quelquefois, à cet égard, tout ce que j'aurais voulu.

Ce n'est pas que je croie possible, ni même convenable de traduire Homère d'une manière littérale et servile : je pense, au contraire, que la différence des langues doit engager le traducteur à chercher, dans l'esprit de la sienne, et dans les tours variés qu'elle peut lui fournir, des ressources contre la monotonie, et quelquefois même contre la trivialité où ne manquerait pas de l'entraîner l'asservissement puéril au sens direct et à la marche de l'original : mais ce qu'il faut nécessairement traduire toujours, ce sont les impressions ; ce qu'il faut marquer distinctement, c'est la liaison et le développement des idées ; ce qu'il faut précieusement conserver, c'est tout ce qui caractérise les mœurs et les habitudes du temps. Enfin il faudrait s'efforcer surtout de reproduire, autant que cela est possible, le mouvement et la couleur de l'écrivain qu'on traduit.

Je me suis permis quelquefois de petits changements dans l'ordre des idées, mais uniquement lorsqu'ils m'ont paru nécessaires pour rendre cet ordre plus conforme à l'esprit de notre langue. Je me suis aussi permis quelques additions : mais, ordinairement, elles touchent plutôt à l'expression qu'au fond même des choses ; et j'ai tâché de ne sortir jamais du caractère de l'original. Dans le sixième chant, j'ai hasardé deux additions un peu plus importantes ; mais elles m'ont paru naître du fond de la situation, avoir tout-à-fait la couleur de ce qui précède et de ce qui suit, et fortifier l'effet total (*).

(*) Je me suis servi des mots *étendard*, *drapeau*, *enseigne*, quoique je n'en trouve point de trace dans Homère : je n'y

Des hommes, dont j'estime infiniment le goût, paraissent attacher beaucoup d'importance à ce que les vers français ne présentent ni consonnances d'hémistiches, ni répétitions de rimes; ils ne permettent ces dernières qu'à de longues distances, et ils seraient tentés de défendre, même dans un long poème, que des mots nécessaires et sonores reparaissent plusieurs fois avec la même rime. Mais d'abord, pour ce qui regarde les consonnances des hémistiches, elles sont quelquefois si légères, que l'oreille ne les aperçoit pas; et, quoiqu'il faille sans doute les éviter, ce soin n'est pas toujours également indispensable, comme on peut aisément s'en assurer par la lecture attentive des poètes les plus exacts, tels que Racine

---

vois qu'un trait qui puisse autoriser l'usage que j'en fais librement; il est dans le chant onzième. Éris descend au milieu des Grecs, tenant en main le *signe de la guerre*, Πολέμοιο τέρας. Au reste, le mot *étendard* est employé par Racine, dans *Iphigénie*. Ces mots me semblent nécessaires dans toute description de combats. Je me suis permis aussi d'ajouter quelques épithètes et quelques détails géographiques aux noms des lieux indiqués dans le dénombrement des troupes et des vaisseaux; mais ces détails et ces épithètes sont tous autorisés par les descriptions que les anciens nous ont transmises de ces mêmes lieux. J'ai suivi en cela l'exemple de Pope, qui, moyennant ce faible secours, est venu à bout de rendre le morceau le plus sec presque riche et brillant.

et Boileau. Il est, je crois, moins nécessaire d'éviter avec un soin minutieux les répétitions de rimes : aussi les rencontre-t-on assez souvent, chez l'un et chez l'autre. Quand certains mots, auxquels on ne trouve dans toute la langue qu'un petit nombre de rimes, arrivent à la fin d'un vers, il faut bien s'attendre à voir terminer le suivant par l'un de ces mots peu nombreux qui riment avec lui.

Je dirai naïvement, que je me suis peu embarrassé de ces répétitions. Il me semble qu'elles doivent toujours être permises dans un grand ouvrage ; et quand ce grand ouvrage est une traduction d'Homère, qui lui-même est rempli de répétitions de tout genre, ne vous semble-t-il pas, mon ami, qu'elles doivent être permises doublement ? La véritable règle est, je crois, d'éviter tout ce qui choque l'oreille, ou rebute l'esprit, ou trouble la pureté et diminue le charme de l'impression. Du reste, il est certaines perfections de détails, plutôt convenues que motivées, qui n'ajoutent presque rien à l'effet de l'ensemble, et dont la recherche trop minutieuse lui enlève ce caractère libre, facile et naturel, qui prête un si grand charme à tous les ouvrages des arts.

On a encore établi en règle générale la nécessité de traduire les poètes par un nombre de vers

très-peu supérieur à celui des vers de l'original ;
et l'on a paru attacher une grande importance à
ce genre de mérite. Il n'est pas douteux que la
précision du style ne soit une de ses premières
qualités, et que souvent l'effet produit par une
pensée ne tienne à la brièveté de l'espace occupé
par les signes qui la représentent, quelquefois
même à une certaine forme de phrase, qui fixe
plus invariablement encore ce même espace et
le rapport de symétrie des mots qui doivent être
employés. Cela suit immédiatement de la nature
même des impressions, ou de la manière dont
elles sont produites naturellement; car c'est de
cette dernière considération que l'art de les répéter, et d'en reproduire les effets par l'imitation,
tire toutes ses règles et tous ses moyens.

Mais j'observe d'abord, qu'en général il y a
impossibilité matérielle de traduire par un alexandrin français l'hexamètre ancien, et surtout l'hexamètre grec. La moitié des alexandrins français
n'ont que douze syllabes; la treizième des féminins n'est, pour l'ordinaire, qu'une terminaison,
aussi féminine, de substantifs ou d'adjectifs; et,
dans les verbes même, son addition n'augmente
guère ses moyens absolus d'exprimer la pensée.
Les hexamètres grecs peuvent avoir, et ont souvent, jusqu'à dix-sept syllabes. En second lieu,

l'examen le plus superficiel de la poésie des deux langues nous montre que ses constructions sont bien loin d'être aussi variées dans les vers français, et surtout aussi importantes par la diminution du nombre des syllabes, que dans les vers grecs : ce qui rend encore plus grande cette inégalité du nombre des signes véritablement efficaces. Troisièmement, la faculté de fondre deux et même souvent trois mots, pour n'en former qu'un seul, donne au grec pour la vraie précision, pour la seule désirable (c'est-à-dire pour celle qui exprime par un seul trait plusieurs idées, avec les nouvelles nuances qui résultent de leur association), la plus grande supériorité sur les langues qui ne jouissent pas du même avantage, ou qui n'en jouissent qu'à un très-faible degré, et n'admettent pas la création de nouveaux mots. Enfin, toutes choses fussent-elles égales d'ailleurs, il suffit qu'un ouvrage ait été pensé dans la langue dans laquelle il est écrit, pour que sa traduction dans une langue étrangère exige un nombre de signes plus grand et occupe plus d'espace matériel. Je sais bien que si l'on veut se borner à saisir le squelette des idées de l'original, on peut être à peu près aussi court qu'on le veut : les écrivains grecs, et Homère plus que tous les autres, fournissent de grandes facilités pour cela. Mais, de bonne foi, est-ce bien ainsi que doit être faite la traduction du poète le plus fécond en images variées et en traits délicats et fugitifs, qui viennent se mêler sans cesse à ses grands tableaux? et ne s'agit-il pas surtout de rendre ces impressions si nombreuses, si agréables, si habilement nuancées, qui jettent tant de charme sur la simplicité et la correction du plus savant dessin?

Ces observations, qui pourraient être fortifiées encore par la comparaison du caractère des langues grecque et française, par celle des moyens que possède chacune d'elles pour produire les mêmes effets ou des effets analogues, enfin par la considération des objets qu'Homère choisit de préférence pour les décrire, ou plutôt du point de vue sous lequel il se plaît à les considérer : ces observations (dis-je) m'ont toujours fait penser qu'il fallait, dans une traduction en vers de ses ouvrages, consentir de bonne grace à occuper bien plus d'espace que lui, et que cet inconvénient était infiniment moindre que celui d'étrangler, si je puis m'exprimer ainsi, les plus vastes tableaux qui aient encore été tracés, et de leur faire perdre entièrement ce naturel, cette vivacité naïve et cette abondante facilité qui forment leur caractère distinctif.

Ne croyez pas, mon ami, que je veuille faire une poétique pour justifier mes fautes ; à coup sûr je le tenterais vainement : il en est plusieurs qui sont trop réelles, mais je les vois sans pouvoir les faire disparaître (*), et je ne doute point qu'on n'en découvre beaucoup d'autres, qui m'ont échappé.

Peut-être aussi trouvera-t-on rude et sauvage un style qui ne me semble que sévère ; hasardées, certaines expressions qui ne me paraissent que hardies. Les personnes qui lisent Homère, dans le grec, ne doivent point s'attendre à recevoir ici toutes les impressions qu'elles ont éprouvées en le lisant, ni précisément les mêmes ; celles qui ne peuvent le lire dans sa langue n'en prendront point une idée complète : mais on reconnaîtra, je l'espère, que j'ai lu ses poèmes avec enthousiasme ; on verra que j'ai étudié avec quelque attention sa manière d'observer et de reproduire la nature. Enfin, si je ne rends pas ses beautés, on pourra penser du moins que j'en avais le sentiment.

Ce qu'il y a de très-sûr, c'est que cette étude

(*) On n'améliore pas toujours les ouvrages, en les corrigeant avec excès : ce n'est pas tout de faire disparaître un défaut, il ne faut pas y substituer un défaut plus grand, ni gâter tout un morceau pour en effacer une tache légère.

attentive m'a procuré les jouissances les plus vives : ainsi mon travail a déja reçu la meilleure et la plus solide récompense ; et quand il n'obtiendrait aucun succès, je n'aurais point à me plaindre. Je me consolerais en songeant qu'après avoir relu plusieurs fois l'*Iliade* et l'*Odyssée*, on peut y revenir bien des fois encore, avec la certitude d'y découvrir sans cesse de nouvelles beautés, et d'éprouver, en les lisant, de nouveaux transports.

Tel sera toujours, pour les esprits éclairés, et pour les imaginations sensibles, le plus noble et le plus doux emploi des loisirs que nous laissent les devoirs de la vie sociale. Après le bonheur qu'assurent la vertu, l'amitié, la philosophie, est-il des plaisirs plus vifs et plus purs que ceux qui sont attachés à la culture des lettres et des arts? Quand on se bornerait à jouir des fruits du génie, sans essayer de rien produire soi-même, la contemplation studieuse de ces modèles immortels du beau, peut répandre un charme inexprimable sur tous nos instants. Indépendantes du caprice des hommes et de la fortune, les jouissances que ces innocentes occupations nous assurent, embellissent des jours tranquilles, consolent dans les jours d'orages : elles nous apprennent à mieux sentir la nature, à mieux jouir de toutes les affections heureuses; elles nourrissent, elles épurent cette sensibilité délicate qui, dirigée par la sagesse, développe et perfectionne également toutes les facultés de l'esprit, tous les nobles sentiments, toutes les habitudes morales les plus utiles à la société; et, lors même que les plus chères espérances de la vie s'évanouissent à nos yeux, les lettres et les arts nous gardent encore des ressources et des douceurs, qui ne pourront nous échapper que lorsque nous cesserons nous-mêmes de sentir.

Et vous, mon ami, dont la vie entière est consacrée à l'utilité publique, jouissez long-temps du bonheur de faire le bien, et du plaisir de trouver dans l'accomplissement même de vos devoirs, toutes ces jouissances qui, pour beaucoup d'autres, ne peuvent être que des distractions permises; enrichissez les lettres du fruit de vos travaux, et conservez votre amitié à un homme qui vous est dévoué du fond du cœur.

FRAGMENTS

DE

LA TRADUCTION

DE L'ILIADE.

AVERTISSEMENT.

La lettre qui précède était destinée par M. Cabanis à être mise en tête d'une traduction en vers de l'*Iliade* d'Homère, qu'il se proposait de faire imprimer, après l'avoir soigneusement corrigée. Il ne put exécuter ce projet, conçu à une époque où l'état de sa santé ne lui permettait plus de se livrer à un travail soutenu. Nous avons cru pouvoir joindre ici quelques fragments de cette traduction, demeurée imparfaite, quoique l'auteur lui-même n'eût peut-être pas consenti à les publier dans l'état où ils sont. Il nous a semblé qu'indépendamment de l'intérêt des sujets en eux-mêmes, tout lecteur impartial reconnaîtrait encore dans ces fragments la fécondité et la souplesse du talent de M. Cabanis. On aimera sans doute à voir par quelles études et quelle application il était parvenu à acquérir ce style noble, correct et animé, qui distingue ses écrits en prose, et l'on ne pourra surtout s'empêcher d'admirer qu'un homme, dont toute la vie avait été remplie par des travaux et des méditations d'un genre différent, ou même tout-à-fait opposé, fût capable d'écrire en vers d'une manière aussi remarquable.

FRAGMENTS

DE

LA TRADUCTION

DE L'ILIADE.

I.

Invocation, exposition du sujet. — Extrait du Ier chant
(vers 1-58).

Chante, fille du ciel, la colère d'Achille,
Funeste à tous les Grecs, en douleurs si fertile !
Qui, de tant de héros frappés avant le temps,
Envoya chez Pluton les mânes palpitants;
Tandis que leurs débris, jetés à l'aventure,
Des chiens et des vautours devenaient la pâture.
Ainsi fut accompli l'arrêt du Roi des Dieux,
Quand l'aveugle fureur d'un débat orgueilleux
Enflamma tout à coup d'une haine homicide
Achille, enfant des Dieux, et le puissant Atride.

Qui divisa ces rois? Brillant Dieu de Délos,
Ce fut toi, qui, t'armant de sombres javelots,

Du crime de son chef punis la Grèce entière.
Des refus inhumains, une menace altière
Avaient de ton ministre insulté les douleurs,
Quand tenant d'une main tes bandeaux protecteurs,
Et de l'autre ton sceptre, il vint des fils d'Atrée
Racheter à grand prix une fille adorée.

« Atrides, et vous tous, Grecs, rejetons de Mars,
Que les Dieux, de Priam vous livrent les remparts;
Et revoyez vainqueurs votre douce patrie!
Mais ne refusez point une fille chérie
A mes pleurs, à ces dons, au pontife du Dieu
Dont l'arc terrible au loin lance des traits de feu. »

La douleur de Chrysès, son âge vénérable
Reçoit des Grecs émus un accueil favorable;
Mais d'un ton courroucé le fier Agamemnon :
« Vainement de ton Dieu tu réclames le nom,
Téméraire vieillard; fuis loin de ma présence,
Fuis, dit-il, ou redoute une juste vengeance.
Si mon œil te retrouve auprès de nos vaisseaux,
Rien ne peut te sauver, ni sceptre, ni bandeaux.
Tes cris sont superflus : ta fille est ma captive;
Loin de toi, dans les fers, elle vivra plaintive.
Réservée à mon lit, condamnée aux fuseaux,
Son sort est de vieillir dans ses obscurs travaux;
Et si tu veux revoir tes foyers solitaires,
Cesse de m'irriter par de vaines prières;
Fuis. » Le vieillard s'éloigne, et détournant les yeux,

Le long des flots bruyants marche silencieux.

Mais de son Dieu bientôt réclamant la puissance,
Il s'écrie à l'écart : « O toi ! que Sminthe encense,
Défenseur de Chrysa, de Cille, de Délos ;
O Dieu dont l'arc d'argent protége Ténédos !
De festons chaque jour si j'ornai tes murailles,
Si des taureaux sanglants je t'offris les entrailles,
Viens, accours à ma voix, et que tes traits vengeurs
Fassent payer aux Grecs mon injure et mes pleurs. »

De l'Olympe, à ces mots, le Dieu de la lumière
S'élance, l'arc en main, l'œil brûlant de colère :
Le carquois immortel sur son dos retentit.
Entouré d'un nuage, et pareil à la nuit,
Le Dieu rôde à grands pas à l'entour de l'armée ;
Et tirant du carquois une flèche enflammée,
L'arc se courbe; et, plus prompt que le bleuâtre éclair,
Le trait frissonnant glisse et siffle au loin dans l'air.
Du Dieu, pendant neuf jours, la fureur vengeresse
En javelots sanglants vole et frappe sans cesse.
Les mulets vigoureux expirent les premiers ;
Puis les chiens aboyants, et bientôt les guerriers ;
Et la contagion sur les bûchers avides
Entasse à chaque instant les cadavres livides.

II.

Hélène fait connaître à Priam, et aux vieillards réunis près de lui sur les remparts de Troie, les principaux chefs de l'armée des Grecs. — Extrait du IIIe chant (vers 121-244).

CEPENDANT, sous les traits et l'air de Laodice,
Des amours de Priam fruit tardif et propice,
Plus belle que ses sœurs, et dont l'hymen heureux
Du jeune Hélicaon paya les tendres vœux,
Au séjour de Pâris la céleste courrière
Entre, et cherche des yeux Hélène solitaire.
Hélène, en ce moment, sous ses agiles doigts,
Une aiguille à la main, retraçait les exploits
De ces peuples divers qui combattent pour elle.
Par son nom, tout à coup, la Déesse l'appelle,
Et lui dit : « Suivez-moi, venez sur les remparts,
Ma sœur; de doux objets attendent vos regards.
Ces guerriers, que nos pleurs trouvaient impitoyables,
De combats et de sang naguère insatiables,
Grecs, Troyens, alliés, mêlent leurs étendards.
Venez les voir planter leurs piques et leurs dards.
Déja, dans tous les rangs, Bellone et Mars s'apaisent;
Partout la guerre cesse, et les clameurs se taisent.
Ménélas et Pâris seuls combattront pour vous,

Et la victoire enfin va nommer votre époux. »

Hélène, en l'écoutant, sent au fond de son ame
Se réveiller l'ardeur de sa première flamme;
Son époux, ses enfants, Sparte qu'elle chérit,
De tendres souvenirs assiégent son esprit,
Et remplissent ses yeux de vertueuses larmes,
Qui même à ses remords viennent mêler des charmes.
Elle quitte l'aiguille, et, voilant ses appas
D'un tissu qu'en blancheur le lis n'égale pas,
Aux portes à pas lents elle arrive. Auprès d'elle
Marchaient Climène, Éthra, son escorte fidèle,
Qui lisaient dans son cœur, et, sans lever les yeux,
Suivaient en soupirant ses pas silencieux.

Mais autour de Priam, assis sur les murailles,
Des chefs, jadis fameux dans le champ des batailles,
Prévoyaient, préparaient les destins d'Ilion.
Là sont Panthus, Lampas, Thymète, Hicétaon,
Clitius éprouvé dans de longues traverses,
Anténor qui vainquit ses fortunes diverses,
Le noble Eucalégon, ce rejeton de Mars.
Plus jeunes, ils cherchaient, ils bravaient les hasards;
Aujourd'hui, que le temps les livre à la vieillesse,
En tribut à l'état ils offrent leur sagesse:
Leur dispute est paisible, et leur débat prudent.
Telles, dans les étés, sous un soleil ardent,
Du milieu des buissons, de nombreuses cigales
Poussent en foibles cris des voix toujours égales.

Tandis qu'ils s'occupaient d'un siége hasardeux,
Hélène sur le mur passait à côté d'eux.
Tous ces sages vieillards, étonnés à sa vue,
Laissent de leurs discours la suite interrompue :
« Qu'elle est belle en effet, se disent-ils tout bas ;
Tant d'attraits ont bien pu causer tant de combats !
Le regard enchanté croit voir une Déesse ;
Cependant qu'elle parte, et qu'Ilion renaisse ! »

Mais Priam : « O ma fille ! approchez ; devant vous
Sont vos parents chéris, votre premier époux,
Des amis de votre âge, ou qui vous virent naître.
Venez à mes côtés, venez les reconnaître.
Rassurez-vous ; mon cœur ne vous reproche rien :
Les Dieux ont, dès long-temps, proscrit le nom troyen ;
Je vois dans tous nos maux leur immortelle haine.
Du regard, cependant, parcourez cette plaine :
Ces chefs vous sont connus, nommez-moi le premier,
Celui qui, secouant les crins de son cimier,
Semble, au milieu des rois qui forment son cortége,
Entouré de sujets que son éclat protége.
Pour la taille peut-être il frappe moins les yeux ;
Sa stature est moins haute et son corps moins nerveux,
Mais son air, mais ses traits l'appellent à l'empire.
Dans tous ses mouvements quelle grandeur respire,
Comme tous ses regards commandent le respect ! »

« Mon père, dit Hélène, à votre auguste aspect
Mon cœur qui se retrace une vie imprudente,

Est pénétré d'amour et glacé d'épouvante.
Votre bonté facile irrite mes remords :
O Dieux! que n'ai-je vu le noir séjour des morts!
Arbitres des humains, à ma vertu fragile
Que n'avez-vous donné la tombe pour asile,
Avant le jour coupable, où violant ma foi,
Infidèle à mon sang, à ma patrie, à moi,
Je trahis mon devoir, je quittai ma famille,
Mon époux, mes amis, et toi, ma tendre fille
Les destins envieux ont troublé mon bonheur:
Aussi, depuis ce temps, en proie à la douleur,
Je sèche nuit et jour, je gémis, je soupire;
Mais vous m'interrogez, mon père, il faut vous dire
Le nom de ce guerrier que vous me faites voir.
C'est celui dont la Grèce adore le pouvoir,
L'auguste Agamemnon, l'exemple de la terre,
Grand dans l'art de régner, grand dans l'art de la guerre.
Long-temps il m'appela d'un nom plein de douceur;
C'était mon frère, hélas! puis-je être encor sa sœur? »

Priam, du fils d'Atrée admirant la puissance :
« Oh! quel astre propice éclaira ta naissance,
Mortel aimé du sort! Monarque trop heureux!
J'ai vu dans mon printemps les camps les plus nombreux,
J'ai vu, sous les drapeaux de Mygdon et d'Otrée,
Des flots de combattants couvrir cette contrée,
Lorsque près du Sangar, alarmé pour ses bords,
Ces rois de l'Amazone arrêtaient les efforts,

Et qu'en hâte, au secours de ces amis fidèles,
J'amenai d'Ilion les forces fraternelles.
Nos troupes surchargeaient les plaines et les monts :
Partout l'éclat du fer embrasait les vallons,
Et notre camp flottait dans un espace immense,
Comme une vaste mer, quand l'orage commence.
Mais ces peuples nombreux, sans doute n'auraient pas
Égalé ceux qu'Atride entraîne sur ses pas. »
Quel est, poursuit Priam, en guidant sur la plaine
Les regards curieux de la timide Hélène,
Quel est cet autre chef? apprenez-moi son nom :
Moins superbe il étale auprès d'Agamemnon
Sa stature plus ferme et sa large poitrine,
Comme un orme arrondi qu'un chêne altier domine.
Son casque, sa cuirasse, et son brillant acier
Épars autour de lui, lancent un feu guerrier :
Lui, plein de ses pensers, le front calme, il promène
Ses regards attentifs sur cette vaste plaine ;
Tel qu'un sage bélier, dont les yeux vigilants
Parcourent la prairie et ses sujets bêlants. »

« Ce guerrier est Ulysse ; Ithaque est sa patrie,
Ile où tous les besoins éveillent l'industrie,
Et qui n'offre partout qu'un sol ingrat et nu,
Que sollicite en vain le travail assidu.
Ses avis prévoyants sont l'ame de la Grèce,
Et l'univers entier est plein de sa sagesse. »

« Oui, je le reconnais ; oui, répond Anténor :

C'est Ulysse, c'est lui; j'aime à le voir encor.
Quand, député vers nous par les chefs de la Grèce,
Ses plaintes annonçaient leur flotte vengeresse,
Et qu'avec Ménélas, contre Pâris et vous,
Ils attestaient les droits d'un hôte, d'un époux,
Mon foyer les reçut : ma curieuse adresse,
Les yeux sans cesse ouverts, les observait sans cesse;
Expliquant leurs regards, leurs gestes et leurs traits,
De leur esprit divers je surpris les secrets.
Le ciel de dons entre eux fit un égal partage:
Debout, le roi de Sparte étonnait davantage;
Mais étaient-ils assis, on voyait tous les yeux
Chercher le front d'Ulysse, auguste et sérieux.
Lorsque dans les conseils ils se faisaient entendre,
Quoique voisin encor de l'âge le plus tendre,
Ménélas s'exprimait en traits aigus et courts;
Il ne s'égarait point en de vagues discours,
Et, noble sans éclat, son austère langage
Aimait à dédaigner le luxe de son âge.
Mais, en d'obscurs desseins plongé profondément,
Pour les développer, Ulysse lentement
Se levait : de sa vue incertaine, troublée,
Il paraissait n'oser parcourir l'assemblée;
Et son sceptre immobile, et son regard baissé,
Semblaient d'un orateur stupide ou peu sensé.
Mais sitôt qu'il parlait, sa nombreuse éloquence,
Avec une facile et fluide abondance,

Comme la neige épaisse, et qui sur les vallons
Laisse tomber sans bruit ses voltigeants flocons,
Sous la simplicité déguisant son adresse,
Séduisait la raison, surprenait la sagesse,
Et versant dans les cœurs le doux consentement,
Détrompait de nos yeux le premier jugement. »

« Mais celui dont la taille auguste, vigoureuse,
Domine fièrement cette foule nombreuse,
Et dont aucun des Grecs, pleins de la même ardeur,
Ne pourrait égaler l'audace et la vigueur,
Quel est-il ? — C'est Ajax, le rempart de la Grèce.
Au milieu des Crétois, dont la foule le presse,
Ici, reconnaissez à ses armes en feu
Idoménée, il est debout et tel qu'un Dieu.
Hôte de Ménélas, dans ses lointains voyages,
De Sparte il vint jadis visiter les rivages,
Je le vis : ma mémoire a conservé ses traits.
Tous les chefs qu'ont armés mes coupables attraits,
Frappent ici mes yeux ; j'aime à les reconnaître,
Et je me crois encore aux lieux qui m'ont vu naître.
Mais Castor et Pollux, mes deux frères chéris,
Ne s'offrent point, hélas ! à mes yeux attendris :
L'un, savant à régler un coursier indomptable,
L'autre, aux luttes du ceste athlète redoutable.
Leur gloire, leurs avis et leur puissant secours,
De ce siége si long pouvaient hâter le cours :
Quand tout combat pour moi, sont-ils dans leur patrie?

Ah! sur des bords trop pleins de ma gloire flétrie,
Ils n'osent se montrer, sans doute; et leur pudeur
Craint d'y trouver partout le crime d'une sœur. »
Elle dit : mais déja leurs cendres immortelles
Reposent dans la tombe aux rives maternelles.

III.

Vénus, voulant dérober son fils Énée aux coups de Diomède, est blessée par ce guerrier. — Extrait du Ve chant (vers 311-417).

Mais sitôt qu'il a vu les traits de l'immortelle,
Tydide la poursuit de sa lance cruelle;
Il sait bien que Vénus n'a point dans les combats
La fureur d'Enyo, la vigueur de Pallas;
Terribles déités amantes du carnage.
En poussant de longs cris, jusqu'au sein du nuage
Qui la cache aux mortels, il suit ses pas errants;
Et sa lance à travers les voiles transparents
Que les Grâces naguère avaient tissus pour elle,
Perce la faible main de leur reine immortelle,
Cette main qu'enveloppe une molle rondeur;
Et la plaie en rubis distille la liqueur
Que dans les corps divins enfante l'ambroisie.
Car telle est, en effet, la source de leur vie.
Les Dieux n'ont point de sang, ils ignorent le pain,
Et c'est le pur nectar qui leur tient lieu de vin.
  D'angoisse et de terreur la Déesse tremblante
Pousse un cri lamentable, et sa main défaillante

Laisse échapper son fils : aussitôt Apollon
Le reçoit dans ses bras, et vers un frais vallon
L'enlève, enveloppé de la plus sombre nue,
Qui tout ensemble écarte et les dards et la vue.

 Cependant Diomède à la puissante voix,
En poursuivant Vénus, lui criait : « Tu le vois,
Déesse ; il faut céder : que peut ton bras débile ?
Contente-toi de vaincre un sexe trop facile :
La guerre est un autre art ; et son nom devant toi
Ne sera plus redit, sans te glacer d'effroi. »

 Tels étaient ses discours ; mais déja la Déesse
S'échappe en sanglotant. A ses cris de détresse
Iris accourt ; Iris aux pieds aériens
L'emporte, en traversant les lignes des Troyens,
Vers la gauche du camp. Là, Mars sur le rivage
Était assis : les flots d'un mobile nuage
Cachaient aux yeux son char et sa lance d'airain.

 En tombant à ses pieds, Vénus lui tend la main :
« O mon cher frère, entends ma voix qui te réclame,
Prête-moi tes coursiers aux crinières de flamme :
Vers l'Olympe immortel, tu le vois, je ne puis
Remonter sans secours, dans l'état où je suis.
Un homme m'a frappée ; et son audace extrême
S'armerait, sans pâlir, contre Jupiter même. »

 Elle dit : à ces mots, le père des guerriers
La place sur son char, lui remet ses coursiers.
A côté d'elle, Iris prend le fouet et les rênes ;

Les coursiers, emportés dans les célestes plaines,
Sans attendre la voix qui les excite encor,
Bondissent, en dressant leur chevelure d'or.
　Dans l'Olympe déja le char vole, il arrive.
Aux pieds de Dioné la Déesse plaintive
Se jette, l'œil en pleurs, poussant de faibles cris :
Sa mère la reçoit entre ses bras chéris.
« O ma fille, quel Dieu t'a fait cette blessure?
Quel crime a provoqué cette barbare injure? —
Ma mère, ce n'est point un habitant des cieux ;
C'est un mortel : Tydide est cet audacieux,
Et j'ai senti l'airain de sa lance indignée,
Pour avoir, à ses coups, ravi mon fils Énée.
Non, le combat n'est plus entre de vils humains,
Et les Grecs sur les Dieux osent porter leurs mains. »
　L'aimable Dioné, belle entre les Déesses,
L'embrasse tendrement, la couvre de caresses :
« Ma fille, calme-toi : quoique d'un sang divin,
Souffre en paix ; des mortels tu te plaindrais en vain,
Rien ne peut enchaîner leur criminelle audace.
Mars, dont les yeux sanglants respirent la menace,
Mars, le dieu de la guerre, a langui dans leurs fers.
Au sein d'un noir cachot qui touchait aux enfers,
D'Otus et d'Éphialte il sentit la colère.
Ces deux héros, formés par Aloüs leur père,
Retinrent treize mois le Dieu dans ce séjour,
Et sans doute jamais il n'eût revu le jour :

Mais au fils de Maïa leur marâtre Éribée
Enseigna de la tour la porte dérobée,
Et Mars sortit enfin du funeste donjon,
Défaillant des langueurs de sa longue prison.

« Par Hercule lancée une flèche cruelle
Perça d'un triple airain Junon sous la mamelle :
La Déesse en poussait des sanglots douloureux.

« Aux portes du Ténare, asile ténébreux
Où s'égarent les morts, leur monarque livide,
Pluton, reçut un coup parti des mains d'Alcide,
De ce même héros fils du grand Jupiter.
Le Dieu s'écrie; il monte aux palais de l'éther,
Et Pæon, de son dos tirant la javeline,
Répandit sur la plaie une liqueur divine,
Doux charme des douleurs! remède tout puissant!
Tel était ce héros, tel son bras menaçant.

« Mais l'audace a son terme, et le crime s'expie :
Quand Tydide sur toi pousse sa lance impie,
Par Minerve égaré, l'insensé ne sait pas
Que l'ennemi des Dieux court bientôt au trépas;
Que jamais, au retour d'une guerre prospère,
Ses fils, sur ses genoux, ne diront : O mon père!
Quoique fort et vaillant, Diomède aujourd'hui
Peut trouver un plus fort, un plus vaillant que lui.
Dans son palais désert, la belle Ægialée,
Par le bruit de sa mort tout à coup réveillée,
Doit peut-être bientôt appeler à grands cris

Les serviteurs nombreux épars sous ses lambris,
Et, commençant les pleurs d'un éternel veuvage,
Nommer cent fois en vain l'ami de son jeune âge. »
 A ces mots, la Déesse exprime la liqueur
Qui de la plaie encor s'échappe avec douleur;
Et des baumes divins, dont la puissance est sûre,
Apaisent sa souffrance et ferment sa blessure.

IV.

Glaucus et Diomède, prêts à combattre l'un contre l'autre, reconnaissent que leurs deux familles sont unies par les liens de l'hospitalité, et se quittent après avoir échangé leurs armes. Épisode de Bellérophon. — Extrait du VIe chant (vers 119-236).

CEPENDANT, emporté dans sa course rapide,
Glaucus, la lance en main, s'avance vers Tydide.
Le héros étonné sur lui fixe les yeux :
« Qui donc es-tu, jeune homme ? et quels sont tes aïeux ?
Pour la première fois, de ton noble courage
Je vois l'éclat briller dans les champs du carnage ;
A grands pas hors des rangs tu marches le premier,
Et même ta jeunesse ose me défier !
Guerrier, l'ignores-tu ? malheur aux tristes pères
Dont ma lance combat les enfants téméraires !
Mais, n'es-tu point un Dieu, qui des cieux descendu
Dévoile à mes regards son front inattendu ?
Mortel, mon bras redoute une lutte inégale,
Et je sais que toujours la suite en est fatale.
« Nourrices de Bacchus, les Ménades en feu
Célébraient, en hurlant avec ce jeune Dieu,
Dans les bois de Nissa, leurs nocturnes mystères :

Lycurgue, les trouvant sur des rocs solitaires,
Armé d'un fouet noueux, suit leurs pas incertains,
Les thyrses au hasard échappent de leurs mains,
Et lui-même frappé, Bacchus pâle et débile.
Dans le sein de Téthys trouve à peine un asile.
Mais, d'un tel attentat irrités à leur tour,
Les Dieux devant Lycurgue éteignirent le jour;
Tout échappe à son œil; et sa pénible vie
Finit avant le temps, de regrets poursuivie.

« Non, je ne combats plus les habitants du ciel:
Mais si tu n'es qu'un homme, et si ton sang mortel
Vit des fruits de la terre, et par eux se répare,
Viens recevoir la mort que ma main te prépare. »

Mais Glaucus : « O guerrier, la terreur d'Ilion,
Pourquoi veux-tu connaître et ma race et mon nom?
Les races des humains ressemblent au feuillage
Qui des bois au printemps renouvelle l'ombrage,
Mais qui tombe bientôt desséché pour toujours :
L'un naît, un autre meurt; tous vivent peu de jours.

« Tu demandes quel sang j'ai reçu de mon père?
Il est assez connu : je ne veux point le taire.
Dans un golfe d'Argos, bords féconds en coursiers,
Une cité s'élève aux yeux des nautonniers :
Son nom est Éphyra. C'est là qu'avec prudence
Sysiphe sut trouver la gloire et l'abondance :
A Glaucus il transmit la vie et les vertus;
Le grand Bellérophon dut le jour à Glaucus,

Et doué par le ciel d'une beauté divine,
Ce don, de longs malheurs pour lui fut l'origine.

« La femme de Prœtus, autour de sa maison,
Avait vu par hasard le beau Bellérophon;
Elle l'aima : bientôt de sa flamme adultère
Sa voix lui révélant le coupable mystère,
L'appela dans son lit : mais le sage héros
Refusa d'outrager l'hymen du roi d'Argos;
Et, pour Antée encor discret et magnanime,
En rejetant ses vœux, il déguisa son crime.
Mais par la honte même instruite à tout oser,
De ses propres fureurs elle vint l'accuser;
Elle dit à Prœtus : Écoute; il faut sur l'heure,
Si tu ne veux périr, que Bellérophon meure.
Ses vœux m'ont de l'amour demandé les plaisirs,
Et mes refus encore irritent ses désirs.

« Le crédule Prœtus, dans sa fureur extrême,
Évita cependant de se venger lui-même;
Craignant la voix d'un sang répandu par ses mains,
Il remet au héros des signes inhumains,
Par lui-même tracés sur des tables sinistres,
De colère et de mort inflexibles ministres.
Le héros, dans ce bois plusieurs fois replié,
Croit voir des souvenirs, des gages d'amitié,
Que Prœtus par ses mains envoie à son beau-père,
Au roi de la Lycie. Il part; un sort prospère
L'accompagne en tous lieux. Dans ses riches foyers

Le roi lui prodigua les soins hospitaliers.
Neuf jours coulent pour lui dans des fêtes brillantes,
Et neuf bœufs aux brasiers livrent leurs chairs tremblantes,
Mais, quand l'Aurore vint pour la dixième fois
Montrer à l'Orient les roses de ses doigts,
Le vieillard de Prœtus lui demande les tables ;
Il voit, il reconnaît les signes redoutables.
A la Chimère antique il livre le héros.
Ce monstre était serpent par la queue et le dos ;
Par le corps, bouc hideux ; lion, par l'encolure :
Race impure du ciel, horreur de la nature,
Dont la gueule béante et les perfides yeux
A travers la fumée exhalaient de longs feux.
L'heureux Bellérophon, loin d'être sa victime,
L'étendit à ses pieds. Les enfants de Solyme,
Dont lui-même a depuis célébré la valeur,
L'attaquèrent bientôt ; il fut encor vainqueur.
Dans un autre combat, à sa vue enflammée
D'Amazones au loin s'enfuit toute une armée.
Il revenait enfin : dans l'épaisseur d'un bois,
Sur lui, de toutes part, s'élancent à la fois
De nombreux Lyciens, cachés dans les broussailles,
Tous soldats éprouvés par l'aspect des batailles ;
Aucun d'eux ne revint. Alors, du sang des Dieux
Reconnaissant en lui les traits victorieux,
Le prince le reçoit dans sa noble famille,
Lui fait part de son trône, et lui donne sa fille.

Les peuples à ses dons ajoutèrent encor
Des champs couverts de blés aux chevelures d'or,
Et des coteaux riants, où la vigne prospère.
La femme du héros trois fois le rendit père ;
Elle eut d'abord Isandre, ensuite Hippolochus;
Enfin Laodamée, aux regards ingénus.
Le puissant Jupiter aima Laodamée,
Et, reçu dans les bras de la nymphe charmée,
Par elle il fut bientôt père de Sarpédon.

« Tout à coup cependant le fier Bellérophon,
Ingrat envers les Dieux, mérita leur colère.
Dans les champs Aléens il errait solitaire;
Poursuivi sans sujet, de soupçons, de chagrins,
Il se rongeait le cœur en fuyant les humains.
Mars vint livrer Isandre aux Solymes perfides;
Diane, au front d'argent, de ses flèches avides
Perça Laodamée; enfin, Hippolochus
Resta seul au héros; il a pour fils Glaucus;
Ce fils, c'est moi : mon père, en m'envoyant vers Troie,
Me dit : Que tes vertus soient ma dernière joie,
O mon fils ! dans l'asile ouvert aux demi-dieux
Garde-toi d'attrister nos augustes aïeux :
Fameux partout, Éphyre honore leur mémoire,
Et l'heureuse Lycie hérite de leur gloire.
Tel est, ô noble Grec ! le sang dont je suis né. »

Vers Glaucus, à ces mots, Diomède incliné,
Montrant sa vive joie, enfonce dans le sable,

A côté de son char, sa lance redoutable,
Et dit : « O des héros illustre rejeton !
Toi, par d'antiques nœuds, hôte de ma maison,
Salut. Oui, ton aïeul, courant de ville en ville,
Chez OEnéus jadis vint chercher un asile :
Nos toits hospitaliers le gardèrent vingt jours.
Comme un doux souvenir de ces moments trop courts,
Ton aïeul d'OEnéus reçut une ceinture,
Riche par le travail, teinte de pourpre pure ;
Et lui-même au vieillard avait déja donné
Un ample vase d'or, de deux anses orné.
J'étais encore enfant, quand de la Grèce entière
Thèbes vit sous ses murs tomber l'élite altière ;
De Tydée a mes yeux les traits sont inconnus,
Mais chez moi j'ai laissé le prudent OEnéus,
Et de lui j'avais su le nœud sacré qui lie
Nos foyers fraternels d'Argos et de Lycie.
Deux hôtes, ô guerrier ! ne se combattent pas :
Assez d'autres Troyens vont tomber sous mon bras ;
Et, si Mars protecteur seconde ta jeunesse,
Tes coups pourront percer d'autres fils de la Grèce.
Mais viens ; changeons d'armure, et que ce doux aspect
Des droits hospitaliers atteste le respect ! »
De son char, à ces mots, chacun des deux s'élance ;
Ils s'abordent : leurs mains se pressent en silence.
Leur nouvelle amitié, legs sacré des vieux temps,
De touchants souvenirs forme ses nœuds constants.

Tous deux changent d'armure : un inégal partage
Charmait encor Glaucus, noble instinct du jeune âge!
De celle qu'il donnait cent bœufs étaient le prix,
Et celle qu'il reçoit en vaut à peine dix.

V.

Pâris, couvert de ses armes, rejoint Hector, et sort avec lui des murs de Troie pour combattre les Grecs. — Extrait du VIe chant (vers 503-529).

Cependant, réveillé de son obscur repos,
Pâris, qu'aux champs de Mars rappellent ses drapeaux,
A pas impétueux franchit les portes Scées.
Orgueilleux d'un panache aux touffes hérissées,
D'un cimier au front d'or, d'un large baudrier,
Des liens élégants d'un cothurne guerrier,
Du contour étoilé de sa vaste cuirasse,
Il va rejoindre Hector; il bondit sur sa trace.
 Tel, soudain s'échappant des murs où, loin du bruit,
Un ample ratelier de grains purs le nourrit,
Libre enfin de ces nœuds dont s'indignait sa gloire,
Le superbe coursier, formé pour la victoire,
S'empare de la plaine en tressaillant d'orgueil.
Il se dresse, il hennit; ses pas devancent l'œil,
Et, soit vers ces vallons, où dans une herbe épaisse,
Ravie à ses désirs, la cavale s'engraisse;
Soit vers ces bords connus, où, poudreux et fumant,
Dans le fleuve écumeux il nage mollement,
Pareil au tourbillon précurseur du tonnerre,

Il vole; à bonds égaux ses pieds frappent la terre;
Ses crins battent son front, battent son cou nerveux,
Et des éclairs sanglants jaillissent de ses yeux.

Tel, franchissant les cours, la cité, les murailles,
Bondit le beau guerrier sous l'habit des batailles:
Peint de riches couleurs, étincelant de feux,
Il s'élance, pareil à l'astre lumineux
Qui, montant dans l'éther, le rougit et l'enflamme.

VI.

Discours d'Ulysse à Achille, pour l'engager à fléchir sa colère, et à se réunir aux Grecs contre leurs ennemis communs. — Extrait du IX.ᵉ chant (vers 225-429).

« Salut, fils de Thétis! Les douceurs du festin,
Dans tes nobles foyers et dans ceux des Atrides,
Surpassent chaque jour les vœux les plus avides:
Mais qui peut maintenant goûter quelque plaisir?
Du plus prochain danger l'effroi vient nous saisir,
Et si tu ne reprends ta force accoutumée,
Bientôt sous tes regards la flotte est consumée.
Tu le vois, les Troyens campent près des vaisseaux.
La clarté de leurs feux se répand sur les eaux,
Le succès les irrite : une espérance altière
Leur assure déja notre ruine entière,
Et Jupiter lui-même, armé de feux vainqueurs,
Vient du sein de la nue enhardir leurs fureurs.

« Mais qui pourrait d'Hector te dépeindre l'audace,
Ses transports, ses regards qu'enflamme la menace?
Confiant dans sa force et dans le roi des cieux,
Il brave également les mortels et les Dieux :
Tout doit fuir devant lui. Ce n'est plus ce courage

Ferme, mais mesuré; c'est l'excès de la rage.
Ses vœux impatients n'appellent que le jour :
Par le fer, par la flamme il veut à son retour
Attaquer les vaisseaux, et parmi la fumée
Détruire tout ensemble et la flotte et l'armée.
Hélas! les Dieux peut-être ont écouté ses vœux.
Oui, dès demain peut-être, investis par les feux,
Notre destin s'achève, et sa main, qui nous presse,
Nous livre au fer vainqueur, loin des champs de la Grèce!
Mortel semblable aux Dieux, si ce n'est l'amitié,
Ah! du moins pour les Grecs écoute la pitié;
Que cette voix tardive aux combats te ramène!
Quand ils auront péri victimes de ta haine,
Tu pleureras sur eux : ô regrets superflus!
Le mal fait une fois ne se répare plus.
Viens; et que ta sagesse, à ta valeur égale,
Sauve enfin la patrie à son heure fatale!
 « Ami, rappelle-toi cet avis sage et doux
Que te donnait Pélée, en t'envoyant vers nous :
La céleste Minerve et Junon favorable,
Mon fils, peuvent t'armer d'un courage indomptable;
Mais apprends avant tout à modérer ton cœur :
Fuis des sombres débats l'orgueil et la fureur.
Oui, crois-moi, la bonté, la facile indulgence,
Plus qu'un triomphe même honorent la vaillance;
Et par là, tous les Grecs, des plus libres honneurs,
Se plairont à payer tes efforts protecteurs.

« Ainsi dit le vieillard : ta colère l'oublie !
Au nom des Dieux, au nom de cette voix chérie,
Je t'en conjure, Achille, apaise ton courroux,
Et, ranimant ce bras qui doit vaincre pour nous,
Reçois les riches dons qu'Atride te réserve.
Voici ses propres mots, ma voix te les conserve.
J'offre, nous a-t-il dit, à ce noble guerrier
Sept trépieds qui n'ont point encor vu le brasier;
Dix talents d'or brillant; vingt vases d'airain sombre,
Dont le rougeâtre éclat lance un feu mêlé d'ombre;
Douze chevaux puissants, rapides, généreux,
Vainqueurs accoutumés dans nos célèbres jeux,
Et qui, par tous les prix donnés à leur vitesse,
Sans peine de leur maître eussent fait la richesse.
Je veux y joindre encor sept filles de Lesbos,
Rares par leur beauté, par leurs savants travaux;
De la riche Lesbos, dont ce vainqueur lui-même
Sut, la flamme à la main, hâter l'heure suprême.
A leur tête sera la belle Briséis;
Et votre roi, guerriers, jure au fils de Thétis
Que son pouvoir discret n'a point abusé d'elle :
Telle qu'il la reçut il lui rend cette belle.

« Voilà les dons qu'Achille obtiendra dès demain :
Mais si le roi des Dieux, plus équitable enfin,
Nous livre les remparts de la perfide Troie,
Si la Grèce partage une si belle proie,
Du plus ample butin, des plus riches métaux

Mes prodigues bienfaits chargeront ses vaisseaux.
Vingt Troyennes enfin, jeunes, pleines de grace,
Brillantes d'un éclat qu'Hélène seule efface,
Flatteront ses désirs, embelliront sa cour;
Et lorsqu'en nos foyers nous serons de retour,
Qu'il vienne dans Argos serrer un nœud plus tendre,
Qu'il y cherche une épouse, et qu'il y soit mon gendre.
Dans mon cœur paternel, s'il veut, dès aujourd'hui,
Oreste n'aura pas d'autre place que lui.
J'ai trois filles : eh bien! que ce héros choisisse
Entre Chrysothémis, la jeune Laodice,
Leur sœur Iphianasse, objet de tant de vœux,
Celle dont les attraits peuvent le rendre heureux.
Même il ne paiera point, en emmenant sa femme,
Ce tribut usité que tout père réclame;
Et je veux que jamais nulle fille de roi
N'ait apporté la dot qu'il recevra de moi.

« Sept villes formeront cet immense apanage :
Cardamyle, Énopée, Hère au riant herbage,
Anthée aux prés aqueux, Phère aux remparts divins,
L'orgueilleuse Æpéa, Pédase aux riches vins,
Toutes près de Pylos, dominant sur les ondes;
Et les riches pasteurs de ces plaines fécondes
D'honneurs et de tributs, tel qu'un Dieu fortuné,
Voudront combler le roi qui leur sera donné.

« Ami, tel est le prix que ton chef te propose!
Mais, à ces doux traités si ta haine s'oppose,

Si ta vengeance encor survit à ses malheurs,
Du moins d'un peuple entier écoute les douleurs.
Ah! prends pitié du moins de ces amis fidèles,
Qui célèbrent toujours tes vertus immortelles.
Homme divin! sais-tu quelle gloire t'attend?
Hector est sous tes yeux; viens le saisir vivant!
Les Dieux t'ont amené cette immortelle proie;
Hector, qui, s'enivrant des fureurs de la joie,
Dit que sur nos vaisseaux ce rivage fatal
Ne vit point aborder de guerrier son égal. »

« Fils divin de Laerte, ingénieux Ulysse,
Lui répond le héros, laissons tout artifice.
Il faut, pour terminer, te dire sans détours
Quel est mon sentiment, quel il sera toujours;
Car je ne prétends pas que les chefs de la Grèce
De leurs cris importuns me fatiguent sans cesse.

« Je hais comme la mort le cœur oblique et bas
Qui, taisant ce qu'il sent, dit ce qu'il ne sent pas;
Je vais donc te montrer mon ame toute entière.
C'est en vain que ton roi s'abaisse à la prière;
Toute la Grèce à lui viendrait s'unir en vain:
Je suis las de combats sans repos et sans fin.
Eh! qui peut s'y livrer, quand le brave et le lâche,
L'homme oisif et celui qui veille sans relâche,
Vus toujours du même œil, ont des destins égaux?
Ils finissent les jours riches de grands travaux,
Comme les jours perdus dans des langueurs stupides.

Qu'ont-ils produit pour moi, ces exploits si rapides,
Ces efforts continus et ces cruels dangers,
Bravés pour des affronts qui me sont étrangers ?
Pareil au noble oiseau, dont l'active tendresse
Pour nourrir ses petits vole et rôde sans cesse,
Qui, se privant de tout pour leurs moindres besoins,
S'épuise encor d'ardeur, de veilles et de soins,
Pour vous, Grecs, j'ai passé, plus généreux que sage,
Les nuits sans clore l'œil, les jours dans le carnage,
M'efforçant de laver, s'il se peut toutefois,
Le fameux déshonneur des femmes de vos rois.
« Ces mers ont vu fumer les murs de douze villes ;
La Phrygie a perdu dans ses plaines fertiles
Onze vastes cités : qui ne sait que ma main
Seule a frappé ces coups, et d'un riche butin
Seule a fait regorger les tentes des Atrides ?
Presque tout est resté dans ces tentes avides.
Sous le nom de partage, aux yeux des Grecs surpris,
Les chefs n'ont obtenu que de faibles débris.
Mais les autres, du moins, jouissent sans querelle
Des biens que leur donna ce partage infidèle.
C'est moi seul que l'on vient dépouiller sans pudeur ;
Un ingrat me ravit l'épouse de mon cœur !...
A ses désirs fougueux qu'elle demeure en proie.
O Dieux ! eh ! quel dessein nous a conduits vers Troie ?
Pourquoi les fils d'Atrée ont-ils vu dans ces lieux
Accourir sur leurs pas vingt peuples furieux ?

N'est-ce pas pour punir de criminelles flammes?
Ces rois sont-ils les seuls qui chérissent leurs femmes?
Tout homme juste et sage honore, aime, chérit
La femme que son choix appela dans son lit.
Oui, j'aimais, j'honorais celle qu'on m'a ravie;
Et, quoique dans les fers, mon cœur l'avait choisie.
Et, lorsqu'un roi parjure, un traître audacieux
M'a volé lâchement un bien si précieux,
Par quelques dons trompeurs il croit fléchir ma haine?
Non, non, je le connais; toute prière est vaine.
Et toi, prudent Ulysse, aux tentes de ton roi
Retourne: avec ses chefs, et surtout avec toi,
Qu'il trouve à tant de maux quelque remède utile.
En desseins, loin de moi, ce prince est si fertile!
Il creuse autour du camp le plus large fossé,
Il élève un rempart de longs pieux hérissé;
Enfin, que n'a-t-il pas tenté pour vous défendre?
Vous en voyez l'effet: la flotte est presque en cendre;
Hector campe à sa vue, Hector, dont autrefois
L'audace pâlissait au seul bruit de ma voix,
Qui n'osait du regard perdre les portes Scées;
Et qui, s'il put un jour, plein de vaines pensées,
Sous le hêtre tout seul m'attendre et me braver,
Par une fuite prompte eut peine à se sauver.

« Mais entre Hector et moi toute guerre est finie.
Demain, lorsque le jour, de sa clarté chérie,
Aux bords de l'Orient viendra rougir les cieux,

Après avoir offert mes victimes aux Dieux,
Je pars : vous pourrez tous voir sur la mer profonde
S'élancer mes vaisseaux, mes rameurs fendre l'onde ;
Et si Neptune enfin m'accorde son secours,
Aux rivages de Phthie arrivé dans trois jours,
J'y renouerai le fil de mes destins prospères,
J'y trouverai les biens amassés par mes pères.
Car nous avons aussi de l'or, du fer brillant,
De l'airain, des beautés au corsage élégant,
Doux biens, que m'a ravis un fol amour de gloire !
Et ma flotte y joindra les dons de la victoire.
Mais le bien qu'un ingrat m'a donné, m'a repris,
La main qui l'offre encor ne lui laisse aucun prix ;
Qu'il le garde : ma haine à jamais y renonce.
Et devant tous les Grecs dites-lui ma réponse :
Il faut que sa noirceur frappe enfin tous les yeux,
Que chacun lise à nu dans ce cœur odieux.
Cœur lâche et faux !... malgré son impudente audace,
Non, il n'oserait point me regarder en face !
Non, non, qui m'a trompé ne me trompera plus.
Qu'il laisse donc un art et des soins superflus :
Il n'est plus entre nous de commune entreprise,
Aux combats, aux conseils, partout je le méprise ;
Les Dieux l'ont en effet privé de tout bon sens.
Je méprise surtout, j'abhorre ses présents.
Non, m'offrît-il dix fois, vingt fois plus de largesses ;
M'offrît-il Orchomène et toutes ses richesses,

L'opulence des arts, l'or, l'argent et l'airain
Que la Thèbe d'Égypte enferme dans son sein,
Thèbe, immense cité, qui peut, par ses cent portes,
Voir entrer à la fois ou sortir cent cohortes,
Leurs deux cents combattants, leurs chars et leurs chevaux ;
Non, joignant à ces dons des dons toujours nouveaux,
Fussent-ils plus nombreux que tous les grains de sable,
Ses vœux n'obtiendront rien de ce cœur implacable;
Il faut que de son crime il porte tout le poids.
Mais, ô fureur! ce lâche ose offrir à mon choix
Des filles, de son sang héritières fatales!
De la belle Vénus fussent-elles rivales,
Eussent-elles vaincu l'aiguille d'Athéné,
Je ne veux rien de lui... Son gendre fortuné
Doit être quelque roi, fier d'un vaste domaine!...
Mais moi, dans mes foyers si l'onde me ramène,
Mon père, de l'hymen serrant pour moi les nœuds,
Lui-même choisira l'objet des plus doux vœux.
Au charme heureux des arts la grace réunie,
Distingue les beautés de Phthie et d'Hellénie;
Et parmi nos voisins, il est des chefs puissants
Dont les filles, pour dot, auront de vastes champs.
Mon cœur n'aspire plus qu'aux douceurs domestiques;
Serrer des liens purs qu'ornent les mœurs antiques,
Jouir des sages biens par mon père amassés,
Tels sont tous mes désirs ... Eh! quels vœux insensés
Pourraient mettre en balance avec l'ame et la vie

Ou ces vastes trésors qu'enfermait la Phrygie,
Avant que, réunis en bataillons épais,
Vingt peuples de ses champs vinssent troubler la paix;
Ou tous ceux qu'à Pythos, sous le marbre fidèle,
Dans son temple sacré le Dieu du jour recèle?
L'homme peut conquérir des trésors, des métaux,
Des brebis et des bœufs, et de brillants chevaux;
Mais son ame n'est point le prix d'une conquête :
Nul bras ne la saisit, nul rempart ne l'arrête,
Et ce souffle furtif, de la bouche exhalé,
Dans sa frêle demeure est en vain rappelé.

« Sur mes doubles destins éclairé par ma mère,
Je sais que, tout ensemble et propice et sévère,
Jupiter a voulu qu'en restant dans ces lieux
Troie en cendre élevât ma gloire jusqu'aux cieux;
Mais qu'à de courts instants bornant ma noble vie,
La Parque me fermât pour toujours ma patrie;
Ou que je pusse encor revoir mes doux foyers
Et les champs que mes yeux ont connus les premiers,
Y couler de longs jours dans un bonheur facile;
Mais qu'alors avec moi finît le nom d'Achille.
Mon choix est fait : je pars ; et si chacun de vous
Écoute un sage avis, les Grecs me suivront tous;
Car vous ne verrez point le jour fatal de Troie.
Le bras de Jupiter pour elle se déploie;
Il ranime son peuple, il raffermit ses murs.
Vous, du plus vain message organes prompts et sûrs,

A ce chef odieux reportez ma réponse:
Qu'à fléchir ma fureur pour jamais il renonce,
Et cherchez entre vous quelques moyens nouveaux
De conserver l'armée, en fuyant sur les eaux.

« Mais Phœnix près de nous attendra la lumière,
Sa vieillesse demande un repos salutaire.
Demain, sitôt que l'aube argentera les mers,
Vers Larisse avec moi, fendant les flots amers,
Qu'il vienne retrouver les champs qui m'ont vu naître,
Il le peut; mais s'il veut rester, il est le maître.»

VII.

Description du bouclier d'Achille. — Extrait du XVIIIe chant
(vers 438-605).

Mais quels tableaux divers, prodiges du génie,
Vont sortir tout à coup de la surface unie?
  Ici, du blond Phébus les rayons bienfaisants
Dispensent aux mortels et les jours et les ans;
Là, des mois inégaux la modeste courrière
Verse de pâles feux du haut de sa carrière;
Plus loin, l'œil reconnaît le fougueux Orion,
Les Pléiades en paix parcourant l'horizon,
Les Hyades levant une tête humectée,
L'Ourse vers Orion sur son char emportée,
Et jamais n'atteignant le bord des flots amers;
Et cet amas confus de tant d'astres divers,
Qui, dans l'ombre des nuits de leurs feux éclairée,
D'un pas toujours égal parcourent l'empirée;
Enfin, du firmament le contour radieux,
Enfermant dans son sein tous les palais des Dieux.
  Dans deux cadres rivaux, sur les métaux dociles,
On voyait s'élever les remparts de deux villes.
Dans l'une, tout un peuple escorte deux amants

Dont le dieu d'Hyménée a reçu les serments.
Les chants et les flambeaux y conduisent la fête,
De couronnes de fleurs chacun pare sa tête.
Des cercles de danseurs, en balançant les bras,
A la voix de la flûte, entrelacent leurs pas ;
Et le regard baissé, des matrones austères
Chantent un hymen sage et ses graves mystères.
Dans un temple voisin les prêtres de Thémis
Invoquent les témoins sur un meurtre commis.
On entend des deux parts l'attaque et la défense :
L'accusé dit que l'or a lavé son offense ;
Et, traitant ce récit de mensonge odieux,
Son rival à son aide appelle tous les Dieux.
Le peuple est divisé, l'on s'écrie, on s'agite :
Chacun prend un parti, la dispute s'irrite.
Mais, tandis qu'un héraut, du sceptre et de la voix,
Apaise le tumulte, organes saints des lois,
Les juges attentifs, dans un grave silence,
Écoutant les plaideurs, suspendent la balance ;
Et déja devant eux est déposé le prix
Qui doit récompenser le plus prudent avis.

Telles sont de la paix les heureuses images.
Mais Bellone sourit aux meurtres, aux ravages :
Autour de l'autre ville, on voit deux camps armés
Qui menacent de loin ses peuples renfermés.
Deux projets différents sont agités contre elle :
L'un veut qu'elle périsse, et qu'un accord fidèle

Rassemblant le butin, le divise en deux parts;
L'autre attend que la ruse en ouvre les remparts.

 Tandis que les enfants, les vieillards et les femmes,
S'apprêtent sur les murs à repousser les flammes,
Les deux camps tout à coup paraissent s'éloigner,
Dans le sang des mortels brûlant de se baigner.
A la tête des rangs qui suivent en silence,
De Pallas et de Mars on voit briller la lance.
Ces Dieux marchent : l'acier, l'airain, l'or enflammé,
Forment le vêtement dont leur corps est armé;
Et l'éclair de leurs yeux, qui porte au loin la crainte,
De la divinité garde la vive empreinte.

 Arrivés près d'un fleuve, où le son des pipeaux
Amène chaque jour les paisibles troupeaux,
Au sein d'un bois touffu, que l'épine sauvage
Et le saule pliant forment sur le rivage,
Ils placent leur embûche; et, rôdant à l'entour,
Deux soldats des pasteurs observent le retour.
Aux flots accoutumés conduit sans défiance,
Un troupeau se présente : on s'écrie, on s'élance;
Et les tristes bergers, frappés de traits perçants,
Laissent aux ravisseurs leurs taureaux mugissants.

 Cependant, avertis de ce nouveau ravage,
Les chefs de la cité réveillent leur courage.
Ils quittent le conseil, rassemblent les soldats;
Sur des coursiers fougueux respirant les combats
La troupe en un clin d'œil part, bondit, vole, arrive.

Le carnage commence; et partout sur la rive
Sifflent, en se croisant, les glaives et les dards.
Le Tumulte incertain, la Peur aux traits hagards,
La Discorde à l'œil creux, les noires Euménides,
Et l'aveugle Destin, qui de ses mains livides
Saisit celui que Mars a long-temps épargné,
Ou le mourant déja de son sang tout baigné,
Ou le mort qu'il insulte et par les pieds entraîne;
Tous ces monstres divers s'agitent dans l'arène.
Le sang couvre et salit leurs vêtements d'airain;
Et tous ces grands tableaux vivent sous le burin.

L'ouvrier immortel, à côté du carnage,
Des travaux de Cérès aime à placer l'image :
Des laboureurs, armés de l'aiguillon hâtif,
Du bœuf docile et lourd pressent le pas tardif;
Et trois fois par le soc les terres traversées
Se hérissent partout de glèbes renversées.
Le maître satisfait, contemplant le vallon,
Attend les laboureurs au bout de leur sillon.
Par un vin frais et pur il soutient leur courage;
Son geste, son regard semblent hâter l'ouvrage;
Et l'or, au gré du Dieu, variant sa couleur,
Imite du labour la noirâtre fraîcheur.

Armés de longues faux pour la moisson nouvelle,
Ici des villageois font tomber la javelle.
Par d'agiles enfants les épis ramassés
Sont par trois serviteurs de forts liens pressés.

Le roi, le sceptre en main, le bandeau sur la tête,
Sourit à l'abondance, et préside à la fête;
Tandis que les hérauts, sous un ombrage frais,
D'un rustique festin hâtant les doux apprêts,
Font expirer un bœuf sous la hache sanglante,
Et que, sur le brasier plaçant la chair tremblante,
Les femmes, avec soin, des mets du moissonneur
Par un piquant mélange animent la saveur.

Plus loin le pampre vert tapisse la colline,
Sous ses fruits azurés son bras faible s'incline;
Et de sa tige d'or le feuillage ondoyant
Se replie et s'attache autour d'un pieu d'argent.
Tout l'espace est enceint d'un rempart de verdure;
La ronce et le buisson hérissent sa bordure;
Et sous ce doux abri Bacchus mûrit en paix.
Soudain de vendangeurs des bataillons épais,
La serpette à la main, franchissent cette enceinte;
La joie au ris naïf dans tous les yeux est peinte.
Ils frappent: le raisin tombe sous le tranchant;
On l'emporte, aux accords des flûtes et des chants;
Et des jeunes danseurs, et des vierges vermeilles,
Escortent au pressoir les riantes corbeilles.

Dans le lointain, au bord d'un fleuve impétueux,
Des bœufs et des taureaux de leurs dards tortueux
Battant l'air et foulant les roseaux du rivage,
Prolongent la lenteur d'un meuglement sauvage.
Autour des bergers d'or rôdent neuf chiens d'argent,

Qui, d'un œil attentif et d'un pied diligent,
Suivent tous leurs regards, et souvent les devancent.
Tout à coup, du taillis deux forts lions s'élancent;
Attaquant avec choix un taureau vigoureux,
Ils l'entraînent. En vain ses accents douloureux
Font mugir les échos; en vain, pour sa défense,
Les pasteurs de leurs chiens réclament l'assistance :
Les chiens épouvantés reculent, et leurs cris
N'expriment que la peur qui glace leurs esprits;
Tandis que les lions, fiers et grondant de joie,
Sous leurs ongles puissants tenant leur riche proie,
Engloutissent les chairs, les entrailles, les peaux.

Mais ici l'œil se plaît à voir d'heureux troupeaux
De brebis, de beliers, quittant la bergerie,
Et leurs flots blanchissant une vaste prairie.

L'œil se repose encor sur les danses d'un chœur
Que Dédale jadis traça d'un art vainqueur,
Quand la belle Ariane aux tresses ondoyantes
Réclamait tous les fruits de ses veilles savantes.
La file des danseurs y forme cent détours.
Le regard suit leurs pas, leurs fuites, leurs retours.
On entend les accords du luth qui les promène,
Les fait voler en cercle, et bientôt les ramène.
Ces vierges, ces guerriers se tenant par la main,
Prêtent un charme heureux au plus riche dessin.
De couronnes de fleurs les unes sont parées,
Les autres sont couverts d'armures diaprées,

Et des liens d'argent portent leurs glaives d'or.
Les bras entrelacés, ils circulent encor;
Et de leurs pas vivants la légère souplesse
Vole, rasant la terre, et l'évitant sans cesse.
Sous la main qui l'éprouve et la fait tournoyer,
Ainsi vole la roue, instrument du potier.

Deux sauteurs vigoureux, pour couronner la fête,
Bondissent tour à tour sur leurs pieds, sur leur tête;
Et le cercle attentif des citoyens nombreux
Du geste et du regard applaudit à leurs jeux.

Enfin, sur le rebord du bouclier immense,
Règne le sombre abîme où l'Océan commence,
L'immortel Océan qui, de ses bras divers
Divisant en cent parts et pressant l'univers,
Du divin bouclier termine tout l'ouvrage.

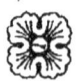

VIII.

Combat d'Achille et d'Hector sous les murs de Troie. Mort du héros troyen. — Extrait du chant XXIIe (vers 90-372).

ACHILLE cependant arrivait à grands pas.
Tel, nourri des poisons qu'enfante une eau perfide,
Un dragon, replié devant son antre avide,
Se roule et se redresse à l'aspect du chasseur,
Qui vers lui des forêts s'est ouvert l'épaisseur;
Il vomit la fumée et darde au loin la flamme :
Tel Hector, sous la tour qui protége Pergame,
Penché sur le rebord de son long bouclier,
Dédaigne tout asile, et, dans son cœur altier
Attisant une ardeur que rien ne peut éteindre,
Il se dit à lui-même : « Oh! si je pouvais craindre,
Si j'étais dans les murs ramené par l'effroi,
Quels traits Polydamas lancerait contre moi!
Lui dont les yeux hagards, les menaces pressantes
Rappelaient dans les murs nos phalanges puissantes,
Du moment qu'un seul cri, vers le déclin du jour,
Eut d'Achille aux combats annoncé le retour.
J'écartai cet avis : hélas! il était sage ;
Et, quand j'ai dévoué tant des miens au carnage,

Des pères sans appui, des veuves dans les pleurs,
Je n'ose soutenir la vue et les douleurs.
Quoi! j'entendrais partout des chefs sans renommée
Dire à ma vue : Hector a fait périr l'armée!
C'est là ce qu'ils diront. Ah! plutôt mille fois
Dans le sang du vainqueur étouffons cette voix;
Ou, recouvrant des miens les regrets et l'estime,
Mourons, pour mon pays honorable victime!

« Mais ne puis-je quitter mon casque étincelant,
Mon bouclier, ma lance et mon glaive sanglant,
M'avancer vers Achille avec un doux langage,
Réclamer une paix qui serait son ouvrage,
En offrant à lui seul Hélène et les trésors
Que Pâris avec elle amena vers ces bords
(Principe infortuné d'une longue querelle),
Et pour chacun des Grecs sa part riche et fidèle
De tous les biens que Troie enferme en ce moment?
Et de chaque Troyen je prendrais le serment
De ne rien dérober à cet égal partage,
Qui serait de la paix le plus solide gage...

« Que dis-je? à quel dessein vais-je donc m'arrêter?
Je serai suppliant!... Voudra-t-il m'écouter?
Et quel Dieu me répond que cet homme en furie
D'un rival désarmé respectera la vie?
O Dieux! s'il m'égorgeait comme une femme en pleurs
Que frappent sans pitié de lâches ravisseurs!
Car ce n'est point ici cet entretien facile

Du jeune homme empressé, de la vierge tranquille,
Qui, d'un siége de pierre et d'un vieux tronc noueux,
Se parlent à loisir de leurs soins, de leurs jeux.
Le jeune homme et la vierge, étrangers à la crainte,
Laissent leurs libres cœurs s'exhaler sans contrainte...
Non, non. Il faut combattre, et que de Jupiter
Le choix entre nous deux s'explique par le fer. »

C'était ainsi qu'Hector enflammait son courage :
Mais, comme un tourbillon qui recèle l'orage,
Achille arrive ; Achille, agitant d'une main
Sa lance au bois noueux, à l'inflexible airain :
Il arrive, pareil au Dieu sanglant de Thrace.
Son vaste bouclier, son casque, sa cuirasse,
En approchant d'Hector, le couvrent de leurs feux.
Tels que de longs éclairs croisés cent fois entre eux,
Ou qu'un vaste bûcher que la flamme dévore,
Ou que l'astre du jour aux portes de l'Aurore.
Hector, à cet aspect ne se retrouvant plus,
Sent flotter dans son cœur ses vœux irrésolus ;
Il palpite, et déja fuit comme la colombe
Sur qui du haut des cieux l'autour rapide tombe.
Dans son oblique vol fendant l'azur de l'air,
Elle échappe ; l'autour la suit comme l'éclair,
Marquant d'un bruit aigu chaque coup de son aile.
Tel Achille, enflammé d'une haine immortelle,
Vole et poursuit Hector : tel, par un long détour,
Hector, abandonnant les portes et la tour,

Enveloppe les murs dans un circuit rapide.

Ils passent tous les deux au pied du tertre aride,
Où, vu de toutes parts, dans ses rameaux mouvants,
Le sauvage figuier appelle tous les vents.
Par la route des chars, dans leur course incertaine,
Ils arrivent bientôt à la double fontaine
Qui va nourrir le Xanthe errant dans les roseaux.
Faisant au loin sentir la chaleur de ses eaux,
Une source en fuyant exhale la fumée,
Comme un fourneau béant à la gueule enflammée :
L'autre, dans tous les temps verse des flots glacés,
Plus froids que les cristaux par l'hiver entassés,
Ou la neige en flocons éparse sur la terre,
Ou la grêle durcie au foyer du tonnerre.
Pour recevoir leurs eaux, sagement disposés
Là sont d'amples lavoirs, dans la pierre creusés,
Où les femmes de Troie et leurs filles brillantes
Venaient, le front chargé d'étoffes ondoyantes,
Avant que la vengeance investît leurs remparts,
Épurer chaque jour ces riches dons des arts.
C'est là qu'arrive Hector, et sur ses pas Achille.
L'un fuit, l'autre partout le presse plus agile.

L'un est fort et vaillant, l'autre encor plus que lui.
Quelle course, quels jeux sont ouverts aujourd'hui !
Car le prix du combat n'est point une génisse,
Un bœuf, que le lutteur promet en sacrifice,
Ou quelque vaste cuir, brillant de pourpre et d'or :

Non; le prix du combat, ce sont les jours d'Hector.

 Tels, couronnés cent fois des mains de la Victoire,
Deux rapides coursiers, l'œil enflammé de gloire,
Volent dans la carrière, et par un prompt retour
En embrassent la borne et le vaste contour.
Un noble et digne prix doit payer leur vitesse;
Une femme, un trépied dont l'art fait la richesse,
Sont promis en l'honneur d'un mortel généreux,
Objet triste et chéri de ces funèbres jeux.

 Tels, l'un fuyant toujours, l'autre suivant sa proie,
Trois fois les deux héros ont fait le tour de Troie.
Tout l'Olympe attentif partout les suit des yeux,
Quand le père immortel des hommes et des Dieux
S'écrie avec douleur : « C'en est trop; mon courage
Ne peut plus supporter cette funeste image!
Quoi! je livre à la Parque un vertueux mortel,
Qui, de tremblantes chairs surchargeant mon autel,
Soit sur l'Ida brumeux, soit au sein de Pergame,
Chaque jour en mon nom les dévoue à la flamme.
O Destin! maintenant il fuit, et le vainqueur
Sous les murs paternels le presse avec fureur!
Vous qui rendez souvent mon pouvoir moins sévère,
Pesez encor le sort d'une tête si chère,
O Dieux! et prononcez si mon bras tout-puissant
Voudra perdre ou plutôt sauver un innocent. »

 Minerve lui répond : « O père des orages,
Dont le bras enflammé rassemble les nuages!

Que dites-vous, grand Dieu? quels avis inconstants?
Quoi! cet homme, à la mort appelé dès long-temps,
Vous voulez aujourd'hui qu'il vive, qu'il renaisse?
Faites; vous le pouvez : mais, soit Dieu, soit Déesse,
Nul ici n'applaudit à des caprices vains. »

« Ma fille, calme-toi; connais mes vrais desseins,
Lui répond Jupiter; mon cœur, s'il en murmure,
Veut pourtant te complaire, et venger ton injure.
Va, pars; suis des projets que je n'arrête plus. »

Pour exciter Pallas ces mots sont superflus;
Des sommets de l'Olympe elle se précipite.

Mais Achille partout presse Hector dans sa fuite :
Tel un chien généreux dont l'ardeur et la voix
Annoncent une biche errante au sein des bois;
Si, frappé tout à coup, son odorat perfide
Surprend sous les buissons les pas du faon timide,
Il s'élance, il retrouve, il suit tous ses détours,
Il les suit dans les bois, dans leurs vastes pourtours,
Dans le fond des ravins; enfin sous le feuillage
Lui-même il le saisit en perçant le branchage.

Tel Achille d'Hector suit les détours divers
Sous la tour, sous les murs de ses amis couverts.
Quand Hector sur ses pas veut amener Achille,
Et l'offrir à leurs traits, secours sûr et facile,
Entre les murs et lui le héros bondissant
Se jette, et le repousse avec un cri puissant.
Mais il ne peut l'atteindre; et, comme dans un songe,

Un homme est poursuivi... sa fuite se prolonge...
Il fuit en vain... un autre est en vain sur ses pas;
L'un ne peut échapper, l'autre ne l'atteint pas :
Tel Hector fuit toujours cette main qui le presse,
Tel Achille en fureur va le saisir sans cesse.
Et comment, en effet, de son léger rival
Hector tromperait-il long-temps l'airain fatal,
Si le Dieu qui du jour lance les traits mobiles
N'eût rendu ses jarrets plus forts et plus agiles?

Achille à ses soldats, d'un geste courroucé,
Défend que sur Hector aucun dard soit lancé.
Sa mort lui fut promise; il la veut tout entière.
Enfin les deux héros, entourés de poussière,
Près des sources du Xanthe allaient passer encor,
Quand le père des Dieux prend ses balances d'or,
Dans leurs vastes bassins met deux destins sinistres,
Du sommeil éternel invincibles ministres;
Le premier pour Achille, exemple des guerriers,
Le second pour Hector, vainqueur des fiers coursiers;
Et tenant le milieu du fléau redoutable,
Il suspend les bassins d'une main équitable :
L'un s'abaisse et descend vers l'abîme infernal,
C'est celui qui d'Hector porte le jour fatal.

C'en est fait; Apollon l'abandonne lui-même.
Minerve, en même temps, près du héros qu'elle aime,
Est debout et lui dit : « Illustre enfant des Dieux,
Il est enfin venu, ce moment glorieux

Où, teint du sang d'Hector, tu vas, à ton passage,
Entendre tous les Grecs célébrer ton courage.
Oui, ce guerrier toujours de carnage altéré,
Hector est dans nos mains; le sort te l'a livré.
Et quand le Dieu du jour, contre un arrêt sévère,
Irait presser les pieds de Jupiter, son père,
Rien ne peut plus d'Hector renouer les destins.
Toi, respire un moment : à ses yeux incertains
Je vais de la victoire offrir la vaine joie,
Et pousser sous ton glaive une si noble proie. »

Elle dit; le héros, à cet espoir heureux
Qui lui montrait enfin le terme de ses vœux,
Lentement appuyé sur sa lance de frêne,
Sentait l'airain perçant fuir sous lui dans l'arène.

Prenant de Déiphobe et les traits et la voix,
Minerve aborde Hector : « Oui, mon frère, je vois
Comme autour de nos murs, honteux abri du lâche,
Ton superbe ennemi te poursuit sans relâche.
Je viens à ton secours : dans leurs desseins unis,
Que ne peuvent tenter deux frères, deux amis? »

Hector répond : « Toujours mon amitié fidèle,
Généreux Déiphobe, a reconnu ton zèle :
De nos frères toujours je t'ai chéri le plus;
Et quand, de mes dangers témoins irrésolus,
Les Troyens pour leur chef n'osent franchir les portes,
Seul tu viens affronter Achille et ses cohortes;
Ce jour te rend cent fois plus cher à mes regards! »

« Ami, dit la Déesse, en vain sur les remparts
Priam et notre mère, en me couvrant de larmes,
Voulaient à mon courage opposer leurs alarmes :
Consterné du péril qui menace tes jours,
Mon bras t'aurait-il pu refuser des secours?
Mais combattons. Il faut que le sort se déclare,
Qu'Achille d'un seul coup nous envoie au Ténare;
Ou qu'attirant vers moi sa lance au bout d'airain,
Un feint combat le livre à ta puissante main. »
Ainsi parle Minerve; et son œil étincelle,
Joyeux et triomphant de sa ruse cruelle.

Déja les deux héros, d'acier, d'airain couverts,
S'avancent l'un vers l'autre au milieu des éclairs.
Hector rompt le premier un farouche silence :
« Noble fils de Pélée, à l'aspect de ta lance,
Je ne crains plus; mon cœur te cherche, et sous nos tours,
Non, tu ne suivras plus ma fuite et mes retours.
Je viens ici m'offrir à la mort, à la gloire;
Te vaincre, ou te livrer ta plus belle victoire.
Mais, avant le combat, guerrier, jurons du moins
Un pacte dont les Dieux seront les seuls témoins.
Les Dieux sont les gardiens des serments de la terre.
Oui, si le bras puissant qui lance le tonnerre
Me donne la victoire, et si ton corps glacé
Demeure sous mes coups dans l'arène enfoncé,
Je jure, en ne gardant que tes armes célestes,
De rendre avec honneur aux Grecs tes pâles restes :

Guerrier, je le ferai; je t'en donne ma foi :
Ennemi généreux, sois de même pour moi. »
 Il dit. Mais le héros, toujours plus implacable,
D'un regard dédaigneux lui répond : « Misérable!
Que dis-tu? C'est à moi que tu viens froidement
Proposer des traités, des pactes, un serment!
Les traités du lion avec l'homme timide,
Du loup avec l'agneau que tient sa gueule avide;
Voilà les miens! Ils sont les seuls entre nous deux.
Va, crois moi, notre sort ne sera plus douteux.
Le sang de l'un de nous étendu sur le sable
Doit assouvir de Mars la rage insatiable.
Rassemble ta vertu, guerrier; car de tes jours
Tu n'eus si grand besoin de son divin secours.
Manie avec vigueur et la lance et le glaive,
Il n'en faudra pas moins que ton destin s'achève :
Tu ne peux m'échapper, et ton sang odieux
Paiera celui des miens que t'ont livrés les Dieux. »
 Il dit, et fait partir sa longue javeline.
En la suivant des yeux, le sage Hector s'incline.
Le coup vole inutile, et l'airain menaçant
Dans le sable est poussé par le bois frémissant.
Mais pour Achille seul Pallas toujours visible
La retire, et soudain lui rend l'arme terrible.
 Hector en même temps s'écrie : « Homme divin,
Quand tes vœux de mes jours se promettaient la fin,
Tu te trompais, sans doute, ou par un vain présage

Tu voulais, pour le vaincre, étonner mon courage.
Mais quoi que Jupiter puisse ordonner de nous,
Ce n'est point par le dos que je m'offre à tes coups,
Non; viens, si tu le peux, viens percer ma poitrine,
Et reçois cependant ce qu'Hector te destine.
Oh! que ce bois robuste, et son avide airain,
Ne sont-ils maintenant tout entiers dans ton sein!
Ta mort rendrait pour nous la guerre moins pesante,
Car toi seul dans nos murs as jeté l'épouvante. »
 L'ardente javeline, avec ces derniers mots,
S'échappe en frissonnant de la main du héros.
Mais à peine l'airain, dont son œil suit la trace,
Du divin bouclier effleure la surface;
Le coup va dans le sable expirer sans vigueur.
 Hector à cet aspect est saisi de fureur.
Il n'a point d'autre lance; il appelle son frère,
Et demande la sienne... image mensongère,
Son frère a disparu!.. déja du noir destin
Le noble Hector sur lui sentait peser la main.
« Je le vois trop; les Dieux m'ont conduit à ma perte!
Mais quelle ombre trompeuse à mes yeux s'est offerte?
O perfide Pallas, c'est toi qui m'as vaincu!
Oui, mon dernier moment approche; j'ai vécu.
Jupiter, Apollon, sans doute ainsi l'ordonnent;
Mes appuis si long-temps, hélas! ils m'abandonnent.
Mais du moins ma vertu ne m'abandonne pas,
Et par de nouveaux faits signalant mon trépas,

J'invoque pour mon nom l'avenir équitable.
Il dit; et saisissant le glaive redoutable
Qui pend à son côté dans un large fourreau,
Il fond sur son rival. Tel fond sur un chevreau,
Ou tombe sur un lièvre, en perçant les nuages,
L'aigle enflammé qui plane au milieu des orages.
 Tel vole Hector, armé de son acier tranchant.
Achille encor plus prompt s'élance en rugissant.
Ses yeux, ses traits, sont pleins d'une fureur sauvage.
Son vaste bouclier, d'un Dieu brillant ouvrage,
Est tendu devant lui; son casque étincelant
De ses quatre sommets lance un éclat brûlant;
Et tombant à longs flots de leurs crêtes altières,
L'or se roule et jaillit en épaisses crinières,
Et comme, dans les nuits rayonnantes de feux,
Hespérus darde encor des traits plus lumineux,
De même du héros la flamboyante lance
Efface ces clartés que sa flamme devance.
La pointe cherche Hector : Achille, l'œil hagard,
Le parcourt tout entier, et son sanglant regard
Veut trouver un endroit par où l'arme assouvie
Se plonge sans obstacle aux sources de la vie;
Car l'armure qu'Hector, dans un combat dernier,
A ravie à Patrocle, entoure le guerrier,
Et sa trempe divine est toujours invincible.
Un espace à l'airain se montrait accessible :
C'est celui qui s'étend et forme un léger creux

Entre la clavicule et le cou musculeux.
Par là, vers l'Achéron la plus faible blessure
A l'ame fugitive ouvre une route sûre ;
C'est par là que l'airain glisse comme l'éclair.
Mais il n'a point coupé le passage de l'air ;
Et, quoique Hector reçoive une mortelle atteinte,
Dans son sein palpitant la voix n'est pas éteinte.

Il tombe ! D'un regard cruel et satisfait
L'implacable vainqueur l'insulte : « Oui, c'en est fait ;
Oui, tes fureurs enfin reçoivent leur salaire.
Quoi ! l'avais-tu pensé, que ma vaine colère
De l'ami le plus cher pourrait voir le trépas,
Et, s'exhalant en pleurs, ne le vengerait pas !
Insensé ! quand les Dieux ont dans tes mains sanglantes
Laissé tomber Patrocle et mes armes brillantes,
Ah ! nos vaisseaux du moins lui gardaient un vengeur
Plus terrible que lui, plus grand que son vainqueur.
Et tandis que les Grecs, par des honneurs sans nombre,
Vont consacrer sa vie et consoler son ombre,
Les chiens et les vautours, déchirant tes débris,
Iront traîner au loin tes ossements flétris. »

Il dit. Hector répond d'une voix défaillante :
« De grace, écoute-moi... cette main suppliante
Presse tes pieds... au nom des auteurs de tes jours,
Au nom de tes jours même et de leur noble cours,
Ne déshonore point tes succès, ton courage !
Loin de garder mon corps pour cet indigne outrage,

Ah! plutôt de Priam et d'Hécube éplorés
Reçois d'immenses dons pour ces restes sacrés;
Et que tous les Troyens, leurs enfants et leurs femmes,
Puissent de mon bûcher environner les flammes! »
 « Non, non, lui dit Achille (et sa noire fureur
Se peint dans un regard menaçant et moqueur),
Non, rien ne peut fléchir ma vengeance immortelle,
Guerrier! c'est vainement que ta voix me rappelle
Les noms les plus chéris... Oh! pourquoi dans ton flanc
Mon cœur refuse-t-il de s'abreuver de sang,
De déchirer tes chairs sous mes dents frémissantes,
Et de les engloutir encor toutes fumantes?
Homme affreux! quand je songe au mal que tu m'as fait.
Contre toi, pour ma haine, il n'est plus de forfait..
Des plus vils animaux sois du moins la pâture!
Pour recouvrer ton corps privé de sépulture
Priam vînt-il m'offrir, en ouvrant son trésor,
Et dix et vingt rançons, ou même ton poids d'or,
Ton sort est arrêté ; mon cœur reste implacable.
Non, guerrier; non, jamais ta mère vénérable
Ne placera ce corps sur le lit des tombeaux...
Et je verrai mes chiens disperser tes lambeaux! »
 Le guerrier expirant ne répond qu'avec peine :
« Cruel, auprès de toi toute prière est vaine,
Je le savais. Hector ne s'était point flatté
De trouver un accès dans ton cœur irrité.
Non, ton cœur est de fer !.. Mais que vois-je d'avance?

C'est lui-même... Apollon s'arme pour ma vengeance.
Il vient!.. et de Pâris guidant les traits vainqueurs,
Près de la porte Scée, il te frappe!.. tu meurs. »

Il dit : l'ombre du Styx entoure sa paupière ;
Dans ses yeux pour toujours elle éteint la lumière ;
Et son ame plaintive, abandonnant son corps,
S'échappe en murmurant et vole aux sombres bords.
Beauté, force, jeunesse, hélas! sitôt ravie,
Elle quitte à regret tous les biens de la vie.

Mais le vainqueur, foulant ce corps qui ne sent plus,
« Meurs toi-même, dit-il, sans discours superflus.
Eh! qu'importe comment je descende au Ténare ?
Quel que soit l'avenir qui pour moi se prépare,
Je m'en remets aux Dieux, de l'Olympe habitants,
Et je le subirai quand il en sera temps. »

Il retire à ces mots sa lance insatiable,
La dépose à l'écart, et, penché sur le sable,
De sa sanglante armure il dépouille le mort.
Tous les Grecs accourant viennent avec transport
Admirer du vaincu la beauté, la stature ;
Et chacun dans ce corps veut faire une blessure.

IX.

Plaintes d'Andromaque sur la mort d'Hector. — Extrait du chant XXIIe (vers 477-515).

« D'un époux malheureux épouse infortunée !
Hector, dès le berceau, la même destinée
Nous avait réunis; toi, né dans Ilion ;
Moi, dans les murs de Thèbe, empire d'Étion,
Où les bois dont l'ombrage entoure Hypoplacie
Ont vu dans ses palais mon enfance nourrie.
Fruit amer de ses soins et du plus tendre amour,
Pour moi-même et pour lui devais-je voir le jour?
Et toi, naguère encor le charme de ma vie,
Mon soutien, mon espoir, Hector, ombre chérie,
Tu me fuis; tu descends vers ces lieux souterrains,
Sombre abîme où vont tous s'engloutir les humains,
Me laissant après toi, dans un triste veuvage,
Avec ce tendre enfant, notre vivante image.
Enfant de la douleur!.. pour protéger ses jours,
Pour guider sa faiblesse, il n'a plus de secours !
Homme, il ne pourra point veiller sur son vieux père.
A la fureur des Grecs, quand un hasard prospère
Le ferait échapper, quelques voisins puissants

Enleveront bientôt les bornes de ses champs.

« Les jours de l'orphelin, délaissés, solitaires,
S'écoulent sans amis, sans conseils salutaires.
Assiégé de besoins, de craintes, de regrets,
La honte abat son front et déforme ses traits :
Toujours des pleurs amers sillonnent son visage.
Des amis de son père attendant le passage,
S'il s'attache à leur robe, à leur manteau flottant,
Leur avare pitié s'enfuit en l'écoutant.
Ou de leurs faibles dons la coupe presque vide
Irrite encor sa faim, rend sa soif plus avide.
Et l'enfant du bonheur, dont les riches parents
Font sous le toit natal fleurir les jeunes ans,
S'il voit l'infortuné dans un banquet aimable,
Il le frappe, il l'insulte ; et, l'arrachant de table :
Sors d'ici ; tu n'as point de père parmi nous.
L'orphelin, l'œil en pleurs, revient à mes genoux.
Veuve, faible, indigente, hélas! que peut ta mère,
Enfant trop cher! jadis dans les bras de ton père,
Nourri des plus doux mets, chaque jour par nos soins
L'abondance et le choix prévenaient tes besoins.
Bientôt, las de ces jeux qu'appelait ton caprice,
Tu dormais sur le sein d'une tendre nourrice ;
Ou sur des lits moelleux, la joie et le sommeil
Peignaient d'un vif éclat ton visage vermeil.
Mais, ô Dieux! maintenant, jouet de la fortune,
Ces temps ne sont pour toi qu'une image importune.

Le nom d'Astyanax, de roi de la cité,
Ce nom n'est plus permis à ta témérité;
Hector ne défend plus les murs sacrés de Troie!
« Et toi, dont le bonheur faisait toute ma joie,
Sur la rive au hasard tes restes indignés
Gisent, aux chiens hurlants, aux vers abandonnés.
Hector! que deviendront ces robes, ces tuniques
Dont mes mains ont formé les tissus magnifiques?
J'ornais, pour t'en vêtir, ces riches ornements.
Mais, hélas! tu n'as plus besoin de vêtements;
Et bientôt au milieu des peuples de Pergame,
Je veux en ton honneur les livrer à la flamme. »
Elle dit. Et les voix des femmes de sa cour,
En longs cris, dans les airs, s'exhalaient de la tour.

X.

Priam, conduit par Mercure, qui a pris la forme d'un jeune homme, pénètre dans la tente d'Achille, et le supplie de lui rendre le corps d'Hector. — Extrait du chant XXIVe (vers 439-572).

. . . .
Les périls ne sauraient tromper ma vigilance.
Sur le char, à ces mots, le Dieu léger s'élance,
Prend les rênes en main, et d'un bras vigoureux
Déploie et fait siffler le fouet souple et noueux.
Les chevaux, animés d'une ardeur étrangère,
Ne laissent sous leurs pas qu'une trace légère :
Dans un vague lointain Pergame disparaît,
Et le char près du camp arrive comme un trait.
Les gardes, dans la tour qui leur servait d'asile,
Réparaient leurs esprits par un repas tranquille ;
Un vin pur des travaux noyait le souvenir,
Et n'offrait à leurs yeux qu'un riant avenir.
Le Dieu, quittant le char, de sa verge invisible
Les frappe, sur leurs yeux verse un sommeil paisible,
Fait crier les verrous, et la porte à l'instant
Sent frémir sur ses gonds l'un et l'autre battant.
Dans tout le camp des Grecs le char vole sans crainte,

De ses sentiers divers parcourt le labyrinthe,
Et, d'un nuage épais couvert pour tous les yeux,
Arrive au pavillon du héros fils des Dieux.
Des bois unis sans art et de simple structure
De ce palais guerrier forment l'architecture :
Les prés marécageux et les rives des eaux,
Pour protéger son toit, ont fourni leurs roseaux;
Et des pieux, enlacés dans le saule flexible,
Élèvent à l'entour un mur inaccessible.
Sa porte est spacieuse; à peine trois guerriers
Pouvaient-ils ébranler ses pesants madriers.
Mais elle obéissait au bras du seul Achille;
Elle livre à Mercure un accès plus facile.
Le char roule; et, reçu dans l'enceinte des cours,
De son guide inconnu n'attend plus le secours.
L'immortel, dépouillant ses traits et son visage,
Au vieillard éperdu se montre sans nuage.

« Rendez graces aux Dieux, prince! Non, ce n'est pas
Un mortel qui dirige et cache tous vos pas :
Reconnaissez Mercure. A vos désirs propice,
L'ordre de Jupiter vous met sous mon auspice;
Mais je vous laisse : il faut aux regards envieux
Dérober prudemment cette faveur des Dieux.
Entrez donc sans terreur; et d'un homme inflexible,
Par des noms qu'il chérit, rendez le cœur sensible. »

Il dit, et loin des yeux il fend l'azur de l'air :
Tel, dans l'ombre des nuits, s'enfonce un long éclair.

Aux soins de son héraut livrant le char docile,
Le vieillard malheureux dans les tentes d'Achille
Entre, le front chargé de ses longues douleurs.
Retrouvant dans ses yeux à peine quelques pleurs,
Il s'avance; et sa vue, affaiblie et flottante,
Découvre le héros dans sa dernière tente :
Alcime, Automédon, debout à ses côtés,
Lui présentent des mets simplement apprêtés;
Et ses gardes plus loin, dans un profond silence,
Observent ses regards, appuyés sur leur lance.

Cependant le vieillard, échappant à leurs yeux,
De ses seules douleurs escorté dans ces lieux,
Jusques aux pieds d'Achille arrive sans obstacle;
Et tout à coup, grands Dieux! quel étonnant spectacle!
Tous les regards confus découvrent ce grand roi,
Si long-temps de l'Asie ou l'amour ou l'effroi,
Qui des Grecs réunis dix ans lassa les armes,
Pressant de ses baisers, arrosant de ses larmes
Cette homicide main, cette main teinte encor
Du sang de ses enfants, surtout du sang d'Hector!

Tel, lorsque du remords les terreurs incertaines
Conduisent au hasard vers des terres lointaines
Un meurtrier connu, qui, pâle, l'œil hagard,
Porte tous ses forfaits écrits dans son regard;
Si, pour tromper la loi qui s'attache à sa suite,
Chez un homme puissant il vient cacher sa fuite,
On s'étonne, on frémit, et chacun effrayé

Reste muet d'horreur ensemble et de pitié :
Tel Achille, l'œil fixe, en tressaillant recule.
L'étonnement muet autour de lui circule.

 Les guerriers qui formaient son cortége nombreux,
Sans trouver un seul mot, se regardent entre eux;
Et de leurs traits émus le rapide langage
Semble encor de leurs yeux nier le témoignage;
Quand à travers ses pleurs, ses soupirs, ses sanglots,
Le vieillard suppliant laisse entendre ces mots :
« Mortel égal aux Dieux, songez à votre père!
Loin de son fils chéri, délaissé, solitaire,
La vieillesse l'assiége et le glace d'effroi.
C'est lui que vos bontés vont accueillir dans moi :
Dans moi reconnaissez, respectez son image!
Ces regards presque éteints et voilés d'un nuage,
Ces traits flétris, ce front ridé, ces cheveux blancs,
De ce corps incliné les débris chancelants,
Tout l'offre à vos regards : la vieillesse importune
Nous rend égaux en tout, hormis en infortune.
Eh! qui le sait encor? les destins inconstants
Peut-être l'attendaient à ses derniers instants;
Dans ce moment peut-être, à son foyer paisible
Arraché par la main d'un vainqueur inflexible,
Sa gémissante voix, avec de faibles cris,
L'implore, et vainement redemande son fils.
Mais ce fils vit encor, mais du moins l'espérance
De ce noble vengeur lui promet la présence.

Il le verra suivi de ses faits glorieux ;
Et cet aspect si cher réjouira ses yeux.

« Mais pour moi, c'en est fait; plus d'espoir! plus de joie!
Je fus pourtant heureux!... Avant qu'au pied de Troie
D'un époux outragé la jalouse fureur
Eût conduit sur ses pas la guerre et la terreur,
Mes vœux aux Dieux puissants n'avaient qu'à rendre grace.
De mes cinquante fils, riche espoir de ma race,
Dix-neuf, sortis d'Hécube, habitaient mon palais ;
Les autres, nobles fruits de mes amours secrets,
Des jours de mon printemps me rappelant l'ivresse,
De leurs mères pour moi consacraient la tendresse :
Tout, tout est moissonné! Jouet du sort jaloux,
Combien de fois mon cœur a saigné de vos coups!
Sous mes yeux paternels, que de fois la victoire
De mon sang le plus pur cimenta votre gloire!
Un seul fils me restait, un fils dont la valeur
Retardait d'Ilion le suprême malheur.
Seul, il m'eût fait des Dieux oublier l'injustice ;
Mais il faut qu'à la fois tout entier je périsse !
De ma race à la fois tous les noms sont proscrits ;
Et vous m'avez privé de ses plus chers débris.

« Hélas! c'est pour ses Dieux, pour sa patrie en larmes,
Que le divin Hector est tombé sous vos armes ;
Hector, digne rival d'un vainqueur tel que vous :
Et moi, pour le revoir, j'embrasse vos genoux.
A travers les périls dont ce camp me menace,

Oui, je viens, enflammé d'une pieuse audace,
Par mon or suppliant, par l'aspect de mes maux,
Vaincre votre vengeance, indigne d'un héros.
 « Craignez les justes Dieux, respectez ma misère,
Achille, et, tendre fils, songez à votre père,
Vieux, faible, gémissant, égal en tout à moi
Par l'invincible arrêt d'une commune loi,
Mais non par le malheur dont un récit fidèle
A l'homme dans moi seul offrira le modèle;
Dans moi, dont maintenant les bras humiliés
De l'auteur de mes pleurs viennent presser les pieds,
Qui l'implore, et qui porte à mes lèvres tremblantes
Du meurtre de mes fils ses mains encor sanglantes! »
 Ainsi parla Priam, et d'un père chéri
Il rappelle l'image au héros attendri.
Ce mortel, jusqu'alors toujours inexorable,
Repousse doucement le vieillard vénérable:
La pitié dans son cœur enfin s'ouvre un accès;
Et ces rois, confondant leurs augustes regrets,
Pleurent, l'un sur un père offert à sa mémoire,
Et l'autre sur un fils qui fut toute sa gloire.
Mais, par moments, Achille adresse à l'amitié
Les pleurs qu'a fait couler son père ou la pitié.
Cet aspect, à la fois touchant et magnanime,
Ce silence imposant que leur douleur anime,
Le suprême pouvoir courbé sous les malheurs,
Enfin, deux ennemis réunis par les pleurs,

Tout émeut, tout saisit la foule qui les presse ;
Et tous les yeux sont pleins de larmes de tendresse.

Mais quand, rassasié de sentir sa douleur,
Achille a satisfait ce besoin de son cœur,
Incliné vers Priam, son œil plus doux contemple
Des caprices du sort ce redoutable exemple ;
Ce front majestueux couvert de cheveux blancs,
Ces traits que le malheur rend encore plus grands ;
Et relevant le roi qui, tout tremblant encore,
Des mains et du regard en silence l'implore :

« Prince, que de revers poursuivent la vertu !
Dans quel état, grands Dieux ! et dans quels lieux es-tu ?
Au milieu de ces Grecs, que ton nom seul offense,
Quoi ! tes pas égarés, sans gardes, sans défense,
Pour y trouver Achille osent se hasarder !
O vieillard ! quoi ! tes yeux peuvent me regarder,
Moi qui suis le fléau de ta famille entière !
Moi par qui maintenant, hélas ! tu n'es plus père !
Ah ! sans doute le ciel t'a fait un cœur d'airain,
Un cœur égal aux maux qui forment ton destin !...

« Mais relève-toi donc, et dépose tes craintes.
La raison dans nos cœurs doit étouffer nos plaintes ;
Soumettons-nous au sort. Que nous sert de gémir ?
Les Dieux l'ont arrêté : l'homme est né pour souffrir ;
Eux seuls goûtent les biens dans une paix profonde.

« Près du trône où s'assied le monarque du monde,
Placés par les destins, deux vases éternels

Renferment et les maux et les biens des mortels.
Aux lois qu'il s'imposa librement asservie,
Sa main, en nous offrant la coupe de la vie,
Puise, pour la remplir, ou le bien ou le mal :
Souvent de tous les deux le mélange est égal ;
Mais malheur à celui pour qui sa main sévère
Ne verse que le mal, sans bien qui le tempère !
Aux derniers des humains par les besoins soumis,
Fugitif, sans patrie, et surtout sans amis,
Fatiguant la pitié de sa vue importune,
Il se trouve partout seul avec l'infortune !..
Mais tout homme, à son tour, doit répandre des pleurs :
Hélas ! le plus heureux n'a que moins de malheurs !

« Quelle félicité pouvait être égalée
Aux biens constants et purs dont jouissait Pélée ?
Le pouvoir, la richesse et la faveur des Dieux,
Une Déesse aimable accordée à ses vœux,
Tout ce que d'un mortel peut goûter la faiblesse...
Un seul regret, un seul consume sa vieillesse !
Son empire et les biens qu'il prit soin d'amasser
A sa race, après lui, ne doivent point passer :
Il n'a qu'un fils, hélas ! et loin de sa patrie,
Ce fils, avant le temps, doit terminer sa vie.
D'un père à d'autres mains livrant les derniers jours,
Il est venu des tiens empoisonner le cours.

« Et toi-même, ô Priam, plein de biens et d'années,
Tu voyais s'écouler tes douces destinées.

Ta famille attirait le sourire des cieux ;
La paix t'environnait ; tes augustes aïeux,
Avec un grand pouvoir et leur sage mémoire,
Semblaient t'avoir légué leur bonheur et leur gloire.
La Phrygie, et Macare, et les champs de Lesbos,
Et tous ces bords qu'Hellé vient presser de ses flots,
Soumis à ton pouvoir, formaient ton héritage ;
Et des enfants nombreux charmaient ton dernier âge.
Hélas ! depuis qu'un Dieu, pour éprouver ton cœur,
A répandu sur toi le vase du malheur,
Tu n'entends plus partout que le cri des batailles,
Tu ne vois que des corps privés de funérailles.
Mais triomphons des maux, ainsi que du trépas.
Vieillard, sèche tes pleurs ; ils ne te rendront pas
Ceux qui déja du Styx ont touché le rivage ;
Et tu peux vivre encor pour souffrir davantage. »

Mais Priam : « Laisse-moi, guerrier chéri des Dieux,
Ne me relève point ; prosterné sous tes yeux,
J'attends mon fils ; j'attends que ses restes livides
Soient rendus, par ton ordre, à mes regards avides.
Oh ! rends-moi mon Hector, et reçois ces présents,
Et surtout puisses-tu les conserver long-temps,
Des lieux qui t'ont nourri revoir l'aspect champêtre,
Et ton père mourant que tu feras renaître !
Puisque enfin ta pitié permet qu'en mon malheur
La lumière ait encor pour moi quelque douceur. »

Il dit : mais le héros, par un regard de flamme,

Annonçant le courroux qui rentre dans son ame :
« De tes vœux importuns ne me fatigue plus,
Vieillard, et laisse là tous ces cris superflus.
Je veux te rendre Hector ; je le veux de moi-même :
D'ailleurs, de Jupiter tel est l'ordre suprême ;
L'immortelle Thétis vient de me l'apporter.
Achille au roi des Dieux ne veut point résister ;
Je sais aussi, je sais que sa main te protége,
Qu'invisible à tes yeux, il te sert de cortége ;
Je sais qu'à tous les Grecs il a caché tes pas.
Enfin, par des chemins que ne tenterait pas
D'un jeune audacieux la vigueur intrépide,
Il a conduit ici ta vieillesse timide.
Mais cesse tes regrets ; je sens trop que mon cœur
S'irrite en t'écoutant et reprend sa fureur ;
Cesse, te dis-je, et crains que, malgré moi peut-être,
Ce cœur ému pour toi, mais dont je suis peu maître,
N'outrage ton malheur, ne brave tes destins,
Et ne trompe des Dieux les ordres souverains. »

Tel qu'un lion superbe, à ces mots il s'élance,
Et sort à pas pressés, dans un sombre silence.

SERMENT

D'UN MÉDECIN,

Par M. P. J. Georges CABANIS,

Prononcé le jour de sa réception, en 1783, dans des écoles situées en face d'une église, et près d'un hôpital.

SERMENT

D'UN MÉDECIN.

Grand Dieu, dont la bonté surpasse la puissance,
Toi, qui cherches l'amour et la reconnaissance,
Qui, répandant partout la vie et les bienfaits,
Composes ta grandeur des heureux que tu fais;
Et qui, du haut des cieux, sollicitant l'hommage
Des cœurs tendres et bons, ta plus vivante image,
D'un regard paternel dois voir tous les travaux
D'un art consolateur qui soulage les maux :
C'est devant ce lieu saint, rempli de ta présence,
Refuge où les remords retrouvent l'espérance;
C'est près de cet asyle offert à la douleur,
Temple plus saint encore et plus cher à ton cœur,
Où ton culte sacré n'est que la bienfaisance,
Où nos yeux attendris vont avec complaisance
Voir, à côté des maux dont l'homme est accablé,
A combien de vertus l'homme fut appelé;
C'est devant ce sénat de savants dont la vie
S'ennoblit des travaux où leur choix m'associe,

Que je jure (Dieu bon, tourne vers moi les yeux,
Écoute mes serments, écris-les dans les cieux),
Je jure qu'à mon art obstinément livrée
Ma vie aux passions n'offrira nulle entrée ;
Qu'il remplira mes jours ; que, pour l'approfondir,
L'embrasser tout entier, peut-être l'agrandir,
Mon ame à cet objet sans repos attachée,
Poursuivant sans repos la vérité cachée,
Formera, nourrira, par des efforts constants,
Sa lente expérience et ses trésors savants.
　Je jure que jamais l'intérêt ni l'envie
Par leurs lâches conseils ne souilleront ma vie ;
Que partout mes respects chercheront les talents ;
Que ma tendre pitié, que mes soins consolants,
Appartiendront surtout au malheur solitaire,
Et du pauvre d'abord trouveront la chaumière ;
Que mes jours, dont mon cœur lui réserve l'emploi,
Pour conserver les siens ne seront rien pour moi ;
Qu'il me deviendra cher autant que respectable :
Qu'enfin le citoyen dont la vie équitable,
Dans le sein du travail et de l'obscurité,
Paie un tribut utile à la société ;
Que le sage éloquent dont la voix tutélaire
Combat pour la vertu, qui le charme et l'éclaire,
Et, contre les flatteurs qui trahissent les rois,
Le front calme, l'œil fixe, ose plaider nos droits ;
Que tous ceux dont le bras digne d'une patrie

S'arme pour rajeunir la liberté flétrie;
Que surtout la vertu dont les pudiques mains
Se cachent aux regards en servant les humains,
Ranimeront toujours mes efforts et mon zèle,
Mais que le corrupteur dont l'adresse cruelle
Enhardit des tyrans la sombre autorité,
Et qui met sous leurs pieds la sainte humanité;
Que l'avare instrument de leurs projets iniques;
Que du faible et des lois ces fléaux tyranniques,
Qui pour les opprimer vont ramper dans les cours,
Ne trouveront en moi ni pitié ni secours.

Libre de vains égards ou d'un orgueil coupable,
Je jure que ma voix, de détours incapable,
Montrera sans faiblesse, ainsi qu'avec candeur,
Et l'erreur étrangère, et surtout mon erreur.

Je jure encor, fidèle à mon saint ministère,
Je jure, au nom des mœurs, que mon respect austère
Ne laissera jamais mes désirs ni mon cœur
S'égarer hors des lois que chérit la pudeur.

Et lorsqu'un jour enfin l'âge et l'expérience,
Qui, cultivant les sens, mûrissent la science,
M'auront ouvert de l'art les sentiers ténébreux;
Quand de cet art divin le jeune homme amoureux
Cherchera près de moi quelque clarté nouvelle,
Et viendra recueillir ma dernière étincelle;
Je jure aussi, GRAND DIEU, je jure devant toi,
Que je serai pour lui ce qu'est DUBREUIL pour moi;

Et qu'en tout, d'un tel maître imitateur fidèle,
J'approcherai du moins de mon digne modèle.

Ah! si mon cœur jamais, dans de honteux moments,
Abjurait sans pudeur ses vertueux serments,
Attache à tous mes pas les remords et le blâme,
Dieu vengeur qui m'entends; qu'en me fermant son ame,
La sévère amitié me laisse en un désert :
Dans ce cœur, maintenant aux goûts simples ouvert,
Flétris les vrais désirs, étouffe la nature,
Frappe-le des terreurs que nourrit l'imposture;
Et que, plein de l'effroi d'un obscur avenir,
Je meure sans laisser aucun doux souvenir.

Mais si de la vertu dont l'image m'enflamme
La sévère beauté toujours parle à mon ame;
Si, malgré tant de maux dont les assauts constants
Ont flétri mes beaux jours et glacé mon printemps,
A mes devoirs livré, moi-même je m'oublie,
Pour ne songer qu'aux maux qu'un autre me confie;
Si toujours mes serments sont présents à mon cœur,
Dieu juste, sur mes jours répands quelque douceur;
Veille sur les amis qui consolent ma vie;
Nourris les sentiments dont tu l'as embellie :
Chéri du malheureux, du puissant révéré,
Que mon nom soit béni plutôt que célébré;
Que les devoirs pieux dont je fais mon étude,
Des bienfaisants travaux que l'heureuse habitude,
A tes yeux indulgents dérobent mes erreurs :

Vers les jours éternels qu'entraîné sans terreurs,
Dans l'espoir de mourir je trouve encor des charmes;
Et que ma tombe au moins reçoive quelques larmes.

FIN DES OEUVRES POSTHUMES ET DU CINQUIÈME
VOLUME DES OEUVRES COMPLÈTES.

TABLE

DES OUVRAGES CONTENUS DANS LE CINQUIÈME VOLUME.

Lettre à M. S** sur les causes premières....Page 1
Discours d'ouverture du cours sur Hippocrate... 91
Discours de clôture pour le cours sur Hippocrate. 129
Éloge de Vicq-d'Azyr....................... 177
Notice sur Benjamin Franklin................ 217
Lettre à M. T** sur les poëmes d'Homère....... 275
Fragments de la traduction de l'Iliade.......... 375
Serment d'un médecin...................... 451

www.ingramcontent.com/pod-product-compliance
Lightning Source LLC
Chambersburg PA
CBHW072127220426
43664CB00013B/2155